何廉臣医案

主编　沈钦荣

上海科学技术出版社

内 容 提 要

何廉臣（1860—1929），字炳元，号印岩，晚号越中老朽，绍兴县（今绍兴市）人。何氏毕生精研岐黄，阐扬医理，汇通中西，理精业勤，学验俱丰，著作宏富，一生最主要的贡献集中体现在绍派伤寒和伏气温病两大方面，成为清末年间著名的医学家。

本书底本为何氏未刊晚年医案稿，由何氏幼子幼廉之婿郑惠中手录。郑惠中为杭州人，毕业于浙江中医专门学校，后拜师于绍兴何廉臣氏，颇得何氏青睐。中华人民共和国成立后，郑氏在绍兴县钱清卫生院坐诊，殁前将医案稿赠其弟子刘克庭。此次整理的医案稿由刘克庭提供，流传有序，真实性无异议。本书医案分时症、杂症、妇科、儿科四大类，内容丰富，录于1924—1926年，按就诊日期抄录。本次整理一是对医案稿进行点校，二是按医案所述的主病、主症，对病证相同者采取"以类相聚"的编排方法，将其归于一类，并加简要注解。何氏晚年医案之经验更趋老成，更能体现其辨证用药心得，对研究绍派用药特色、指导临床大有裨益。

本书可供中医师、中医临床师生及广大中医爱好者阅读参考。

图书在版编目（CIP）数据

何廉臣医案 / 沈钦荣主编. -- 上海 ：上海科学技术出版社，2023.1
　　ISBN 978-7-5478-6026-7

　　Ⅰ. ①何… Ⅱ. ①沈… Ⅲ. ①中医临床－经验－中国－民国 Ⅳ. ①R249.6

　　中国版本图书馆CIP数据核字（2022）第235000号

何廉臣医案
主编　沈钦荣

上海世纪出版（集团）有限公司
上海科学技术出版社　出版、发行
（上海市闵行区号景路159弄A座9F-10F）
邮政编码 201101　　www.sstp.cn
常熟市华顺印刷有限公司印刷
开本 787×1092　1/16　印张 17
字数 290千字
2023年1月第1版　2023年1月第1次印刷
ISBN 978-7-5478-6026-7/R·2676
定价：59.00元

编委会名单

主　编　沈钦荣

副主编　寿越敏　庄爱文

编　委（按姓氏笔画为序）

　　　　　庄爱文　寿越敏　沈钦荣　张小宁

　　　　　陆嘉柯　陈佳俊　林怡冰

序　言

何廉臣(1860—1929年),浙江绍兴人,系清末民初绍兴中医界的杰出代表人物。

何廉臣出生于中医世家,其祖父何秀山为绍兴名医。1908年何廉臣为发扬中医学术,创办了《绍兴医药学报》,1924年更名为《绍兴医药月报》,合计共出版了189期。

何廉臣极力弘扬绍派伤寒。绍派伤寒以清代俞根初《通俗伤寒论》而著名。何秀山在俞氏《通俗伤寒论》的基础上,对各条分段均加撰了按语,揭示了俞氏遣方用药之精华。何廉臣则继承先祖之志,对《通俗伤寒论》又进行了逐条之发挥,对弘扬绍派伤寒作出了巨大的贡献。

本部《何廉臣医案》为何廉臣之子何幼廉之婿郑惠中手录,分时症、杂症、妇科、儿科各门,均为何廉臣1924—1926年间之临证医案。因系何氏晚年医案,故其临证经验颇为成熟,辨证正确,方药精炼。本人有幸先睹为快,颇有感悟。

如何廉臣治湿温兼风,用苦辛淡开开泄法,以三仁汤合葱豉汤加减以化湿疏风,用药轻灵。

治痰饮咳嗽,夜不能寐,予温胆汤加味涤痰宁神。

治风火牙痛,身热,用轻清疏达的桑菊饮出入。

治寒饮阻肺咳喘，用小青龙汤加减。

治内风挟痰中络，则潜肝阳以熄风，涤痰热以润肠。

治肝火上升，胸胁串背刺痛，则用金铃子散合左金丸、当归龙荟丸以清肝止痛。

治四岁幼儿痰壅气喘，予胆南星、川贝、猴枣为末，生莱菔汁调下，以化痰降气通腑，药简而效灵。

浙江省名中医、绍兴市中医药学会会长沈钦荣主任中医师博采众方，精勤不倦，终于整理编撰出了《何廉臣医案》，嘱余作序。喜读之余，深感《何廉臣医案》对传承绍派中医学术、发扬绍派中医辨证论治精华，具有重要的现实意义，故乐而为之序。

连建伟

2022 年 7 月 1 日

前　言

　　何廉臣(1860—1929)，名炳元，号印岩，晚号越中老朽，浙江绍兴人，出生于世医之家，其祖父何秀山为名医。据何氏自述，幼习举业，为庠生，乡试两荐不售，及冠之年，弃儒习医。先与沈兰妊、严继春、沈云臣讲习古医学说3年，继从名医樊开周临证3年。后出游访道，集思广益。先寓苏州1年，后居上海3年，每遇名医辄相讨论。其时，正值西学东渐，何氏在上海时受西医思想影响颇深。1891年回绍，翌年即在城内宝珠桥悬壶济世。何廉臣是清末民初时期中医界守正创新的杰出代表，体现在以下三个方面。

一、革新医学，探索融汇中西新途径

　　何氏革新医学之志，首先体现在其创导并实施结社办报。何氏在上海时，与周雪樵等人创办《医学报》。1908年3月，何氏在绍兴创组绍郡医药学研究社，并推为首任社长。同年6月，创办《绍兴医药学报》，主持学报编辑事务。1915年，神州医药会绍兴分会成立，何氏被推为评议长，兼任总会埠外评议员。绍郡医药学研究社"专门研究中西及日本医药科学，以交换知识，输入新理，为阐发吾国固有之医药学为宗旨"，取孔子会友辅仁之义，以交换知识为主脑，以保卫健康为目的，每月朔望举行讲学。《绍兴医药学报》的办报方针，何氏在《略例》中指出："奏定医科大学育程，于中西医学，必令兼习，未尝偏废，故本报对于吾国医药学界，有进取新学，表彰旧籍之责任。"曹炳章在《本报继续出版周年纪念辞》写道："回忆自去年出版至今未及一年，而本外埠之销数已达千份之上，全中国二十二行省，已无处无本报踪迹，且檀香山、槟榔屿……各岛华侨同胞汇银订购者，亦纷纷不绝。"1924年，改名《绍兴医药月报》。据曹炳章1934年所做的《中国之医药月报杂志调查》(刊于《中国出

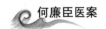

版月刊》第二卷国医学专号),《绍兴医药学报》共出141期,《绍兴医药月报》共出48期,合计189期。确切地说《绍兴医药学报》是民国前期(清末至20世纪30年代)中医学术园地的中心,拿现代语说是"核心期刊"。结社办报为何氏施展革新之法拓展了广阔舞台。

其二,积极探索中医发展新途径。面对滚滚而来的东西医新知新术,与许多彷徨、沮丧的守旧中医不同,何廉臣不怨天尤人,对此进行认真思索,努力实践。何氏在《全体总论·绪论》谓,中医药之疗效确凿无疑,但论述"全体之各种机能,承讹袭谬,逊于西医之精确者多矣"。其《中西医学折衷论》又说:"中医则古胜于今,弊在守旧;西医则今胜于古,功在维新。"提出为求中医自身的生存、发展和提高,须"择善而从,不善而改,精益求精,不存疆域异同之见"。在他主编的《全国名医验案类编》张锡纯中风案后的按语中指出,根据西医解剖所见,中风患者脑中多有死血和积水,因而在治疗上除引血下行、镇肝熄风外,尚应采取活血化瘀法,把中西汇通思想直接应用于临床。为发展中医计,何氏提出以科学体例编辑讲义之倡议,并推广其新医案式。新医案式分病源、病状、病所、病变、诊断、疗法、药方、看护八项,何氏谓如此立案,明白易晓,其便利有三:一便利医家填写;二便利查阅前案;三便利病家调理。新医案式在1908年4月15日医药学研究社会期讲演首次推出,逐渐为医家接受。1927年,何氏选编《全国名医验案类编》即按此新式收载,在全国颇有影响,已有探索中医标准化的雏形。

其三,直接与西医面对面交流治病心得与中西医学。1909年4月朔日医药学社例会时,特邀绍兴福康医院美籍医生高福林参加,众会员多欢迎之,询其近今所治,何证居多。高答曰:多胃痛病;其次喉内生假皮症(即中医所称烂喉痧),用注射血清疗法最效。尔后,会长何廉臣登台讲演云:中西医学,各有所长,不可偏废,尤不可偏执,处今学术竞争之时代,总以融贯中西、力求进步为第一要义,况现在政府及各社会,渐有扬西抑中之概,故东西医接踵而至,留学欧美日本医科之学生,源源回国,将来新旧激战,必然之势。政府已有整顿太医院改用西医之说,中西岌岌可危已可概见。当今之势,不得不取彼之长,补我之短,果能新学了然,必须比较抉择,揭彼之短,显我之长,以保国粹,为炎黄吐气。近今一班老成医士尝曰保国粹,特不谋保存之法,而徒托空言,于事终归无济。近据新学会社陈益卿君曰:我国医术积四千余年之经验,所得奇方良药,为西医所未见及者,指不胜屈,惟不能确定其作用,化验其成分,致不为西医所公认,诚可惜焉。今日欲振作之,第一宜搜经验良方,研究其作用;第二宜就本草药品,试验其效力;第三宜录古书论说之不背物理、化学、生理、病理者,辑为成书。此实保存国粹之要着也,我辈宜亟亟力行之。何氏讲演毕,与会者各抒己见,讨论热烈。这样的中西医沙龙在全国也属先行。

二、弘扬绍派,推动外感学说新发展

自汉张仲景撰《伤寒论》,后人咸以其为准绳,尊其为医圣。仲景之后,能承其衣钵,卓然创立新言,吴门温病学派算一派,我越中绍派伤寒也算一派。绍派伤寒,以俞根初《通俗伤寒论》而得名。《通俗伤寒论》何秀山序曰:"吾绍伤寒有专科,名曰绍派。"它发端于明代,成熟于清末民初。

何秀山在俞氏《通俗伤寒论》的三卷抄本上,每条每段各加按语,或作阐发,或作补正,使"俞氏一生辨证用药之卓识雄心,昭然若发蒙"(何秀山前序),其功不可没。在绍派伤寒形成过程中,何廉臣作出了重要贡献。他先著《重订广温热论》《感证宝筏》,变化《伤寒论》成法;继则给《通俗伤寒论》逐条勘证并加以发挥,使该书内容大增,从三卷到十二卷,可以说是绍派伤寒第一次集成;尔后,又编著《湿温时疫治疗法》《增订时病论》,校刊许叔微《伤寒百证歌注》、日本丹波氏《伤寒广要》《伤寒述义》,浅田惟常的《伤寒论识》,进一步阐发了绍派伤寒的学术观点。

三、兼容并包,开启中医学术新风气

何氏为绍兴医界泰斗,学问经验俱为同道折服。方春阳先生曾访越中耆宿、石门槛女科传人钱寿祺先生,云绍兴大户人家凡遇危重或疑难病症,遍请名家高手会诊,必邀何廉臣先生主持裁定。先生虚怀若谷,先请在座诸医一一发表己见,侧耳倾听无倦容,然后剖析证因脉治,无不洞中肯綮,且许质疑问难,细细解释而无愠色,最后酌定处方,命后辈笔录,同时口讲指书,问明用意所在,后辈如有一得之见,亦往往予以采纳,因此投剂辄效,挽回败局甚多。每一会诊,在座诸医获益匪浅,后辈尤乐往取经。钱先生又云,何先生极受同道尊敬,不论长幼,咸呼"廉伯"。我辈当时年轻,求诊者不多,常盼机会参加会诊,争相发言,如得何先生首肯,则身价顿增,求诊者亦旋至矣。钱先生又云,年轻医生限于经验阅历,处方后每担心效果如何,于己之名、于人之病,责任攸关,且大多囊中不丰,向往报酬优厚之会诊。有何先生在,一肩担重,分润不减,我辈自然轻松愉快、欢呼雀跃矣!

《绍兴医药学报》在民国十七年四月第 4 卷第 6 期上发表了余云岫撰写的《中国医学结核病观念变迁史》一文,何氏在按语中说:"余君为攻击中医最烈者,而此篇足资整理中医之助,病家之益,故发表之。本刊不以人废言也。"

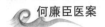

其崇尚学术,不因人废言的风气,为全国同道所瞩目。而余氏能将论文投寄该刊,也从一个侧面反映了该刊在当时的学术地位。

何氏以身作则,开启越中医坛兼容并包新风气。

昔汉司马迁为淳于意作传,纪其治验病案数十则,脉因论治,包罗无遗,为后世医案之滥觞。周澂之曰:"宋后医书,惟医案最长见识,取其实验也。"医家之医案,历代为世人所重。民国编《清代名医医案精华》的秦伯未曾谓:"仆以为实验之结果,即医学之价值;结果之完善,即医学之进步。医案者,结果之表现也;验案者,价值之真据也。"何廉臣自谓:"回忆从前诊治,遗憾良多。盖阅一年,则多一年之悔悟;历一症,则经一症之困难,故暇辄记笔记,藉以自镜得失。"何氏出版著作不少,但尚无医案专集问世。本医案底本由郑惠中手录。郑惠中(1903—1973),字斯秀,杭州余杭四乡人,毕业于浙江中医专门学校,后拜师于绍兴何廉臣氏,侍诊六年,颇得何氏青睐,为何廉臣子何幼廉快婿。1929年何氏殁后,郑氏来地处杭、绍之间的绍兴县钱清镇坐诊,以擅治伤寒证名噪遐迩,当地有"看伤寒,找惠中"的民谚。郑氏殁前将所抄何氏医案稿赠予弟子刘克庭。此次整理的医案稿由刘克庭老中医提供。稿本分时症1册、杂症3册、妇科2册、儿科1册,为何氏1924—1926年医案。

古人存世医案良莠不齐,我们应学会鉴别。常见弊端有三:一谓不言医理、病证、脉舌,徒夸词藻之工;二谓侈言治验,每案必效,欺人欺世;三谓或有案无方,或有方无案。本书所编为何氏晚年医案,其经验更趋老成,言简意赅,辨证精明,用药通灵,对研究绍派用药特色、指导临床大有裨益。然善读医案者,必先于《内》《难》《伤寒》《金匮》,历代名家言生理、病理、诊断、治法、药性、方法为深刻研求,谙其正病正治,至其中后变化,从诸贤医案中求,庶几有体有用,不至得鱼而忘筌,倒果为因,这是我们学习医案的正宗秘法!

衷心感谢全国名中医、第三至七批全国老中医专家学术经验继承指导老师、浙江省首批国医名师、中华中医药学会方剂分会名誉主委、浙江中医药大学博导连建伟师审阅全稿并赐序,感谢著名中医文献学家盛增秀资深研究员审阅部分稿件,感谢中国书法家协会理事、浙江省书法家协会副主席沈伟兄题写书名,周琴、凌志峰、胡烨琛参与本书的部分工作,在此一并致谢!

本书虽经多次校勘,限于学识,错漏之处难免,恳请读者诸君提出宝贵意见!

沈钦荣

2022年10月

编写说明

一、本书为郑惠中跟诊实录,按原稿将病案分为时症、杂症、妇科、儿科四大类,原妇科病案中非妇科类疾病者纳入杂症类医案。

二、采用现代标点方法,对医案进行标点;对医案中生冷难懂的词语,予以注释;不识者以□代之;对文义明显不通者,予以订正,并加注说明;对数诊连续或组方有新思的医案,加按语评说。

三、为便于读者查阅方便,给每则病案编加题目,病案次序按原稿排列,对能明确为同一病人者(根据姓氏、患者地址、病情描述、就诊时间等),则并入一案。此外,就诊时间信息不完整者,只保留原作日期,不加推算,仅供读者参考。诊次不清者,仅保留原文记载,作"复诊",而少数初诊信息缺如之医案亦不作改动,特此说明。

四、对医案出现的马斗铃、栝蒌、元参等中药别名写法,直接改为马兜铃、瓜蒌、玄参等当今规范名称,不出注。

五、何氏医案中用了大量丸丹成药,几乎每案必用,我们根据《中华人民共和国药典》《中医方剂大辞典》补充了丸丹成药药物组成、功效及主治,列入书后,供读者参考。

六、书末收录了《同善局医方汇编》中收录的何氏医案,以丰富本书内容。

目 录

第一编 时症医案

第二编 杂症医案

第三编　妇科医案

第四编　儿科医案

附　录

第一编
时症医案

案1　湿温兼风便如红酱案

王左,40 岁,东昌坊。

初诊(四月十七日)　湿温兼风,头胀且晕,咳痰不爽,身热口腻,胃钝,苔腻微黄,脉右滞,左弦大。治以苦辛淡开泄法。

光杏仁三钱　广皮红一钱　鲜葱白四个　淡香豉三钱　藿香叶二钱　佩兰叶二钱　左秦艽钱半　生薏苡仁四钱　苏薄荷钱半拌飞滑石四钱

复诊(四月十九日)　湿热化痰,咳吐不爽,口腻胃钝,身热,便为红酱或溏或薄,舌红苔腻,脉浮滑,左弦数。仿前法加减。

光杏仁三钱　焦山栀三钱　前胡二钱　牛蒡子钱半(杵)　丝通草钱半　佛手片钱半　桔梗一钱　青连翘三钱　香连丸七分拌飞滑石四钱

复诊　身热渐退,惟咳痰稠黏,便如红酱带水,溺赤胃钝,舌红苔薄腻,脉右滞,左弦数。仿前法加减。

光杏仁三钱　新会皮钱半　西茵陈三钱　前胡二钱　生葛根钱半　炒车前三钱　苏梗通钱半　桔梗一钱　保和丸三钱(包)拌香连丸一钱

按　何氏临证处方药味不多,喜用"拌"药之法,有成药"拌"中药、中药"拌"中药、成药"拌"成药等形式,以应对兼症之繁多,可供参考。

案2　湿热兼风头痛案

楼左,20 岁,小宝殿。

初诊　湿热兼风,头痛肢懈,胃钝,苔白薄腻,脉右滞,左弦软。治以芳淡开泄。

杜藿梗三钱　佩兰叶二钱　新会皮钱半　生薏苡仁四钱　浙茯苓三钱　<u>丝</u>

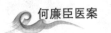

通草一钱　西茵陈三钱　佛手片钱半　嫩桑枝二尺　生鸡金二钱(杵)

> **按**　内有湿热,外感风邪,治疗内外兼顾。

案3　湿热内阻耳聋腹满案

虞左,60岁,天门外。

复诊　口腻胃钝,耳聋腹满,二便尚不甚畅,舌苔厚腻渐化,脉同前。仿前法进一筹。

卷川朴钱半　大腹皮三钱　小青皮钱半　京三棱钱半　冬葵子四钱　木香槟榔丸四钱(包)拌飞滑石六钱　瓜蒌仁四钱(杵)　莱菔子三钱拌炒春砂仁八分

复诊　胸腹胀满逐渐减轻,舌苔渐薄,溺亦渐利,脉右浮滑搏,左尚弦滞。仿前法进一筹。

大腹皮三钱　京三棱二钱　炒黑丑钱半　泽兰四钱　木香槟榔丸四钱拌辰砂一钱拌滑石八钱　莱菔子四钱拌捣炒春砂仁八分　苏子三钱拌捣瓜蒌仁四钱

五诊　血不养筋,筋脉拘挛,全在手足,苔腻微黄,脉右弦急,左虚弦。治以活血宽筋,仍佐导滞。

络石藤三钱　宽筋草三钱　丝瓜络三钱　生明乳香八分　陈木瓜三钱　汉防己钱半　瓜蒌皮三钱　泽兰二钱

先用鲜冬瓜皮四两,桑枝二尺,煎汤代水。

六诊　血不养筋,手足筋脉拘挛,便解不畅,舌苔白腻,脉右弦缓,左虚弦。治以养血宽筋,佐以利湿。

鸡血藤三钱　络石藤三钱　天仙藤三钱　全当归二钱　汉防己钱半　丝瓜络三钱　泽兰叶三钱　宽筋草三钱　瓜蒌仁四钱　广皮钱半

先用冬瓜皮子四两,连芽桑枝二尺,路路通十个,煎汤代水。

案4　湿阻胸痞案

潘左,33岁,陈湾。

复诊　胸痞渐减,呕酸未除,便甚不畅,舌苔退薄,脉同前。仿前法进一筹。

淡竹茹二钱　小枳实钱半　薄川朴一钱　广郁金三钱(杵)　小青皮一钱　沉香片五分　佩兰叶二钱　竹沥半夏三钱　木香槟榔丸三钱(包)拌滑石四钱

复诊　呕胀已除,胸膈已宽,胃气渐动,大便渐畅,溺亦利,脉舌同前。治以前法加减。

淡竹茹二钱　小枳实钱半　新会皮钱半　竹沥半夏三钱　冬瓜子四钱　生谷芽钱半　丝通草钱半　大腹皮二钱　保和丸三钱拌飞滑石四钱

案5　胃脘积滞痛胀案

茹左,78岁,大善桥。

复诊(五月十八日)　胸腹痞满虽减,而痛胀未除,便闭三日,舌苔糙腻,脉滞沉数。仿前法进一筹。

大腹皮三钱　冬葵子四钱　蜜炙延胡索钱半　瓜蒌仁五钱(杵)　干薤白二钱　小枳实钱半　生明乳香六分　车前子四钱　木香槟榔丸四钱拌飞滑石六钱

复诊(五月二十四日)　便通不畅,脘痛渐缓,黄腻苔略退,脉同前。仿前法加减。

瓜蒌仁四钱　小枳实钱半　生延胡索钱半(打)　小茴香一分　干薤白二钱瓜蒌皮二钱　生乳香六分(打)　甘松七分　春砂仁四分拌捣郁李净仁二钱

案6　咳痰背筋拘挛案

张右,58岁,昌安门外。

复诊　喘减,咳痰不爽,背筋拘挛,喉痛胸闷,脉舌同前。治以清化清降。

冬桑叶二钱　马兜铃钱半　瓜蒌仁四钱(杵)　紫菀二钱　苏梗通钱半　淡竹茹三钱　牛蒡子钱半(杵)　白前二钱　络石藤三钱　海蛤壳六分(杵)

案7　痰湿热阻滞肺胃案

任右,70岁,五木坊。

复诊　痰湿热阻滞肺胃,热重寒轻,胸闷胃钝,苔腻微黄,便不畅,头仍痛,脉同前。仿前法进一筹。

瓜蒌仁四钱　小枳实钱半　焦山栀三钱　前胡钱半　光杏仁三钱　牛蒡子钱半　青连翘三钱　远志一钱　木香槟榔丸二钱(包)拌飞滑石四钱

按　湿热内蕴之便秘,何氏喜用木香槟榔丸入汤剂,增加行气导滞、泻热通便的功效。

案8　湿热阻中肢懈便溏案

唐左,24岁,天门外。

初诊　湿热阻中,肢懈无力,口腻胃钝,便溏溺赤皆热,舌苔薄黄,脉右搏数,左沉数。治以清透轻宣。

焦山栀三钱　青连翘三钱　淡竹叶二钱　佛手片钱半　冬桑叶二钱　生葛根一钱　丝通草一钱　车前子三钱　香连丸一钱拌飞滑石四钱

按　湿热内蕴之便溏、里急后重等,何氏喜用香连丸入煎剂,清热化湿、行气止痛。

案9 湿热阻中胸闷案

王右,27岁,绸缎弄。

初诊 湿热阻中,胸闷肢懈,口腻胃钝,便闭溺热,舌红苔黄腻,脉右滞,左浮弦。治以开泄清化。

藿香叶钱半 佩兰叶二钱 佛手片钱半 广郁金三钱(杵) 冬桑叶二钱 淡竹叶二钱 生枳壳钱半 瓜蒌仁四钱(杵) 蔻末四分拌飞滑石四钱

案10 湿温寒热头身痛案

萧左,50岁,塔山下。

寒热头身痛,胸闷胃钝,便泄,溺短热,舌苔黄腻,脉弦滞。治以苦辛芳淡。

杜藿梗三钱 佩兰叶二钱 生枳壳钱半 苦桔梗一钱 冬桑叶二钱 苏薄荷钱半 淡竹叶二钱 苏梗通钱半 香连丸七分(包)拌飞滑石四钱

案11 湿阻食积案

李左,38岁,朱家湾。

头晕减,吐涎除,嗳气胃钝,肢懈,舌红,脉同前。仿前法加减。

小枳实钱半 大腹皮三钱 生谷芽钱半 瓜蒌仁四钱(杵) 冬瓜子四钱 淡竹叶二钱 佛手片钱半 嫩桑枝二尺 保和丸三钱(包)拌飞滑石四钱

案12 湿热夹肝胃气案

陶左,43岁,宣化坊。

初诊(十九日) 湿热夹肝胃气,背脘串痛,肢懈胃钝,舌苔薄腻,脉右滞,左弦。治以芳淡宣通。

杜藿梗三钱 佩兰叶二钱 生延胡索钱半(打) 生鸡金三钱(杵) 净楂肉三钱 焦山栀三钱 生明乳香六分 西茵陈三钱 保和丸四钱拌飞滑石四钱

案13 肺胃蕴热咳痰便泄案

阮右,40岁,新桥头。

复诊 咳吐白痰,肠鸣便泄,喉痒溺热,苔腻微黄,脉右浮滑沉滞,左沉弦兼数。治以宣上清下。

杜藿梗二钱 新会皮钱半 紫菀二钱 生怀山药三钱(打) 生薏苡仁四钱 春砂壳八分 白前二钱 扁豆花三十朵 香连丸六分拌飞滑石四钱

复诊 湿热内扰,上则痰嗽,下则便泄,泄而不畅,脉同前。仿前法加减。

杜藿梗三钱 新会皮钱半 苏梗通钱半 紫菀三钱 生薏苡仁四钱 西茵

陈三钱　佛手片钱半　前胡二钱　香连丸七分拌飞滑石四钱

复诊　咳痰稀稠相兼,便泄略减,口淡胃钝,舌苔白腻,脉右滑,左弦。治以辛淡宣化。

光杏仁三钱　生薏苡仁四钱　苏梗通钱半　前胡二钱　佩兰叶二钱　西茵陈三钱　佛手片钱半　桔梗一钱　越鞠丸三钱拌飞滑石四钱

复诊　咳痰浓多稀少,气逆喉痒,肠鸣便溏,苔腻薄白,脉同前。治以清肺化痰。

冬桑叶二钱　光杏仁三钱　生薏苡仁四钱　紫菀三钱　牛蒡子钱半　青连翘三钱　瓜蒌仁四钱　白前二钱　淡竹茹二钱　新会白一钱

案14　湿热阻中咳痰案

虞左,41岁,大木桥。

初诊　湿热阻中,咳嗽痰多,口腻胃钝,肢懈酸痛,舌苔白腻,脉右浮滑沉滞,左弦滞。治以辛淡芳透。

光杏仁三钱　广皮红一钱　杜藿梗三钱　前胡二钱　浙苓皮三钱　丝通草钱半　佩兰叶二钱　桔梗一钱　络石藤三钱　桑枝二尺

案15　湿温兼风挟肝胃气案

李右,38岁,东昌坊。

初诊　湿温兼风,挟肝胃气,身热头痛,呕吐酸苦,咳嗽黄痰,肢懈胃钝,舌苔黄腻,脉左弦数,右浮滑。治以苦辛淡泄。

淡竹茹二钱　小枳实钱半　前胡二钱　广郁金三钱(杵)　瓜蒌皮二钱　冬桑叶二钱　白前二钱　竹沥半夏三钱　左金丸八分拌飞滑石四钱

案16　风湿兼食滞案

郑君,33岁,第二营。

复诊　头痛肢懈,口腻而苦,胃不欲食,舌红苔腻,脉同前。治以化湿开胃、祛风止痛。

冬桑叶二钱　苏薄荷钱半　西茵陈三钱　佛手片钱半　滁菊花二钱　荆芥穗钱半　生枳壳钱半　广郁金三钱　保和丸四钱(包)拌辰砂八分滑石四钱

复诊　诸症轻减,惟胃气不健,略有头汗,舌淡红无苔,脉虚软。治以清养调补。

鲜石斛三钱　川黄草三钱　新会白一钱　淡竹茹钱半　生薏苡仁四钱　辰茯神四钱　生谷芽二钱　金橘脯二枚

按　金橘脯,具有理气解郁、化痰止渴、消食醒酒的作用。加入汤剂共煎,更能调整口味。

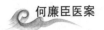案17　阴虚痰嗽案

蒋左,58岁,钱清。

复诊　咳痰渐稠,喘亦渐减,惟动则加甚,舌淡红,后根薄白,脉右滑数搏指,左关尺弦长。此为阴虚痰嗽,治以清上填下。

杜兜铃钱半　款冬花三钱　真柿霜钱半　制月石七分(用杵研匀)　牛蒡子钱半(杵)拌捣瓜蒌仁五钱　苏子钱半拌捣海蛤壳八钱　节斋化痰丸四钱(包)拌六味丸四钱

案18　湿热化火咳痰案

莫左,26岁,清平庵头。

湿热化火,咳痰不爽,夜多谵语,舌苔黄燥,脉右滑,左弦。治以豁痰清心。

青连翘三钱　瓜蒌仁四钱(杵)　灯心草五小帚　鲜竹叶三十片　牛蒡子钱半(杵)　细木通一钱　朱砂安神丸三钱拌飞滑石四钱　万氏牛黄丸壹颗(研细药汤下)

> **按**　患者夜多谵语,为热扰心神之象,用朱砂安神丸镇心安神、清热养血,配合治疗邪入心包络、神识昏迷之万氏牛黄丸,清热、凉血、安神之余,更能防热入心包而致昏迷。

案19　湿热夹食热盛案

徐左,15岁,汇昌弄。

湿热夹食,下午热盛,胸脘痞满,喉阻气咳,苔腻微黄,脉右浮滑沉滞,左软数。治以苦辛淡开泄法。

瓜蒌皮二钱　青连翘三钱　全青蒿二钱　牛蒡子钱半(杵)　焦山栀三钱　冬桑叶二钱　鲜竹叶三十片　桑枝二尺　保和丸三钱拌飞滑石四钱

案20　湿热脚气案

魏左,29岁,普塘。

初诊　湿热脚气化肿,气急,小便赤热,大便不畅,舌红润,脉右滞,左弦数。治以苦辛淡通降法。

生桑皮五钱　新会皮钱半　小青皮一钱　杜赤小豆五钱　大腹皮三钱　冬瓜皮三钱　地蚯蝼四钱　焦山栀三钱　木香槟榔丸三钱拌飞滑石六钱

复诊　足肿十退六七,惟气尚逆,肾囊肿大,溺虽利而便不畅,脉舌同前。仿前法加减。

新会皮钱半　大腹皮三钱　冬瓜皮四钱　杜赤小豆五钱　川桂枝五分　浙茯苓四钱　地蛄蝼四钱　炒车前五钱　木香槟榔丸三钱（包）拌飞滑石六钱

> 按　复诊用桂枝之意，在于清热利湿药中，加入温阳通气的桂枝，帮助气化，气行则水行，且防凉药苦寒阻碍气机。

案21　湿热夹肝风头目眩晕案

华右，54岁，酒务桥。

复诊　便泄止，胃渐动，惟头目尚觉眩晕，脉舌同前。仿前法加减。

明天麻钱半　滁菊花二钱　抱木茯神四钱　龙眼壳七个　川黄草三钱金橘脯二个　生鸡金二钱（打）　谷芽二钱　桑麻丸四钱（包）拌磁朱丸六钱（包）

复诊　湿热夹肝风，头目晕眩，口淡而腻，嗳气胃钝，舌红苔腻，脉左浮弦，右滞。治以芳淡清熄。

佩兰叶二钱　新会白一钱　抱木茯神四钱　连芽嫩桑枝二尺　滁菊花二钱明天麻钱半　生鸡金三钱（打）　龙眼壳七个　桑麻丸三钱拌磁朱丸六钱

案22　湿温化疟案

郦右，40岁，沿欢河。

湿温化疟，寒重热轻，口淡而腻，胸闷胃钝，舌苔薄腻，脉弦滞，左兼浮紧。治以辛淡和解法。

姜半夏二钱　新会皮钱半　浙茯苓三钱　羌活八分　鲜葱白四个　淡香豉三钱　左秦艽钱半　防风一钱　川桂枝一钱拌飞滑石四钱

> 按　方中桂枝拌滑石，寒热之药互拌，既能温经发汗解表，又能清热利湿，是何氏"拌"法用药特色之一。

案23　湿热兼风咳痰案

蔡左，32岁，五中校。

初诊　湿热兼风，咳痰稠黏不爽，口腻胃钝，腰脊微痛，头胀且晕，舌苔白腻。脉右滑搏，左弦滞。治以苦辛淡法。

滁菊花二钱　明天麻一钱　淡竹叶二钱　佛手片钱半　焦山栀三钱　西茵陈三钱　佩兰叶二钱　杜藿梗三钱　保和丸四钱拌飞滑石四钱

复诊　头胀身热，咳痰黄稠，咯吐不爽，胃钝便溏，苔腻微黄，脉右滑，左弦数。治以清上疏中。

冬桑叶二钱　苏薄荷一钱　安南子三枚　紫菀三钱　瓜蒌仁四钱　杜兜铃钱半　片黄芩钱半　前胡二钱　旋覆花二钱（包）拌飞滑石四钱

案24　湿热动风发痉案

裘右,38 岁,马鞍。

湿热动风发痉,心跳,夜不安寐,口苦而腻,胸闷胃钝,苔腻微黄,脉右弦滞,左弦数。治以苦辛淡通降法。

冬桑叶二钱　滁菊花二钱　鲜竹叶二钱　广郁金三钱(杵)　焦山栀三钱　西茵陈三钱　灯心五小帚　瓜蒌仁四钱(杵)　左金丸八分(包)拌辰砂一钱飞滑石四钱

案25　湿火下注溺白案

钱右,78 岁,漓渚。

湿火下注,溺白甚多,胃口太开,防变下消,舌苔黄腻,脉浮滞沉数,关尺尤甚。治以苦辛通降。

肥知母三钱　寒水石六钱(杵)　左牡蛎四钱(杵)　青盐陈皮一钱　生川柏钱半　海蛤壳六钱(杵)　川楝子钱半(包)　白头翁三钱　天花粉二钱拌当归龙荟丸钱半

案26　湿温化燥内陷案

樊左,39 岁,天门外。

初诊　湿温化燥,内陷心经,蒙闭不语,咳痰不出,舌短不能伸,红而且干,脉沉数,病势甚危,急急清透开达以挽救之。

鲜生地六钱　广郁金三钱(杵)　生玳瑁三钱(剪碎)　连翘心三钱　细木通一钱　瓜蒌仁五钱(杵)　鲜石菖蒲一钱　紫雪丹八分(药汤调下)

先用活水芦笋二两,灯心五小帚,鲜竹叶三十片,三味煎汤代水。

复诊　胸腹灼热,身发白疹[①],昏厥不语,便闭三日,舌短而红苔焦黑,脉数躁盛。病势十分危险,治以润燥泄热,开窍清神,力图救之。

鲜生地二两　肥知母六钱　瓜蒌仁六钱(杵)　黑犀角六分　(先煎)　生大黄三钱　玄明粉三钱　淡竹沥二匙(冲)青连翘三钱　紫雪丹八分(药汤调下)真金汁一两(冲)

按　绍派伤寒用药经验,鲜药有质纯性专、取效速捷的特点,此案之初运用活水芦笋、灯心,以轻清宣气、透络,可使痰活瘀散,灯心还可通神明降心火,鲜竹叶辛凉轻清宣解,三味煎汤代水,增强清透开达之效。

---

① 疹:疑为"瘖"。

案27　湿温类疟案

冯左,25岁,五里坊。

初诊　湿温类疟,胸闷胃钝,口苦苔腻,便不畅,溺短赤热,脉右滞,左弦数。治以苦辛淡法。

焦山栀三钱　青连翘三钱　全青蒿钱半　瓜蒌仁四钱(杵)　生枳壳钱半佩兰叶二钱　西茵陈三钱　鲜竹叶三十片　保和丸四钱拌飞滑石六钱

复诊　发冷已除,热盛便闭,舌苔黄腻,便闭已有五六日,脉右数实,左弦数,治以苦辛通降。

小枳实钱半　青泻叶一钱　焦山栀三钱　鲜竹叶三十片　青子芩钱半　西茵陈三钱　肥知母三钱　青蒿子二钱　瓜蒌仁四钱(杵)　桑枝二尺

案28　湿温化火咳痰案

方左,20岁,电灯公司。

湿温化火,咳痰不爽,下午热甚,便溏不畅,溺赤热,舌红苔黄腻,脉右浮滞沉数,左弦数。治以苦辛淡通降。

焦山栀三钱　青连翘三钱　郁金三钱(杵)　灯心五帚　西茵陈三钱　淡竹叶二钱　生枳壳钱半　鲜竹叶三十片　香连丸八分(包)拌飞滑石六钱

案29　湿温兼风夹肝胃气案

冯右,30岁,江口。

初诊　湿温兼风,夹肝胃气,身热胸闷,脘痛,呕吐酸苦,溺热,舌苔黄腻,脉弦数,右甚于左。治以苦辛开降。

淡竹茹二钱　小枳实钱半　广郁金三钱(杵)　淡竹叶二钱　苏叶梗一钱川楝子钱半　石决明八钱(杵)　甘松七分　左金丸八分(包)拌飞滑石四钱

复诊　身热已减,脘中尚痛,舌苔薄腻,小腹有块,脉同前。仿前法加减。

淡竹茹二钱　甘松七分　瓦楞子六钱(煅研)　生延胡索钱半(打)　小枳实钱半　灯心五帚　石决明八钱(杵)　川楝子二钱　左金丸七分拌木香槟榔丸三钱

复诊　湿热未净,口淡胃钝,脘中尚痛,便闭已六七日,苔腻微黄,脉右实滞,左弦滞。治以苦辛通降。

瓜蒌仁四钱　小枳实钱半　猪苓二钱　生延胡索钱半(打)　淡竹茹二钱青泻叶一钱　泽泻二钱　生明乳香七分甘松七分　灯心五帚

案30　湿热串络湿疹案

孙左,20岁,狮子街。

湿热串络,身发湿疹,咽喉微痛,小便赤热,舌红苔薄腻,脉右浮数,左浮弦。治以轻清芳淡。

瓜蒌皮二钱　浙苓皮三钱　冬瓜皮三钱　忍冬藤三钱　青连翘三钱　稽豆衣二钱　冬桑叶二钱　丝瓜络三钱　西紫草钱半　连芽嫩桑枝二尺

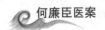 案31　湿温头痛身热案

莫左,42岁,大黄头。

初诊　湿温兼风,头痛身热,微寒,股痛,舌红苔腻微黄,脉左搏数,右浮滞沉数。治以芳淡清解。

冬桑叶二钱　苏薄荷钱半　青蒿脑钱半　滁菊花二钱　瓜蒌皮三钱　青连翘三钱　淡竹叶二钱　西茵陈三钱　保和丸三钱(包)拌飞滑石四钱

复诊　略有寒热,头胀,舌红,脉同前。仿前法加减。

冬桑叶二钱　滁菊花二钱　淡竹叶钱半　丝瓜络三钱　瓜蒌皮二钱　青连翘三钱　丝通草一钱　西茵陈二钱　苏薄荷一钱拌飞滑石四钱

案32　气逆痰嗽案

钱左,40岁,松林。

初诊　身微寒,气逆痰嗽,兼吐清水,舌红润,脉左弦数,右滑数。治以轻清宣降。

淡竹茹二钱　冬桑叶二钱　海蛤壳八钱(杵)　石决明一两(杵)　光杏仁三钱　生薏苡仁四钱　瓜蒌仁四钱(杵)　枳椇子四钱　紫菀三钱　白前二钱

复诊(前日)　发冷已减,咳痰渐浓,两手微疼,脉舌同前。仿前法加减。

光杏仁三钱　生薏苡仁四钱　瓜蒌仁四钱　紫菀三钱　新会皮钱半　浙茯苓四钱　远志肉一钱　白前二钱　清炙草五分　竹沥半夏三钱

复诊　寒已减,热未除,头尚痛,咳痰转浓,舌红苔薄,脉右滑,左数。治以解热肃肺。

冬桑叶二钱　光杏仁三钱　杜藿梗二钱　紫菀二钱　浙茯苓三钱　新会白一钱　远志肉一钱　白前二钱　生甘草五分　竹沥半夏三钱

案33　湿阻咳逆骨痛案

周左,23岁,独木湾。

咳逆肋痛,喘不得卧,一身筋骨串痛,口淡胃钝,溺热,舌红苔腻,脉弦滞,左弦数。治以苦辛淡宣通法。

左秦艽钱半　络石藤三钱　牛蒡子钱半(杵)　丝瓜络三钱　嫩桑枝二尺　代赭石五钱(杵)　旋覆花二钱(包)拌辰砂一钱滑石四钱　苏子钱半捣拌瓜蒌仁五钱

案34 湿热夹肝气嘶哑案

章右,41岁,阮社。

初诊 湿热夹肝气,又夹油腻,嘶哑嗳气,胸脘痞满,夜不安寐,腹痛便不爽,口腻胃钝,舌红苔腻,脉弦滞。治以芳淡清化。

佩兰叶二钱　广郁金三钱(杵)　木蝴蝶十对　青盐陈皮一钱　瓜蒌皮二钱　石决明五钱(杵)　苏梗通一钱　淡竹茹二钱　左金丸八分拌辰砂一钱滑石三钱

复诊 音亮胸宽,惟嗳气未除,心跳腹痛,舌苔退薄,脉右弦洪搏数,左弦急,仿前法加减。

佩兰叶钱半　青盐陈皮一钱　广郁金三钱(杵)　辰砂灯心二十支　淡竹茹二钱　木蝴蝶十四对　石决明八钱(杵)　瓜蒌皮三钱　左金丸八分(包)拌辰砂一钱滑石四钱

案35 湿温化疟寒热并重案

赵君,42岁,山阴城隍庙前。

初诊 湿温化疟,寒热并重,遍身痛,苔黄腻,溺短赤热,脉右滞,左弦。治以苦辛淡和解法。

杜藿梗三钱　苏叶梗钱半　淡竹叶二钱　羌活八分　焦山栀三钱　淡豆豉三钱　嫩桑枝二尺　防风一钱　川桂枝(包)六分拌飞滑石四钱

复诊 寒热身痛均减,惟自汗甚多,略有谵语,舌苔黄腻,脉浮滞沉数。治以苦辛通降。

小枳实钱半　冬桑叶二钱　淡竹茹二钱　瓜蒌仁四钱(杵)　焦山栀三钱　青连翘三钱　鲜竹叶三十片　灯心五帚　槟榔丸钱半(包)拌辰砂一钱滑石四钱

复诊 寒热已轻,自汗亦减,惟胃气不健,口淡而苦,舌苔黄腻,脉弦滞。前法加减。

焦山栀三钱　淡豆豉三钱　淡竹叶二钱　瓜蒌仁(杵)四钱　佩兰叶二钱　新会皮钱半　小枳实钱半　佛手片钱半　槟榔丸(包)钱半拌飞滑石四钱辰砂一钱

复诊 寒热轻减,湿热未净,肢懒胃钝,便闭溺热,苔仍黄腻,脉同前。治以苦辛淡法。

焦山栀三钱　淡香豉三钱　佛手片钱半　生鸡金三钱　小枳实钱半　瓜蒌皮三钱　全青蒿钱半　西茵陈三钱　木香槟榔丸三钱拌滑石四钱

案36 湿热脚气肿痛案

孙翁,75岁,镜清寺前。

初诊 湿热脚气肿痛,脚筋拘挛,足步履维艰,舌苔白腻,脉沉弦滞。治以苦辛淡通降法。

焦山栀三钱　西茵陈三钱　络石藤三钱　宽筋草三钱　浙茯皮三钱　大腹皮三钱　丝瓜络三钱　桑枝二尺　二妙丸钱半拌飞滑石四钱

复诊　咳痰不爽,足肿略减,胸脘痞满,舌苔薄腻,脉同前。仿前法加减。

光杏仁三钱　宽筋草三钱　前胡二钱　瓜蒌仁四钱(杵)　薄川朴钱半　嫩桑枝二尺　桔梗一钱　新会皮钱半　二妙丸钱半(包)拌飞滑石四钱

复诊　咳痰渐松,胸脘亦宽,苔腻退薄,脉右滞,左弦软。仿前法加减。

光杏仁三钱　瓜蒌仁三钱　紫菀三钱　竹沥半夏三钱　新会皮钱半　浙茯苓三钱　白前二钱　苏梗通钱半　二妙丸(包)拌飞滑石四钱

按　何氏常用络石藤、宽筋草、丝瓜络三味,祛风散寒、通络止痛,治疗腰背腿痛。

案37　湿热兼风头痛案

袁右,13岁,府山后。

湿热兼风,头痛发冷,下午热甚,口腻胃钝,渴不喜饮,舌红苔腻,脉右滞,左弦数。治以芳淡清化。

杜藿香三钱　苏薄荷钱半　瓜蒌皮二钱　全青蒿二钱　苏叶梗钱半　青连翘三钱　鲜竹叶三十片　灯心草五帚　保和丸三钱拌辰砂一钱滑石四钱

案38　湿温兼风头痛案

朱右,43岁,香粉衖。

湿温兼风,头痛微寒,下午热甚,胸闷心泛,苔腻,脉滑,六脉均滞。治以芳淡清化。

杜藿梗三钱　薄荷梗钱半　明天麻钱半　广郁金三钱　滁菊花二钱　苏叶梗钱半　白蔻壳八分　苏梗通一钱　左金丸六分(包)拌飞滑石四钱

案39　湿热兼风咳嗽案

俞右,30岁,仓安。

湿热兼风,咳痰不爽,气逆胸闷,口腻胃钝,肢懈溺热,舌红苔腻,脉右滞,左浮弦。治以芳淡开泄。

光杏仁三钱　新会皮钱半　淡竹茹三钱　紫菀三钱　浙茯皮三钱　西茵陈三钱　嫩桑枝二尺　白前二钱　旋覆花二钱拌飞滑石二钱

案40　湿温化疟寒重热轻案

王左,43岁,拜皇桥。

湿温化疟,寒重热轻,间日而发,热时口渴溺赤热,舌苔薄腻微黄,脉右滞,左弦数。治以苦辛淡和解法。

杜藿梗三钱 苏叶梗钱半 焦山栀三钱 淡香豉三钱 草果仁七分 肥知母四钱 鲜葱白四个 鲜竹叶三十片 枳实导滞丸三钱(包)拌飞滑石四钱

🍃 案41 湿热阻中寒轻热重案

陈左,69岁,横街。

湿热阻中,寒轻热重,口腻胃钝,胸闷不舒,口苦黄腻,脉右滞,左脉弦数。治以清化淡泄。

杜藿梗三钱 佩兰叶二钱 全青蒿二钱 冬瓜子四钱 焦山栀三钱 西茵陈三钱 淡竹叶二钱 甘松七分 保和丸三钱(包)拌飞滑石四钱

🍃 案42 咳嗽黄痰带血水案

范左,25岁,松林。

初诊 咳嗽黄痰,痰中略带血水甚少,舌红润,脉右浮滑,左弦数。治以清降,略佐宁络。

冬桑叶二钱 光杏仁三钱 淡竹茹三钱 野百合二钱半 生款冬三钱 杜兜铃钱半 安南子三枚 青盐陈皮一钱 瓜蒌仁四钱(杵) 海蛤壳六钱(杵)

🍃 案43 湿热串络筋痛案

田左,55岁,湖溏。

湿热串络,引动旧病,手足筋脉串痛,肢懈无力,舌苔白腻微黄,脉右弦滞,左弦软。治以芳淡宣通,活络止痛。

制香附二钱 苏叶梗钱半 络石藤三钱 生延胡索钱半(打) 广橘络一钱 嫩桑枝二尺 宽筋草三钱 生明乳香七分 越鞠丸三钱(包)拌飞滑石四钱

按 何氏常同用生延胡索(打)、生明乳香,行气活血止痛。

🍃 案44 湿温兼风外寒内热案

沈右,52岁,府桥。

湿温兼风,外寒内热,头痛口苦,胃钝腹痛,舌苔黄腻,脉右滞,左沉弦数。治以苦辛淡开泄法。

焦山栀三钱 青连翘三钱 冬桑叶二钱 苏薄荷钱半 淡竹茹二钱 全青蒿二钱 鲜竹叶三十片 灯心五帚 越鞠丸二钱(包)拌飞滑石四钱

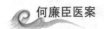

案45　湿温化疟寒轻热重案

罗左,32岁,天门外。

湿温化疟,寒轻热重,咳甚呕酸,苔腻微黄,脉右滑,左弦数。治以苦辛淡和解法。

苏薄荷钱半　苏叶梗钱半　草果仁四分　肥知母三钱　青连翘三钱　全青蒿二钱　鲜竹叶三十片　鲜葱白四个　滚痰丸三钱拌飞滑石四钱

案46　痰湿热阻滞肺胃案

孔右,58岁,沙埂头。

痰湿热阻滞肺胃,身热四旬,咯痰,胸闷胃钝,便闭,苔白厚腻,脉弦滞。治以苦辛通降。

焦山栀三钱　瓜蒌皮二钱　小枳实钱半　瓜蒌仁四钱(杵)　全青蒿二钱青连翘三钱　鲜竹叶三十片　广郁金三钱(杵)　木香槟榔丸三钱(包)拌飞滑石四钱

案47　湿温类疟寒重热轻案

陈右,47岁,大路。

初诊　湿温类疟,寒重热轻,口腻胃钝,溺短热,脉右滞,左弦软。治以苦辛淡和解法。

杜藿梗三钱　苏叶梗钱半　焦山栀三钱　淡香豉三钱　佩兰叶二钱　西茵陈三钱　鲜葱白四个　嫩桑枝二尺　越鞠丸三钱拌飞滑石四钱

二诊　症状如前,呕酸吐苦,嗳气胃钝,右肢酸痛,舌苔白腻,脉同前。仿前法加减。

姜半夏二钱　薄川朴一钱　威灵仙钱半　桂枝木五分　淡竹茹二钱　新会皮钱半　杜藿梗三钱　佩兰叶二钱　左金丸八分(包)拌飞滑石四钱

复诊　呕酸吐苦已除,惟寒重热轻,右肢酸痛,嗳气胃钝,苔仍白腻,脉右滞,左弦软。治以辛温淡法。

杜藿梗三钱　薄川朴一钱　生薏苡仁四钱　淡豆豉三钱　草果仁四分　安南了钱半　威灵仙钱半　鲜葱白三个　川桂枝七分拌飞滑石四钱

案48　外寒内热干呕案

孙右,40岁,莲花桥。

外寒内热,恶心干呕,口咸胃钝,舌红苔薄黄,脉左浮数,右微滑。治以轻清宣化。

冬桑叶二钱　淡竹茹二钱　明天麻钱半　滁菊花二钱　苏叶梗钱半　瓜蒌皮二钱　冬瓜皮四钱　青蒿脑二钱　淡竹叶二钱　灯心五帚

复诊　恶心干呕已除,惟头晕口苦胃钝,黄苔已退,脉右浮搏,左弦滞。仿前法加减。

冬桑叶二钱　明天麻钱半　冬瓜皮三钱　苏梗通钱半　淡竹茹二钱　新会白一钱　瓜蒌皮二钱　灯心五帚　保和丸(包)二钱拌飞滑石四钱

复诊　口苦减轻,头尚晕胃钝,舌红苔薄,脉左浮弦,右尚滞。治以熄风开胃。

滁菊花二钱　明天麻钱半　生谷芽二钱　佛手片一钱　淡竹茹二钱　新会白一钱　生鸡金钱半　冬瓜仁四钱　桑麻丸三钱拌飞滑石三钱

案49　湿温兼寒头痛案

姚左,32岁,香桥楼楼下。

湿温兼寒,头痛发冷兼寒,口淡胃钝,苔腻微黄,脉右滞,左浮弦。治以辛淡开泄。

光杏仁三钱　广皮红一钱　苏叶梗钱半　苏薄荷钱半　焦山栀三钱　淡香豉三钱　浙苓皮三钱　前胡二钱　鲜葱白四个　嫩桑枝二尺

按　何氏喜用鲜葱白通阳散寒解表。

案50　湿热夹食似痢案

凌君,25岁,凌江头。

湿热夹食,似痢非痢,口淡胃钝,苔腻微黄,腹痛,脉弦滞,关尺尤甚。治以苦辛淡通降法。

光杏仁二钱　生枳壳钱半　生延胡索钱半(打)　小青皮钱半　大腹皮三钱　冬瓜仁四钱　生明乳香六分　赤苓三钱　木香槟榔丸三钱(包)拌飞滑石八钱

按　似痢非痢,湿热夹食所致,似里急后重感又较之为重,予清热利湿导滞之法。

案51　湿热兼风头痛案

韩君,28岁。

湿热兼风,头痛发热,遍身窜痛,口淡腻,苔腻微黄,脉右滞,左浮弦。治以辛淡开泄。

苏薄荷钱半　苏叶梗钱半　全青蒿二钱　西茵陈三钱　佩兰叶二钱　浙苓皮四钱　焦山栀三钱　左秦艽钱半　蔻末五分(包)拌飞滑石四钱

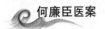

案52 湿热兼风咳痰案

陈君,37岁,宣化坊。

湿热兼风,喉阻咳痰不爽,肢懈胃钝,舌苔白腻,脉右浮滞,左沉滞。治以辛淡开达。

苏薄荷钱半　广皮红一钱　光杏仁三钱　牛蒡子钱半(杵)　苦桔梗一钱　苏梗通钱半　生枳壳钱半　广郁金三钱(杵)　前胡二钱　远志一钱

案53 湿热胸闷胃钝案

陈右,50岁,北海桥。

初诊 湿热未清,胸闷胃钝,口苦,二便不利,舌红苔黄,脉浮滞沉数,左兼弦。治以清润通降。

小枳实钱半　丝通草一钱　瓜蒌仁四钱(杵)　郁李净仁三钱(捣烂)　冬瓜仁四钱　青子芩钱半　广郁金三钱(杵)　佛手片钱半　鲜竹叶三十片　桑枝二尺

复诊 胸尚闷,胃仍钝,便不畅,溺短热,舌红苔黄较前渐退,脉同前。仿前法加减。

瓜蒌仁四钱　小枳实二钱　淡竹茹二钱　广郁金三钱(杵)　青泻叶一钱　安南子二钱　佛手片钱半　焦山栀三钱　莱菔子三钱拌捣春砂仁七分

复诊 胃痛除,胸仍闷,便尚不畅,胃仍钝,舌苔后根白腻而厚,脉右滞,左弦滞。仿前法进一筹。

卷川朴钱半　炒车前四钱　小枳实钱半　冬葵子四钱　苏子二钱拌捣瓜蒌仁六钱　莱菔子三钱拌捣春砂仁八分　蔻末八分拌捣郁李净仁六分(捣烂)

案54 湿热兼风身痛案

嵇左,57,杨家楼。

湿热兼风,身痛微汗,肢懈胃钝,遍身筋痛,舌苔黄腻,脉右软滞,左弦滞。治以芳淡开泄。

杜藿梗三钱　苏叶梗钱半　浙苓皮三钱　西茵陈三钱　生薏苡仁四钱　左秦艽钱半　佛手片钱半　嫩桑枝二尺　保和丸四钱(包)拌飞滑石四钱

案55 湿热脚气足挛案

金左,18岁,府桥。

初诊 湿热脚气,足筋挛痛,小便赤热,口淡而腻,苔腻微黄,舌红,脉弱两关尺弦滞。治以苦辛淡通降法。

焦山栀三钱　西茵陈三钱　浙苓皮三钱　络石藤三钱　生薏苡仁四钱　汉

防己二钱　左秦艽钱半　嫩桑枝二尺　木香槟榔丸三钱拌飞滑石六钱

复诊　气逆筋挛如前,惟痛已减,溺赤热转淡红,口仍淡,脉舌同前。仿前法,注重降气宽筋。

瓜蒌仁四钱　络石藤三钱　汉防己钱半　生明乳香六分　左秦艽钱半　宽筋草三钱　嫩桑枝二尺　紫菀二钱　旋覆花二钱拌飞滑石四钱

案56　寒热头痛咳逆案

何左,28岁,南寺。

寒热头痛,咳逆胸闷,口苦胃钝,溺赤热,舌红苔黄,脉右浮滑,左弦数。治以清化淡渗。

冬桑叶二钱　苏薄荷钱半　青蒿子钱半　广郁金三钱(杵)　生枳壳钱半焦山栀三钱　西茵陈三钱　飞滑石四钱　鲜竹叶三十片　嫩桑枝二尺

案57　湿热阻中形寒内热案

沈右,45岁,酒务桥。

湿热阻中,形寒内热,口腻胃钝,胸脘痞满,舌苔黄腻,脉右滞,左弦。治以清化芳淡。

淡竹茹二钱　新会皮钱半　生枳壳钱半　淡竹叶二钱　广郁金三钱(杵)莱菔子二钱拌捣春砂仁六分　嫩桑枝连芽二尺　保和丸三钱拌飞滑石四钱

案58　寒湿头痛形寒案

倪左,20岁,南街。

寒湿头痛,形寒腰痛,指冷,咳嗽白痰,舌苔白腻,脉弦滞。治以辛温淡法。

光杏仁三钱　生薏苡仁四钱　羌活八分　鲜葱白四个　新会皮钱半　淡香豉三钱　防风一钱　白芷钱半　川桂枝八分拌飞滑石四钱

案59　湿热夹食腹痛案

单右,12岁,荣华寺路。

素因久泻,现因湿热夹食,腹痛泻多,口腻胃钝,溺热,苔黄舌红,脉弦滞。治以苦辛淡法。

生葛根一钱　青子芩八分　莱菔子一钱拌捣春砂仁四分　净楂肉钱半　青连翘钱半　香连丸六分拌飞滑石三钱　淡竹叶一钱　生鸡金钱半(打)

按　素因久泻,则脾肾虚亏者多见,现因湿热夹食,急则治其标,先祛湿热消积食。

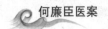

案60　湿热兼风头痛身热案

俞右，45岁，俞家湾。

湿热兼风，头痛身热，形寒，口苦胃钝，苔腻微黄，脉右浮滞沉数，左弦数。治以清化芳淡。

冬桑叶二钱　佩兰叶二钱　淡竹茹二钱　广郁金三钱(杵)　焦山栀三钱　西茵陈三钱　桑枝芽二尺　薄荷钱半　左金丸八分拌飞滑石四钱

案61　湿热肝风筋挛案

陈右，51岁，莲花桥。

初诊　湿热夹肝风，肢懈筋挛，口淡胃钝，头微晕，舌尖红苔黄腻，脉右滞，左浮弦。治以芳淡清熄。

佩兰叶二钱　新会白一钱　淡竹叶二钱　佛手片钱半　苏叶梗钱半　杜藿香二钱　滁菊花二钱　明天麻钱半　保和丸三钱拌滑石四钱

复诊　内热头晕，口腻胃钝，肢懈溺热，便不畅，苔黄腻而厚，脉同前。仿前法加减。

杜藿梗二钱　佩兰叶二钱　瓜蒌皮三钱　佛手片一钱　冬桑叶二钱　明天麻钱半　青蒿脑钱半　西茵陈二钱　保和丸三钱拌滑石四钱

案62　喉痒干咳胃钝案

周右，23岁，东河湾。

喉痒干咳，口腻胃钝，便泄而热，脘腹痛，带下，苔腻微黄，脉弦滞。治以苦辛淡法。

光杏仁三钱　生薏苡仁四钱　生延胡索钱半(打)　赤苓二钱　络石藤三钱　春砂壳八分　生明乳香七分　甘松七分　香连丸八分(包)拌飞滑石四钱

案63　痰湿夹食肾囊肿大案

何翁，安昌。

初诊　痰湿夹食，阻滞肺胃脾之经，上则胸满痰嗽，有时气逆，下则足肿溺短，舌苔白腻，脉右滞，左弦软滞。治以宣气化痰、消滞退肿。

光杏仁三钱　白芥子七分　姜半夏三钱　路路通六个(先泡一次)　浙苓皮四钱　五加皮三钱　川椒目五分　新会皮钱半　莱菔子三钱拌炒春砂仁七分

复诊　痰湿热阻滞肺胃，咳逆渐减，小便亦利，惟腿脚仍肿，肾囊渐大，便不畅，苔黄松化，脉沉滞。仿前法进一筹。

新会皮钱半　五加皮三钱　浙苓皮三钱　杜赤小豆五钱　大腹绒三钱　瓜

蒌仁五钱　瓜蒌皮三钱　地骷髅三钱　莱菔子二钱拌捣砂仁八分

复诊　囊肿已退,足肿如前,口酸胃钝,痰涌气逆,苔腻微黄,脉右浮滑,左弦数沉滞。治以三焦分消。

光杏仁三钱　薄川朴钱半　紫菀三钱　杜赤小豆五钱　炒车前五钱　大腹皮三钱　白前二钱　新会皮钱半　朱砂散钱半拌飞滑石六钱

案64　湿热夹食咳痰案

赵左,21岁,普济弄。

初诊　湿热夹食,咳嗽痰多,下午热盛,腹痛自痢,苔腻微黄,脉弦滞。治以苦辛通降。

光杏仁三钱　新会皮钱半　生鸡金三钱　生延胡索钱半(打)　川楝子钱半净楂肉三钱　青子芩钱半　全青蒿二钱　香连丸一钱拌滑石四钱

复诊　咳痰不爽,下午热盛,腹满肠鸣,溺热便泄,脉同前。仿前法加减。

牛蒡子钱半　青连翘三钱　青蒿脑钱半　生鸡金二钱(打)　苏梗通钱半淡竹叶二钱　青子芩钱半　西茵陈三钱　香连丸八分拌滑石四钱

案65　气滞胃热挟肝火案

孟右,28岁,福禄桥。

出诊(夜跋)　前进开达清熄、消滞通瘀而经水畅通,病已轻减。今因食甜滞气,胃中积热,挟肝火上蒸,以致干呕呵欠,胸脘烦闷,便闭四日,用桃仁承气法不应,实因积热颇重,舌苔厚腻而黄,脉右实滞,左弦盛数,病势轻而复重。急开泄通降以急下存阴。

淡竹茹三钱　小枳实钱半　瓜蒌皮二钱　广郁金三钱(杵)　青泻叶钱半细木通八分　淡竹叶二钱　莱菔子二钱　左金丸八分拌辰砂一钱滑石六钱

> **按**　食甜最易阻滞气机,积滞生热,导致阳明腑气不降。

案66　风火夹湿牙痛案

周右,41岁,城隍庙前。

风火夹湿,形疼牙痛,口腻胃钝,夜不安寐,舌红苔腻,脉左浮数。治以苦辛淡法。

冬桑叶二钱　滁菊花二钱　佩兰叶二钱　赤苓三钱　谷精草二钱　辰茯神三钱　新会白一钱　灯心五帚　左金丸八分拌辰砂一钱滑石四钱

案67　身热欲呕体痛案

冯右,塔山下。

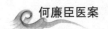

身热欲呕,体痛胸闷,口腻胃钝,夜语,小腹作痛,舌红苔黄腻,脉右滞,左弦数。治以苦辛淡法。

焦山栀三钱　青连翘三钱　广郁金三钱　生延胡索钱半(打)　川楝子钱半
全青蒿二钱　瓜蒌仁四钱　鲜竹叶三十片　左金丸八分(包)拌飞滑石四钱辰砂
一钱

案68　热盛手痉谵语案

朱右,11岁,西萧路。

热盛手痉,夜有谵语,舌红苔灰腻,脉右滞,左弦数。治以清化开泄。

焦山栀三钱　青连翘三钱　淡竹叶二钱　广郁金三钱(杵)　青蒿脑二钱
冬桑叶二钱　佛手片钱半　灯心五帚　左金丸六分拌辰砂一钱滑石四钱

案69　湿热夹肝气身热胸闷案

王右,51岁,蕙兰桥。

初诊　湿热夹肝气,身热胸闷,脘腹胀痛,溺热便泄,舌苔黄腻,脉右滞,左弦数。治以苦辛淡开泄法。

制香附二钱　苏叶梗钱半　川楝子二钱　广郁金三钱(杵)　丝通草一钱
西茵陈三钱　小青皮六分　生延胡索钱半(打)　左金丸八分拌飞滑石四钱

复诊　热减胸宽,惟口腻胃钝,脘腹胀满痛,便泄溺热,少寐,苔仍黄腻,脉同前。仿前法加减。

制香附二钱　广郁金三钱　西茵陈三钱　生延胡索钱半(打)　川楝子钱半
佩兰叶二钱　淡竹叶三钱　佛手片钱半　香连丸一钱拌辰砂一钱滑石四钱

案70　湿热咳痰带血案

徐左,48岁,天木桥。

湿热上蒸,咳痰带血,心或时跳,溺黄热,舌苔黄腻,脉右浮滑,左弦数。治以轻清泄化。

冬桑叶三钱　淡竹茹三钱　瓜蒌仁四钱(杵)　青盐陈皮一钱　安南子三枚
马兜铃钱半　广郁金三钱(杵)　焦山栀三钱　十灰丸钱半拌飞滑石四钱

案71　头晕心泛胃钝案

凌右,37岁,前观。

头晕痛,心泛口淡,胃钝腰痛,带多,舌苔白滑,脉右滞,左弦。治以芳淡清化。

明天麻钱半　滁菊花二钱　络石藤三钱　桑寄生三钱　谷精草二钱　淡竹
茹二钱　辰茯神四钱　广郁金三钱　二妙丸钱半拌蛤蚧粉三钱

案72 头痛胸闷心泛案

冯右,50岁,乌石头。

头痛胸闷,心泛作呕,身热且痛,便泄而热,口腻,舌红苔黄,脉右滞,左弦数。治以芳淡开泄。

杜藿梗三钱　苏薄荷钱半　生枳壳钱半　广郁金三钱(杵)苏梗通钱半　冬桑叶二钱　淡竹叶二钱　络石藤三钱　左金丸八分拌滑石四钱

案73 湿热化痰咳嗽案

陈左,40岁,谢江桥。

湿热化痰,咳嗽喉痛,咯痰白多黄少,苔腻微黄,脉右滑,左弦滞。治以宣肺豁痰。

光杏仁三钱　新会皮钱半　前胡二钱　瓜蒌仁四钱(杵)　生薏苡仁四钱生款冬三钱　远志一钱　竹沥半夏三钱　佛手片钱半　金橘脯二枚

案74 湿温化疟咳嗽案

丁君,43岁,若耶溪。

湿温化疟,咳嗽寒热,热甚口渴,溺赤热,苔腻微黄,脉右滞,左弦数。治以苦辛淡和解法。

苏薄荷钱半　苏叶梗钱半　全青蒿二钱　焦山栀三钱　淡豆豉三钱　瓜蒌仁四钱　草果仁四分　知母三钱　鲜葱头四个　鲜竹叶三十片

案75 湿温兼风午后热盛案

王右,61岁,辅明坊。

初诊　湿温兼风,头痛口燥,下午热盛胸闷,舌红苔黄,脉浮滞沉数。治以苦辛淡通降法。

瓜蒌仁四钱　青连翘三钱　冬瓜皮三钱　冬桑叶二钱　苏薄荷钱半　紫苏梗钱半　络石藤三钱　丝瓜络三钱　淡竹叶二钱　嫩桑枝二尺

复诊　诸症轻减,黄腻苔亦退薄,惟胸闷便闭溺热,脉沉数已减。仿前法加减。

瓜蒌仁四钱　冬瓜子四钱　丝通草一钱　嫩桑枝二尺　焦山栀三钱　西茵陈三钱　淡竹叶二钱　知母三钱　麻仁脾约丸三钱拌滑石四钱

案76 湿温兼风咳痰案

单左,37岁,作揖坊。

湿温兼风,咳痰身热,形寒怕风,肢冷胃钝,二便不利,苔腻微黄,脉右浮滑沉滞,左浮弦。治以辛淡宣化。

光杏仁三钱　新会皮钱半　杜藿梗二钱　苏薄荷钱半　牛蒡子钱半　焦山栀三钱　鲜葱白四个　淡香豉三钱　保和丸三钱(包)拌飞滑石四钱

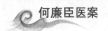 案77　湿热夹肝风案

赵左,17岁,车子坊。

头晕耳鸣,咳痰稠黏,口淡胃钝,溺黄热,舌苔白腻,脉右浮滑沉滞,左浮弦。此湿热夹肝风,治以芳淡清熄。

杜藿梗二钱　佩兰叶二钱　生枳壳钱半　瓜蒌仁四钱(杵)　滁菊花二钱明天麻钱半　苏梗通钱半　广皮红一钱　保和丸四钱拌滑石四钱

案78　湿热兼风鼻衄案

金右,19岁,横街。

湿热兼风,头痛,形寒身热,鼻衄,口淡苦,咳痰甚多,舌苔白腻,脉弦滞。治以清化芳淡。

苏叶梗钱半　焦山栀三钱　淡香豉三钱　金银花炭钱半　新会皮钱半　生薏苡仁四钱　淡竹叶二钱　左秦艽钱半　青连翘三钱　广郁金三钱(杵)

案79　寒热头身痛案

李左,30岁,莫横街。

寒热头痛身均痛,胸闷胃钝,舌红苔薄黄,脉右滑,左浮弦。治以苦辛淡法。

苏薄荷钱半　苏叶梗钱半　藿香叶钱半　佩兰叶二钱　冬桑叶二钱　淡竹叶二钱　青连翘三钱　淡香豉三钱　鲜葱白八个　牛蒡子钱半(杵)

案80　湿遏热郁身痛案

王左,41岁,五马风口。

湿遏热郁,身痛口淡胃钝,舌红苔腻微黄,脉右滞,左弦。治以芳淡疏泄。

藿香叶钱半　佩兰叶钱半　薄荷叶钱半　冬桑叶二钱　淡竹叶二钱　浙苓皮三钱　冬瓜皮四钱　苏梗通钱半　佛手片钱半　生鸡金三钱(打)

案81　湿热肢懈口腻案

朱君,24岁,北海桥。

寒热虽清,湿热未净,肢懈口腻,胃钝溺黄热,舌红中心苔黄腻,脉滞。治以清化芳淡。

焦山栀三钱　淡香豉三钱　丝瓜络三钱　西茵陈三钱　佩兰叶二钱　淡竹叶二钱　全青蒿二钱　桑枝芽二尺　保和丸三钱拌飞滑石四钱

案82　湿热身痛小便似淋非淋案

朱左,37岁,东关。

湿热身痛,肢懈,小便似淋非淋,便不畅,苔薄腻,脉弦滞。治以苦辛淡法。

左秦艽钱半　络石藤三钱　焦山栀三钱　西茵陈三钱　冬葵子四钱　冬瓜子四钱　瓜蒌皮三钱　淡竹叶二钱　蔻末四分拌辰砂一钱滑石四钱

案83　湿热兼风头胀案

姚左。

湿热兼风,头胀胸略闷,咳痰不爽,溺黄热,苔腻微黄,脉滞,右甚于左。治以苦辛淡泄。

牛蒡子钱半　苏薄荷钱半　瓜蒌二钱　青蒿子二钱　佩兰叶二钱　淡竹叶二钱　前胡二钱　桔梗一钱　保和丸四钱拌飞滑石四钱

案84　湿热兼风头身极痛案

诸右,48岁,诸家湾。

湿热兼风,头身极痛,下午热盛,渴不喜饮,舌苔黄腻,脉弦滞。治以辛淡苦泄。

冬桑叶二钱　苏薄荷钱半　左秦艽钱半　广郁金三钱（杵）　全青蒿二钱　青连翘三钱　络石藤三钱　瓜蒌皮三钱　鲜竹叶二钱　连芽嫩桑枝二尺

案85　湿热兼风头痛鼻塞案

潘左,48岁,曲屯。

湿热兼风,头痛鼻塞,胸闷腰疼,舌苔白腻,脉右浮滞,左弦滞。治以辛淡开达。

荆芥穗钱半　苏薄荷钱半　生枳壳钱半　白桔梗一钱　苏梗通钱半　佩兰叶二钱　藿香叶钱半　菖蒲根八分　白蔻末六分拌滑石四钱

复诊　头痛鼻塞、胸闷腰痛均宽,惟下午身热干呕,苔腻退薄,脉同前。治以苦辛通降。

焦山栀三钱　青连翘三钱　小枳实钱半　淡竹茹二钱　佩兰叶二钱　淡竹叶二钱　瓜蒌皮二钱　桑枝二尺　左金丸八分拌飞滑石四

案86　湿热夹食内热案

何左,30岁,罗门坂。

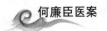

湿热夹食,内热腹满,便泄而热,舌苔黄腻,脉弦滞。治以苦辛淡泄。

瓜蒌仁四钱　小枳实钱半　大腹皮三钱　赤苓三钱　莱菔子二钱　佛手片钱半　紫苏梗钱半　猪苓二钱　香连丸八分拌飞滑石四钱

复诊　内热已减,便泄亦除,惟腹满而痛,苔已退薄,舌红润,脉流利。仿前法加减。

瓜蒌仁四钱　小枳实钱半　佛手片钱半　生延胡索钱半(打)　大腹皮三钱　冬瓜子四钱　瓜蒌皮二钱　生明乳香六分　保和丸三钱拌飞滑石四钱

按　何氏在湿热内蕴导致的腹痛治疗中,予清热利湿药物之外,多配伍延胡索、乳香行气活血止痛之品,以增疗效。

案87　湿温类疟先寒后热案

李左,51岁,马符桥。

湿温类疟,先寒后热,自汗口淡,肢懈溺黄热,舌苔白腻,脉滞,右甚于左。治以芳淡清化。

杜藿梗三钱　佩兰叶二钱　西茵陈三钱　佛手片钱半　全青蒿钱半　浙苓皮三钱　焦山栀三钱　淡香豉三钱　保和丸三钱拌飞滑石四钱

案88　痰湿热阻肺胃案

董君,31岁,五中校。

痰湿热阻滞肺胃,头胀肢懈,咳痰白多黄少,口苦胃钝,舌苔薄腻,脉右滑,左滞。治以苦辛淡法。

冬桑叶二钱　苏薄荷钱半　焦山栀三钱　西茵陈三钱　佩兰叶二钱　淡竹叶三十片　佛手片钱半　灯心五帚　左金丸八分拌辰砂一钱

案89　湿温类疟寒热并重案

姚左,31岁,狮子街。

湿温类疟,寒热并重,口渴,苔黄腻,小溲黄热,脉右滞,左弦数。治以苦辛和解,佐以渗淡。

草果仁四分　肥知母三钱　瓜蒌皮二钱　全青蒿钱半　青子芩钱半　焦山栀三钱　鲜竹叶三十片　佛手片钱半　左金丸八分拌辰砂八分滑石四钱

案90　湿热阻中咳痰案

马左,41岁,五木坊。

湿热阻中,咳嗽痰多,口腻胃钝,左少腹起核,舌苔满布厚腻,脉左弦,右滞。治以芳淡宣化。

杜藿梗三钱 卷川朴一钱 天葵子五钱 海藻三钱 小青皮一钱 大腹皮三钱 夏枯草三钱 昆布三钱 莱菔子三钱拌捣春砂仁七分

案91 湿热阻中脘满案

宋左,28 岁,辅明坊。

湿热阻中,食则脘满,便不爽,苔腻微黄,脉滞。治以芳淡清化。

杜藿梗三钱 新会皮钱半 生枳壳钱半 西茵陈三钱 广郁金二钱(杵)保和丸三钱拌飞滑石四钱 赤苓三钱 莱菔子二钱拌捣春砂仁八分

案92 湿热下注走浊案

施左,23 岁,白塔河。

湿热下注,走浊色白带红,小便赤热,肢懈无力,舌苔薄腻,脉左关尺弦滞。治以通为主。

川草薢三钱 淡竹叶二钱 生川柏七分 西茵陈三钱 海蛤壳六钱 丝瓜络三钱 春砂壳八分 地肤子三钱 二妙丸钱半拌益元散三钱

案93 热痧夹食吐泻案

张左,34 岁,北海桥。

五月初一日 热痧夹食,上吐下泻,泻赤热,溺热色黄,舌红无苔,脉右浮数,左弦数。治以芳淡清化。

杜藿梗二钱 新会皮一钱 淡竹茹二钱 佩兰叶二钱 苏梗通钱半 淡竹叶二钱 青蒿脑钱半 佛手片钱半 香连丸八分拌飞滑石四钱

按 此案虽舌红无苔,但以热痧为急,先芳淡清化,症除后再调治虚损。

案94 湿热夹胃痛案

葛左,20 岁,南门外。

湿热夹胃痛,身热胸闷,二便不利,舌苔黄腻,脉右弦洪,左弦数。治以解热止痛。

瓜蒌仁五钱 青连翘三钱 肥知母三钱 生延胡索钱半(打) 青泻叶一钱 川楝子钱半 佛手片钱半 小枳实钱半 鲜竹叶三十片 嫩桑枝二尺

案95 湿热兼寒先寒后热案

叶左,38 岁,宁波。

湿热兼寒,先寒后热,头痛,手足微冷,怕风,舌苔白腻,脉右滞,左弦急。治以辛淡宣化。

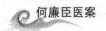
杜藿香三钱　新会皮钱半　浙苓皮四钱　羌活八分　苏叶梗钱半　淡香豉三钱　桂枝尖三分　防风一钱　鲜葱白四个　白芷钱半

　　按　此案虽为湿热兼寒，然"头痛，手足微冷，怕风，舌苔白腻"一派寒象，急则治标，先予辛淡宣化。

案96　身热咳嗽气郁胸闷案

徐左，40岁，华严弄。

复诊　身热减，头痛止，咳嗽亦轻，惟气郁胸闷，苔腻退薄，脉右沉弦，左弦滞。治以芳淡开泄。

制香附二钱　广郁金三钱　瓜蒌皮二钱　生枳壳钱半　佩兰叶二钱　淡竹叶二钱　佛手片钱半　甘松七分　蔻末五分拌滑石四钱

案97　大便不畅胸闷案

徐左，42岁，善提弄。

复诊　便虽通尚不畅，胸闷渐宽，溺赤亦淡，舌苔薄滑，脉渐流利。治以辛淡宣化。

佩兰叶二钱　新会皮钱半　淡竹叶二钱　西茵陈三钱　牛蒡子钱半　广郁金三钱　佛手片钱半　瓜蒌皮二钱　导滞丸三钱拌辰砂一钱滑石四钱

案98　湿热夹食乍寒乍热案

周左，65岁，阮江。

湿热夹食，乍寒乍热，肢懈胃钝，舌苔薄腻，脉右滞，左关尺搏数。治以芳淡清化。

佩兰叶二钱　新会皮钱半　生薏苡仁四钱　淡竹叶二钱　生鸡金二钱(打)　莱菔子三钱拌捣春砂仁八分　佛手片钱半　保和丸三钱拌飞滑石四钱

案99　湿热夹食头痛案

张左，28岁，府桥。

湿热夹食，头痛身热，便闭已三四日，溺赤热，舌苔黄腻，脉右洪数而实，左数实。治以苦辛通降。

瓜蒌仁四钱　小枳实钱半　莱菔子三钱　生鸡金二钱(打)　青连翘三钱　佛手片钱半　淡竹叶二钱　焦山栀三钱　木香槟榔丸三钱拌飞滑石四钱

案100　湿热夹食午后身热案

吴右，19岁，南山头。

湿热夹食,下午身热微寒,胸闷腹满,便闭两日,苔腻微黄,脉右滞,左浮弦。治以芳淡开达。

佩兰叶二钱　新会皮钱半　生枳壳钱半　广郁金三钱　苏叶梗钱半　青蒿脑钱半　佛手片钱半　西茵陈三钱　导滞丸二钱拌飞滑石四钱

案101　暑痧夹食身热案

任右,20岁,娄宫。

暑痧夹食,身热口渴,上吐酸苦,下泻而热,溺赤,舌红苔黄,脉右洪数,左弦数。治以清透芳凉。

淡竹茹二钱　青蒿脑钱半　生薏苡仁四钱　络石藤三钱　青连翘三钱　肥知母三钱　鲜淡竹叶三十片　连芽桑枝二尺　左金丸八分拌飞滑石四钱

案102　暑湿兼寒夹食案

钱左,46岁,府桥。

初诊　暑湿兼寒夹食,胸闷,寒热,欲便则通,溺短赤热,苔黄而腻,脉右弦滞,左浮弦数。治以苦辛开泄。

瓜蒌仁四钱　小枳实钱半　青子芩钱半　生明乳香七分　苏叶梗钱半　青蒿脑钱半　佛手片钱半　广郁金三钱　木香槟榔丸三钱拌飞滑石四钱

二诊　湿热积滞,身热腹痛,便如红酱,泻而不爽,小便短少,舌苔中厚黄腻,脉弦滞。以苦辛通降为治。

全青蒿钱半　青子芩钱半　莱菔子三钱　小枳实钱半　佛手片钱半　生明乳香六分　木香槟榔丸三钱拌滑石四钱

先用鲜冬瓜皮三两,桑枝连芽一两,煎汤代水。

案103　暑湿兼寒身痛案

张左,32岁,水沟营。

暑湿兼寒,形寒身痛,腰骨亦疼,舌苔白腻,脉左浮紧,右弦滞。治以辛温淡泄。

杜藿梗钱半　西香薷一钱　苏叶梗钱半　新会皮钱半　浙苓皮三钱　络石藤三钱　光杏仁三钱　生薏苡仁四钱　鲜葱白四个　淡香豉三钱

案104　湿热兼风夹肝胃气案

韩左,45岁,万安桥。

湿热兼风,夹肝胃气,形身串痛,胸闷胃钝,溺赤热,舌红,脉弦数。治以轻清芳透。

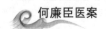

生枳壳钱半　广郁金三钱　青木香八分　全青蒿钱半　佛手片钱半　莱菔子三钱拌捣春砂仁六分　连芽桑枝二尺　保和丸三钱拌飞滑石四钱

案105　暑湿类疟胸闷案

李右,46岁,西埠。

初诊　暑湿类疟,胸闷干呕,便闭溺赤热,舌燥苔黄,咳嗽,夜不安寐,脉右滑数,左弦数。治以苦辛通降。

小川连七分　小枳实钱半　广郁金三钱　瓜蒌皮二钱　淡竹茹二钱　小青皮一钱　鲜竹叶三十片　嫩桑枝二尺　木香槟榔丸三钱拌辰砂一钱滑石四钱

二诊　类疟已减,胸闷宽,便通不爽,头痛干呕,咳嗽稠痰,苔黄而薄,脉数已减。仿前法加减。

冬桑叶二钱　滁菊花二钱　瓜蒌仁四钱　淡竹茹二钱　小川连七分　小枳实钱半　丝通草一钱　灯心五帚　紫菀三钱　槟榔丸三钱拌节斋化痰丸三钱

案106　湿滞中焦肢懈胃钝案

胡左,22岁,孙家坂。

湿滞中焦,肢懈胃钝,小便黄热,舌苔黄腻,脉右滞,左数。治以芳淡清化。

杜藿梗三钱　新会皮钱半　佩兰叶二钱　生薏苡仁四钱　浙苓皮三钱　西茵陈三钱　大腹皮三钱　生谷芽二钱　佛手片钱半　嫩桑枝二尺

案107　寒热胸闷呃逆案

葛左,55岁,横街。

寒热未净,胸闷呃逆,便闭五日,咳嗽有痰,舌苔后根黄腻,脉右滞。治以宽胸止呃,兼通便药。

淡竹茹二钱　新会皮钱半　瓜蒌仁四钱　小枳实钱半　苏叶梗钱半　广郁金三钱　真柿蒂三十个　青箬蒂①五个　木香槟榔丸三钱拌飞滑石三钱

案108　肺胃湿热身热胸闷案

王左,50岁,路家庄。

二诊　身热肢懈,胸闷气喘,咳嗽白痰,口苦胃钝,苔白厚腻,脉右浮搏,左弦滞。治以肃肺开胃,涤痰降气。

光杏仁三钱　生薏苡仁四钱　瓜蒌仁四钱　白前二钱　地骨皮五钱　新会

---

① 青箬蒂:为禾本科植物箬竹的叶基部。分布于浙江西天目山、衢县、湖南零陵阳明山等地。具有降逆和胃、解毒之功效。常用于胃热呃逆、烧烫伤。

皮钱半　生桑皮四钱　紫菀四钱　先用鲜冬瓜皮二两　连芽桑枝二尺　煎汤代水

三诊　气急咳痰，便如红酱，溺尚赤热，苔尚白厚，脉右滑数。仿前法进一筹。

瓜蒌仁五钱　代赭石三钱　白前二钱　马兜铃钱半　莱菔子二钱　生桑皮五钱　苏子二钱　紫菀三钱　旋覆花二钱拌青蛤散三钱

四诊　咳嗽痰多，动则气喘，溺仍赤热，舌苔白厚而滑，脉同前。仿前法加减。

瓜蒌仁四钱　牛蒡子钱半　马兜铃钱半　海蛤壳八钱　生桑皮五钱　片黄芩钱半　莱菔子三钱　冬瓜子四钱　旋覆花二钱拌滚痰丸四钱

五诊　痰喘渐减，肢懈胃钝，便闭溺黄热，舌苔白滑，脉滑数。治以化痰降气，参以健胃。

瓜蒌皮二钱　牛蒡子钱半　马兜铃钱半　紫菀二钱　生薏苡仁四钱　北沙参二钱　海蛤壳八钱　白前二钱　旋覆花二钱拌节斋化痰丸三钱

案109　口燥渴不引饮案

刘左，50岁，井巷。

三诊　症状如前，苔尚黄腻，口虽燥，渴不引饮，溺尚短赤，脉右洪数搏，左弦滞。仿前法进一筹。

草果仁五分　肥知母三钱　薄川朴一钱　片黄芩钱半　全青蒿钱半　海南子钱半　鲜葱白四个　鲜竹叶三十片　半贝丸一钱拌滑石四钱

案110　头晕肢懈口淡案

皮左，20岁，斜顾桥。

头晕肢懈，口淡腰痛，舌苔薄滑，小便黄热，脉右滞，左弦缓。治以轻清芳淡。

明天麻钱半　滁菊花二钱　络石藤三钱　生薏苡仁四钱　浙苓皮三钱　西茵陈三钱　佩兰叶二钱　淡竹叶二钱　佛手片钱半　嫩桑枝二尺

案111　湿热夹肝风头痛案

茹左，38岁，朱家湾。

初诊(二十六日)　湿热夹肝风，头痛而晕，口淡胃钝，时而腹痛，时而溺黄，舌苔薄腻，脉右滞，左浮弦。治以芳淡清熄。

杜藿梗三钱　佩兰叶二钱　滁菊花二钱　明天麻钱半　生薏苡仁四钱　茯神木四钱　冬瓜子四钱　连芽桑枝二尺　桑麻丸三钱拌辰砂八分滑石四钱

案112　暑湿夹肝气午后热盛案

于右，21岁，拜王桥。

初诊　暑湿夹肝气，下午热盛，胸闷头身均痛，呕酸吐苦，舌苔腻微黄，脉右弦滞，左弦数。治以苦辛开降。

小川连七分　淡竹茹二钱　制香附二钱　苏叶梗钱半　广郁金三钱　瓜蒌皮二钱　连芽桑枝二尺　玳玳花十朵（冲）　保和丸三钱拌辰砂八分滑石四钱

二诊　暑湿未清，肝仍郁结，胸闷，头身均痛，呕酸吐苦，热盛便闭，溺短热，脉右弦滞，左弦数。治以清热导下。

杜藿香二钱　青蒿脑钱半　青子芩钱半　焦山栀三钱　苏叶梗钱半　生枳壳钱半　左秦艽钱半　淡竹茹二钱　小川连六分　桑枝二尺　木香槟榔丸三钱拌辰砂一钱滑石四钱

按　玳玳花质轻芳香，冲法入药，较之与它药一起入煎，更能充分发挥药效。

案113　湿热蕴胃呕吐黄水案

方左，55岁，西埠。

呕吐黄水，口淡胃钝，腹痛便泄，小便不利，苔黄而腻，脉右实数，左弦滞。治以芳淡清化。

杜藿梗三钱　佩兰叶二钱　生枳壳钱半　淡竹茹二钱　广郁金三钱　净楂肉三钱　佛手片钱半　甘松七分　保和丸三钱拌滑石四钱

案114　湿热气郁胸膈烦闷案

伍右，53岁，九梧山。

湿热气郁，胸膈烦闷，口腻胃钝，时而便泄，苔腻微黄，脉右弦滞，左弦搏。治以芳淡清化。

杜藿梗三钱　佩兰叶二钱　生薏苡仁四钱　广郁金三钱　西茵陈三钱　丝通草一钱　制香附二钱　木蝴蝶十对　左金丸八分拌滑石四钱

案115　湿热阻中胃钝案

张左，18岁，中正弄。

湿热阻中，肢懈胃钝，便如红酱而不爽，溺黄热，舌红苔薄，脉右搏数，左弦滞。治以芳淡清化。

杜藿梗三钱　佩兰叶二钱　生薏苡仁四钱　猪苓二钱　冬瓜子四钱　佛手片钱半　浙苓皮三钱　赤苓三钱　保和丸三钱拌飞滑石四钱

案116 湿热积滞口淡案

潘左,31岁,跨河桥。

湿热积滞,口淡胃钝,便不爽,溺黄热,舌苔薄腻,脉缓滞,左弦数。治以芳淡清化。

杜藿梗三钱　新会皮钱半　小枳实钱半　广郁金三钱　佩兰叶二钱　淡竹叶二钱　保和丸三钱拌飞滑石四钱

先用鲜冬瓜皮三两,连芽桑枝二尺,二味煎汤代水。

案117 暑湿兼寒热案

汤左,30岁,灰龛头。

初诊　暑湿兼寒,先寒后热,头胀肢懈,口淡胃钝,舌苔薄腻,脉右滞,左浮紧。治以辛淡芳透。

杜藿梗三钱　苏叶梗钱半　浙苓皮三钱　佛手片钱半　新会皮钱半　焦栀皮钱半　生薏苡仁四钱　鲜葱白四个　淡香豉四钱　苏薄荷梗钱半

二诊　寒热已除,胃尚不开,舌苔退薄,湿热下注变成脚气,脉右滞,左弦。治以苦辛通降。

焦山栀三钱　汉防己钱半　生薏苡仁四钱　佩兰叶二钱　大腹皮三钱　淡竹叶二钱　二妙丸钱半拌飞滑石四钱

先用鲜冬瓜皮三两,连芽桑枝二两,煎汤代水。

案118 暑湿夹食身热案

周右,50岁,白鹅弄。

初诊　暑湿夹食,身热胸闷,便不爽,口苦胃钝,舌苔黄腻,脉右弦滞,左弦数。治以苦辛开降。

瓜蒌仁四钱　小枳实钱半　小川连七分　淡竹茹二钱　小青皮一钱　全青蒿钱半　广郁金三钱　青子芩钱半

先用鲜冬瓜皮三两,连芽桑枝一两,煎汤代水。

二诊　身热胸闷均减,便尚不畅,口苦胃钝,溺短热,脉舌同前。仿前法进一筹。

瓜蒌仁五钱　小枳实钱半　小川连七分　淡竹茹二钱　青子芩钱半　广郁金三钱　佩兰叶二钱　淡竹叶二钱

先用鲜冬瓜皮三两,连芽桑枝一两,灯心五帚,煎汤代水。

三诊　肠胃湿热未清,口尚舌燥,便仍不畅,胃钝溺热,脉舌同前。治以清热润肠。

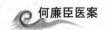

淡竹茹二钱　新会皮钱半　广郁金三钱　焦山栀三钱　青子芩钱半　青蒿梗钱半　淡竹叶二钱　灯心五帚　陆氏润字丸二钱拌益元散三钱

案119　胸闷面浮气逆案

包右,51 岁,鸿门。

四诊　胸闷渐宽,因劳面浮,气逆喉阻,苔白薄腻,脉同前。治以顺气退肿。

瓜蒌仁四钱　小枳实钱半　生薏苡仁四钱　杜赤小豆五钱　生桑皮五钱新会皮钱半　丝通草一钱　鲜白茅根百支　滚痰丸二钱拌滑石四钱

案120　伤食伏热口燥案

陈右,55 岁,塔子桥。

四诊　伤食伏热,口燥干呕,胸闷气逆,头痛便不爽,溺热,苔腻,脉右弦数。治以苦辛通降。

瓜蒌仁四钱　小枳实钱半　广郁金三钱　青子芩钱半　肥知母三钱　淡竹茹二钱　连芽桑枝二尺　鲜竹叶三十片　左金丸八分拌辰砂一钱滑石四钱

案121　胃不健案

冯左,22 岁,昌安街。

三诊　咳嗽胁痛已除,惟胃不健,舌苔薄腻,脉缓弱。治以和中健胃。

淡竹茹钱半　新会白一钱　生薏苡仁四钱　扁豆皮三钱　茯神木三钱　川黄草三钱　金橘脯二枚　小京枣二枚

案122　湿热胸膈烦闷案

夏左,61 岁,城湾。

二诊　热重湿轻,胸膈烦闷,口苦便闭,溺短赤,脉舌同前。治以苦辛通降。

瓜蒌仁五钱　小枳实钱半　全青蒿钱半　青子芩钱半　广郁金三钱　小青皮钱半　鲜竹叶三十片　连芽桑枝二尺　木香槟榔丸三钱拌滑石四钱

案123　暑湿夹食热盛案

孙左,40 岁,大英桥。

暑湿夹食,下午热盛,脘满肢懈,口苦胃钝,苔腻微黄,脉右洪盛,左搏数。治以苦辛开降。

瓜蒌仁四钱　小枳实钱半　焦山栀三钱　片黄芩钱半　嫩桑枝二尺　莱菔

子三钱拌捣春砂仁五分　鲜竹叶三十片　青蒿子钱半拌滑石四钱

案124　湿热夹食寒热案

张左,41 岁,黄泥桥。

湿热夹食,寒热胸闷,头身腰均痛,喉痒气逆,舌苔白腻,脉右滑搏,左弦滞。治以芳淡开化。

杜藿梗三钱　苏叶梗钱半　苏薄荷钱半　浙苓皮三钱　丝通草一钱　生薏苡仁四钱　左秦艽钱半　络石藤三钱　鲜葱白四个　淡香豉三钱

案125　湿热夹食腹痛案

沈左,39 岁,横街。

湿热夹食,大腹缓痛,便泄而热,溺黄热,舌苔白腻微黄,脉右滞,左微数。治以芳淡疏利。

杜藿梗三钱　新会皮钱半　西茵陈三钱　生鸡金二钱(打)　生葛根一钱　青蒿脑一钱　条苓炭钱半　佛手片钱半　保和丸三钱拌滑石四钱

案126　湿热夹食脘闷案

赵左,12 岁,山阴庙前。

湿热夹食,脘闷吐苦,便泄而热,溺赤热,苔薄微黄,脉右滞,左数。治以芳淡清化。

杜藿梗三钱　新会皮钱半　佛手片钱半　赤苓三钱　淡竹茹二钱　生枳壳钱半　春砂壳八分　猪苓二钱　香连丸七分拌滑石四钱

按　此案湿热夹食,以芳淡清化而未加消食导滞之品,当是湿热清则脾胃运化正常,升降恢复,夹食自消之意。

案127　湿滞中焦口腻案

姚右,54 岁,香桥头。

湿滞中焦,口腻乏味,肢懈胃钝,小便短少,舌苔黄腻,脉右滞,左搏数。治以芳淡疏利。

新会皮钱半　浙茯苓三钱　前胡二钱　竹沥半夏三钱　光杏仁三钱　瓜蒌仁四钱　远志一钱　生薏苡仁四钱　保和丸三钱拌滑石四钱

案128　湿滞中下两焦案

陈左,34 岁,第三营。

湿滞中下两焦,口腻胃钝,两腿重痛,舌苔白腻,脉左右手并滞。治以芳淡宣化。

　　杜藿梗三钱　新会皮钱半　生薏苡仁四钱　汉防己钱半　冬瓜子四钱　大豆卷三钱　薄川朴钱半　炒枳壳钱半　川桂枝五分　嫩桑枝二尺

案129　湿热肢懈胃钝案

　　蒋左,44岁,漓渚。

　　初诊　湿热未净,肢懈胃钝,口淡无味,溺或黄热,舌苔白腻,脉缓滞。治以芳淡疏利。

　　杜藿梗三钱　新会皮钱半　生薏苡仁四钱　西茵陈三钱　瓜蒌仁四钱　生枳壳钱半　淡竹叶二钱　灯心五帚　保和丸三钱拌辰砂一钱滑石四钱

　　二诊　湿热上蒸,神昏谵语,夜少寐,便闭溺黄热,脉舌未详。宜苦辛通降法。

　　瓜蒌仁四钱　小枳实钱半　细木通一钱　鲜竹叶三十片　灯心五帚　带心连翘三钱　木香槟榔丸三钱拌辰砂一钱滑石四钱

　　先用鲜冬瓜皮三两,连芽桑枝二两,煎汤。

　　按　此案湿热上蒸,已扰神明,予苦辛通降之法,清热利湿,釜底抽薪,邪去神自安。

案130　湿热化痰咳逆案

　　金左,37岁,第三营。

　　湿热化痰,咳嗽气逆,胸闷胃钝,两腿木重,舌苔白腻,脉右滞,左搏数。治以降气豁痰。

　　瓜蒌仁四钱　姜半夏三钱　小枳实钱半　紫菀三钱　浙茯苓三钱　广郁金三钱　生薏苡仁四钱　白前二钱　前胡二钱　远志一钱

案131　痧秽夹食案

　　滕左,48岁,高埠。

　　二诊　大便两次,胸闷已除,脘腹痛减,舌尚有苔,色黄腻,脉数均减,尚有滞象。治以芳淡清化。

　　杜藿梗三钱　新会皮钱半　焦山栀三钱　西茵陈三钱　佩兰叶二钱　淡竹叶二钱　保和丸三钱拌飞滑石四钱

　　先用鲜冬瓜皮三两,连芽桑枝一两,煎汤代水。

　　三诊　湿热未净,重受痧秽夹食,肢懈脘腹痛,溺短赤热,苔腻微黄,脉弦滞。治以芳淡疏利。

　　制香附二钱　苏叶梗钱半　生枳壳钱半　广郁金三钱　生延胡索钱半(打)

生明乳香六分　保和丸三钱拌飞滑石四钱

先用鲜冬瓜皮三两,连芽桑枝一两,煎汤代水。

四诊　脘腹痛除,惟胸闷胃钝,溺仍赤热,苔腻退薄,脉同前。仿前法加减。

瓜蒌仁五钱　小枳实钱半　广郁金三钱　莱菔子三钱　佩兰叶五钱　淡竹叶二钱　木香槟榔丸三钱拌滑石四钱

先用鲜冬瓜皮三两,桑芽二两,煎汤代水。

五诊　湿热将净,胸宽胃动,小便淡黄,舌苔退薄,脉静而软。治以调胃和中。

瓜蒌皮二钱　新会皮钱半　扁豆衣二钱　广郁金三钱　佩兰叶二钱　淡竹叶二钱　大腹皮二钱　生谷芽二钱

先用鲜冬瓜皮三两,连芽桑枝二尺,煎汤代水。

六诊　湿热虽去,心脾两虚,夜有慌梦,肢懈无力,舌苔薄腻,脉左寸、右关皆虚。治以安神健胃。

辰茯神四钱　生薏苡仁四钱　生于术一钱　新会皮一钱　扁豆衣三钱　杜藿梗三钱　生谷芽二钱　金橘脯二枚　辰砂八分拌滑石三钱

按　六诊,湿热之标虽去,心脾两虚之本显现,安神健胃之余,兼顾清热利湿,以防复作。

案132　胸痛溺热案

蔡左,47岁,锦鳞桥。

三诊　便虽连溺四五次,仍觉胸痛不爽,溺赤热,苔尚黄腻,脉仍滞。仿前法进一筹。

瓜蒌仁四钱　小枳实钱半　莱菔子三钱　炒蒌皮二钱　小青皮一钱　生鸡金二钱(打)　木香槟榔丸三钱拌滑石四钱

先用鲜冬瓜皮三两,连芽桑枝一钱,煎汤代水。

四诊　大便畅解多次,口燥不渴,胃气渐动,舌苔退薄,脉尚缓滞。治以清利余热。

瓜蒌仁四钱　生枳壳钱半　生桑皮三钱　生鸡金二钱(打)　西茵陈三钱　青蒿子钱半　佛手片钱半　净楂肉二钱

先用冬瓜子四两,桑枝二两,煎汤代水。

五诊　气急胸闷,口燥不渴,夜不安寐,小便渐利,咳痰自汗,苔薄,脉渐转数。治以轻清安神。

淡竹茹二钱　生枳壳钱半　瓜蒌仁四钱　广郁金三钱　紫菀三钱　白前二钱　旋覆花二钱拌辰砂八分滑石四钱

先用鲜冬瓜皮子三两,桑枝二两,煎汤代水。

六诊 据述吃西瓜、榨面、蛋卷后,忽觉胸膈气塞,咽如物哽,又有呃逆,脉舌未详。治以宽气清食。

生枳壳钱半 苦桔梗一钱 苏叶梗钱半 广郁金三钱 瓜蒌仁四钱 莱菔子三钱拌捣春砂仁八分 干薤白二钱 旋覆花二钱拌滑石四钱

七诊 胸膈已宽,惟大便欲解不解,舌苔化松,脉沉浅。治以宣上导下。

生枳壳钱半 苦桔梗一钱 广郁金三钱 瓜蒌仁四钱 大腹皮三钱 青泻叶一钱 莱菔子三钱拌捣春砂仁六分

先用鲜冬瓜皮子四两,青盐陈皮二钱,煎汤代水。

按 此案六诊,患者进食西瓜、榨面、蛋卷后,出现胸膈气塞、咽如物哽、呃逆等症,此为"食复"。

案133 咳痰头痛心跳案

叶右,44 岁,昌安桥。

三诊 咳痰尚多,头痛心跳,自汗气逆,惟苔薄胃钝,脉右滑搏,左滞。治以豁痰降气。

光杏仁三钱 生薏苡仁四钱 瓜蒌仁四钱 竹沥半夏三钱 新会皮钱半浙茯苓三钱 杜兜铃钱半 海蛤壳八钱 前胡二钱 白前二钱

案134 湿热上蒸失聪案

华右,40 岁,水成巷。

三诊 湿热上蒸,两耳失聪,胃筋拘挛,舌淡红碎嫩,脉弦滞。治以熄风舒筋和胃。

络石藤三钱 宽筋草三钱 茯神木四钱 丝通草一钱 丝瓜络三钱 西茵陈三钱 大腹皮二钱 生谷芽一钱 磁朱丸五钱拌滑石四钱

案135 暑湿夹肝胃气案

金右,46 岁,陈家封。

暑湿夹肝胃气,吐苦酸呕,下午热盛寒轻,便闭溺赤,苔腻微黄,脉右滞,左弦数。治以辛苦通降。

小川连七分 小枳实钱半 青子芩钱半 淡竹茹二钱 广郁金三钱 青泻叶一钱 青蒿子一钱 甘松七分 左金丸八分拌辰砂八分滑石四钱

案136 湿滞中焦无力案

孙左,75 岁,镜清寺前。

湿滞中焦,肢懈无力,两足酸痛,舌苔白腻,脉右滞,左弦。治以芳淡清化。

杜藿梗三钱　佩兰叶二钱　新会皮钱半　生薏苡仁四钱　汉防己钱半　大豆卷三钱　西茵陈三钱　冬瓜子四钱　佛手片钱半　嫩桑枝二尺

案137　寒湿内阻泄泻案

陈君,38岁,箬篑山。

寒湿内阻不化,转成泄泻,腹中雷鸣,胃钝肢懈,溺清,苔白滑腻,脉右软滞,左沉滞。治以散寒渗湿。

杜苍术钱半　制川朴钱半　苏叶梗钱半　炒枳壳钱半　炒广皮钱半　生薏苡仁四钱　煨防风一钱　煨木香八分　保和丸三钱拌飞滑石四钱

案138　热痰阻肺咳吐黄痰案

马右,18岁,木栅。

热痰阻肺,咳吐黄痰,稠黏不爽,口苦而燥,胃钝神疲,脉右滑数,苔黄滑。治以肃肺除嗽。

冬桑叶二钱　光杏仁三钱　苦桔梗一钱　青盐陈皮一钱　淡竹茹二钱　瓜蒌皮二钱　生冬花三钱　竹沥半夏三钱　前胡二钱　白前二钱

案139　肺热阴亏喘逆案

丁左,46岁,五云门外。

二诊　咳痰虽松,气逆而喘,大便已畅,肢懈神倦,舌红中心脱液,脉右浮搏,左弦软。治以清肺降气。

石决明八钱　海蛤壳六钱　北沙参四钱　竹沥半夏三钱　原麦冬三钱　野百合二钱　生款冬三钱　冬虫夏草钱半　清炙草五分　远志一钱

案140　暑湿夹食身热案

潘左,30岁,镜清寺前。

暑湿夹食,身热胃钝,口燥渴,脘腹灼热,溺热,苔腻微黄,脉右滞,左数。治以清化芳淡。

冬桑叶二钱　滁菊花一钱　青蒿脑八分　青连翘钱半　焦山栀钱半　西茵陈钱半　佛手片钱半　连芽桑枝二尺　保和丸五钱拌飞滑石三钱

案141　暑湿夹痧案

金左,20岁,严家庄。

暑湿夹痧,肢懈脘满,口腻胃钝,二便赤热,舌红苔腻微黄,脉右滞,左弦数。治以芳淡清化。

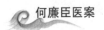

杜藿梗三钱　佩兰叶二钱　薄荷梗钱半　全青蒿钱半　焦山栀三钱　西茵陈三钱　佛手片钱半　连芽桑枝二尺　保和丸三钱拌飞滑石四钱

案142　湿热成淋便不畅案

吴左,20岁,斗门。

湿热成淋,色白带黄,便不畅,腹微痛,夜少寐,口腻胃钝,舌苔白腻,脉右滞,左弦数。治以芳淡清化。

佩兰叶二钱　淡竹叶二钱　焦山栀三钱　西茵陈三钱　川萆薢三钱　小青皮一钱　清宁丸钱半拌辰砂一钱滑石四钱

先用鲜冬瓜皮三两,桑枝二尺,煎汤代水。

案143　积热上蒸痰多气急案

王右,74岁,鸟□坞。

积热上蒸,痰多气急,色黄而黏,倚息不得卧,舌苔中后黄腻,便闭三日,脉右滑搏,左弦滞。治以降气豁痰。

瓜蒌仁五钱　小枳实钱半　莱菔子三钱　苏子三钱　海蛤壳八钱　白芥子八分　白前二钱　紫菀五钱　竹沥达痰丸三钱拌飞滑石四钱

案144　咳吐黑痰案

史左,28岁,水成巷。

咳吐黑痰,口腻肢懈,背微寒,溺黄而微热,苔白腻,脉滞左微弦。治以芳淡清化。

杜藿梗三钱　苏叶梗钱半　薄荷梗钱半　光杏仁三钱　新会皮钱半　瓜蒌仁四钱　杜兜铃钱半　丝通草一钱　佩兰叶二钱　淡竹叶二钱

案145　痰湿热阻肺胃案

孙左,75岁,府桥下。

二诊　痰湿热阻滞肺胃,咯痰甚多,腿足热痛,舌苔白腻,脉右滑,左弦滞。治以苦辛清降。

光杏仁三钱　瓜蒌仁四钱　生薏苡仁四钱　佩兰叶二钱　紫菀三钱　白前二钱　竹沥达痰丸三钱拌二妙丸钱半

先用鲜冬瓜皮三两,桑枝二两,煎汤代水。

三诊　痰湿已减,咳嗽亦轻,夜能平卧,惟腿足尚觉热痛,苔腻退薄,脉同前。仿前法加减。

光杏仁二钱　生薏苡仁四钱　瓜蒌仁四钱　大腹皮二钱　新会皮钱半　竹沥半夏三钱　竹沥达痰丸三钱拌二妙丸钱半

先用鲜冬瓜皮三两,连芽桑枝二两,煎汤代水。

四诊　痰嗽未净,腿足痛减而不除,舌苔薄黄,脉右软滑,左微弦。治以清化通降。

光杏仁三钱　瓜蒌仁四钱　青盐陈皮一钱　汉木防己钱半　西茵陈三钱　竹沥半夏二钱　二妙丸钱半拌飞滑石四钱

先用鲜冬瓜皮三两,桑枝二两,煎汤代水。

案146　暑湿夹食头痛案

陈右,32岁,大任家坂。

暑湿夹食,头痛身热,神昏口渴,呕吐,骨痛,胸痞,苔黄腻,脉虚数。治以芳淡苦泄。

杜藿梗三钱　薄荷梗钱半　青连翘三钱　姜炒川连六钱　焦山栀三钱　淡竹茹二钱　淡香豉三钱　生薏苡仁四钱　新会皮钱半　鲜竹叶三十片　嫩桑枝二尺　灯心五帚

案147　胃肠湿热赤痢案

李左,51岁,马梧桥。

初诊　胃肠湿热未清,转成赤痢,腹痛,便不爽,里急后重,溺短热,胃钝肢懈,脉弦滞,苔黄腻。治以运气利湿。

生薏苡仁四钱　带皮苓四钱　川楝子二钱　西茵陈三钱　冬瓜子四钱　蜜炙延胡索钱半　川朴一钱　砂仁五分　木香槟榔丸三钱拌益元散三钱　玫瑰瓣三朵拌炒丝瓜络三钱

二诊　赤痢腹痛较前渐减,惟日夜须解七八次,溺尚短热,口淡胃钝,苔腻退薄,脉同前。仿前法加减。

瓜蒌皮二钱　小枳实钱半　川楝子钱半　小青皮一钱　蜜炙延胡索钱半　生明乳香七分木香槟榔丸三钱拌飞滑石四钱

先用鲜冬瓜皮子一两,桑枝二尺,煎汤代水。

三诊　赤痢腹痛渐次轻减,舌苔退薄,惟口腻胃钝,溺仍短热,脉右弦滞,左搏数。仿前法参以开胃。

生明乳香六分　蜜炙延胡索钱半　莱菔子三钱拌捣春砂仁八分　小枳实钱半　汉木通一钱　木香槟榔丸三钱拌飞滑石四钱

先用鲜冬瓜皮三两,莱菔缨①五钱,煎汤。

① 莱菔缨:为十字花科莱菔缨地上全草。辛、甘,入脾、胃、肺经,消食止渴,祛热解毒。主治胸中满闷,两胁作胀,化积滞,解酒毒。

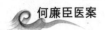

四诊 肠积大减,腹痛亦除,惟胃不开,舌苔退薄,脉缓滞。治以止痢开胃。

大腹皮三钱 生谷芽二钱 净楂肉三钱 金银花炭钱半 佛手片钱半 生鸡金二钱(打) 香连丸八分拌飞滑石四钱

先用鲜冬瓜皮子四两,桑枝二两,煎汤代水。

五诊 痢已大减,湿热亦轻,惟胃钝不健,肢懈无力,溺尚不利,舌苔退薄。治以开胃利湿。

大腹皮三钱 生谷芽二钱 生麦芽钱半 净楂肉三钱 浙茯苓三钱 生薏苡仁四钱 佩兰叶二钱 淡竹叶二钱 佛手片钱半 带壳砂仁八分(杵)

六诊 湿热未净,胃气不健,溺淡黄,嗳气肢懈,舌苔厚根尚腻,脉转流利。治以开胃为君,利湿佐之。

大腹皮三钱 生谷芽二钱 生鸡金二钱 淡竹茹二钱 新会白一钱 西茵陈三钱 瓜蒌仁四钱 小枳实钱半

先用鲜冬瓜皮子三两,青盐陈皮二钱,煎汤代水。

案148 暑湿兼寒夹食案

韩左,65岁,司马池。

初诊 暑湿兼寒夹食,寒热肢懈,胸脘满闷,苔腻微黄,脉右浮洪,左弦滞。治以苦辛芳淡。

苏叶梗钱半 全青蒿钱半 焦山栀三钱 淡香豉三钱 草果仁五分 肥知母三钱 鲜葱白四个 鲜竹叶三十片 保和丸三钱拌飞滑石四钱

二诊 寒热胸闷已除,惟肢懈胃钝,小便赤热,舌苔薄腻,脉右浮洪已减,左弦滞渐转流利。治以化湿开胃。

淡竹茹二钱 新会皮钱半 生薏苡仁四钱 浙苓皮三钱 焦山栀三钱 西茵陈三钱 佩兰叶二钱 淡竹叶二钱 保和丸二钱拌飞滑石四钱

案149 暑湿兼风案

高左,46岁,南门。

暑湿兼风,肢寒身热,口淡胃钝,小便黄热,苔白腻,脉右滞,左弦。治以苦辛淡和解法。

杜藿香二钱 苏叶梗钱半 焦山栀三钱 淡香豉三钱 草果仁五分 生薏苡仁四钱 鲜竹叶三十片 鲜葱白四个 保和丸三钱拌飞滑石四钱

案150 湿阻气滞胸闷案

徐左,43岁,黄岩弄。

湿阻气滞,胸闷痞满,耳鸣苔腻,胃亦不健,脉右滞左弦。治以辛淡疏通。

佩兰叶二钱　新会皮钱半　生枳壳钱半　广郁金三钱　瓜蒌仁四钱　生薏苡仁四钱　佛手片钱半　甘松七分　蔻末六分拌飞滑石四钱

案151　脾胃湿热肢懈案

陈左,35岁,工程处。

六月初一日　脾胃湿热,肢懈无力,胃气不健,小便赤热,苔腻微黄,脉右缓滞。治以芳淡清化。

杜藿梗三钱　佩兰叶二钱　焦山栀三钱　西茵陈三钱　生薏苡仁四钱　新会皮钱半　保和丸三钱拌飞滑石四钱

先用鲜冬瓜皮三两,连芽桑枝二两,二味煎汤代水。

案152　暑湿食滞身热案

潘幼,5岁,镜清寺前。

二诊　暑湿食滞较前轻减,身热十退七八,惟苔尚白腻,湿热未净,脉同前。仿前法加减。

佩兰叶二钱　淡竹叶二钱　焦山栀钱半　西茵陈钱半　前胡一钱　白前一钱　保和丸二钱拌飞滑石二钱

先用鲜冬瓜皮二两,连芽桑枝一两,煎汤代水。

三诊　身热虽退,积滞不解,便闭溺赤热,舌苔厚腻,脉浮滞沉数。治以苦辛通降。

瓜蒌皮二钱　小枳实钱半　全青蒿一钱　茵陈三钱　佩兰叶一钱　淡竹叶一钱　木香槟榔丸钱半拌滑石三钱

先用鲜冬瓜皮二两,连芽桑枝一两,煎汤代水。

四诊　大便两日三次,色如红酱,腹时痛,胃不开,苔腻微黄,脉弦浅按之数。治以清化芳淡。

淡竹茹二钱　新会白八分　全青蒿二钱　茵陈钱半　佩兰叶八分　淡竹叶一钱　冬瓜子三钱　佛手片钱半　保和丸钱半拌飞滑石二钱

案153　暑湿化疟寒轻热重案

周氏,29岁,包家山。

初诊　暑湿化疟,寒轻热重,胸闷口苦,肢懈胃钝,便闭三日,溺短赤,舌红苔腻,脉右滞,左弦数。治以苦辛淡和解法。

苏叶梗钱半　全青蒿钱半　焦山栀三钱　淡香豉三钱　生枳壳钱半　瓜蒌皮二钱　鲜葱白四个　鲜竹叶三十片　保和丸三钱拌滑石四钱

二诊　寒热胸闷,口腻胃钝,便闭五日,溺尚短热,舌苔薄腻,脉右滑,左仍弦数。治以和解兼下。

苏叶梗钱半　全青蒿钱半　瓜蒌仁四钱　小枳实钱半　佩兰叶二钱　淡竹叶二钱　木香槟榔丸三钱拌辰砂一钱滑石四钱

（先用）鲜葱白六个，鲜冬瓜皮三两，桑枝二两，三味煎汤代水。

三诊　寒热趱早，咳嗽痰少，口腻胃钝，便闭七日，苔腻退薄，脉同前。仿前法加减。

苏叶梗钱半　全青蒿钱半　苏薄荷钱半　瓜蒌仁四钱　小枳实一两　青泻叶一钱　鲜葱白四个　鲜竹叶三十片

先用鲜冬瓜皮子三两，连芽桑枝二两，煎汤代水。

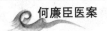 案154　伤暑发热惊醒案

李左，11岁，西郭门。

初诊　伤暑发热，夜间时时惊醒，心怵昏言，胸闷肢冷，二便均闭，舌红无苔，脉右洪数，左弦数。治以清暑解热。

苏薄荷六分　青蒿脑一钱　瓜蒌皮二钱　广郁金二钱　青连翘三钱　细木通一钱　鲜竹叶三十片　西瓜翠衣一两　左金丸五分拌辰砂六分滑石三钱

二诊　热退身凉，胃气大动，舌红润无苔余热未净，脉右微数。治以肃清余热。

淡竹茹钱半　新会白六分　扁豆衣钱半　稽豆皮二钱　冬瓜子二钱　冬桑叶一钱　金橘脯二枚　嫩桑枝二尺

案155　肢懈口腻胃钝案

李左，19岁，周江。

肢懈口腻，胃钝胸膈不舒，舌苔薄黄，脉软滞。治以芳淡疏利。

杜藿梗三钱　新会皮钱半　生薏苡仁四钱　浙苓皮三钱　佩兰叶三钱　淡竹叶三钱　大腹皮二钱　生谷芽二钱　佛手片钱半　嫩桑枝二尺

案156　湿热阻中肢懈案

张氏，54岁，北海桥。

湿热阻中，肢懈胸闷，口淡胃钝，溺短微热，苔腻薄黄，脉软滞。治以芳淡宣化。

杜藿梗三钱　佩兰叶二钱　生枳壳钱半　广郁金三钱　西茵陈三钱　佛手片钱半　山栀三钱　连芽桑枝二尺　保和丸三钱拌飞滑石四钱

案157　湿热积滞受凉案

倪左，38岁，宣化坊。

初诊　湿热积滞,兼以夜间受冷,以致腹痛,白痢,里急后重,日夜十余次,口淡腻而胃钝,舌苔白腻,脉右滞,左弦。治以苦辛通降。

杜藿梗三钱　新会皮钱半　车前子四钱　佛手片钱半蜜炙延胡索钱半　莱菔子二钱拌捣春砂仁八分　生明乳香六分　导滞丸四钱拌飞滑石四钱

二诊　大便欲下不下,腹微痛,肢懈,口淡无味,舌苔薄腻,脉同前。仿前法进一筹。

瓜蒌皮三钱　新会皮钱半　蜜炙延胡索钱半　生明乳香六分　莱菔子三钱拌捣春砂仁八分　木香槟榔丸三钱拌飞滑石四钱

先用鲜冬瓜子三两,桑枝二两,煎汤代水。

> **按**　此案原为湿热积滞,但又新感寒邪,出现"腹痛,白痢,里急后重,日夜约十余次,口淡腻而胃钝,舌苔白腻",呈现以寒湿积滞之象为主,热反不显。

案158　湿热夹食案

洪左,19岁,平水。

初诊　湿热夹食,身热胸闷,肢懈胃钝,脘腹胀满,便不爽,溺短热赤,舌苔黄腻,脉右滞,左弦。治以芳淡清化。

佩兰叶二钱　淡竹叶二钱　瓜蒌皮二钱　大腹皮三钱　山栀三钱　茵陈三钱　枳实导滞丸四钱拌飞滑石四钱

先用鲜冬瓜皮三两,连芽桑枝二两,二味煎汤代水。

二诊　咳痰不爽,便闭及旬,少腹急痛,溺短赤热,舌苔中后黄腻,脉右寸滑,左关尺弦滞。治以苦辛通降。

瓜蒌仁四钱　小枳实钱半　冬葵子四钱　莱菔子三钱　蜜炙延胡索钱半　生明乳香七分　木香槟榔丸三钱拌飞滑石四钱

先用鲜冬瓜皮子四两,桑枝二两,煎汤代水。

三诊　咳痰不爽,便不畅,少腹尚痛,口腻胃钝,舌苔中后厚腻,脉同前。仿前法加减。

瓜蒌仁四钱　小枳实钱半　蜜炙延胡索钱半　桔梗一钱　广郁金三钱　青泻叶一钱　生明乳香六分　前胡二钱

先用鲜冬瓜子三两,青盐陈皮三钱,煎汤代水。

案159　湿热化痰肺痈案

王左,23岁,越材。

湿热化痰,咳吐黄白相兼,肺痈口淡,肢懈胃钝,溺黄热,苔腻微黄,脉右滑数,左弦数。治以轻清肃化。

冬桑叶二钱　瓜蒌皮四钱　生薏苡仁四钱　杜兜铃钱半　牛蒡子钱半　海

蛤壳八钱　安南子三枚　生甘草四分　青盐陈皮一钱　远志一钱

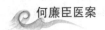 案160　暑湿兼风身热背寒案

宣氏,26岁,莲花桥。

暑湿兼风,身热背微寒,咳嗽有痰,肢懈胃钝,舌苔白滑,脉右滑,左弦滞。治以三焦分消。

光杏仁三钱　瓜蒌仁四钱　焦山栀三钱　西茵陈三钱　前胡二钱　远志一钱　蔻末四分拌飞滑石四钱

先用鲜冬瓜皮三两,连芽桑枝二两,二味煎汤代水。

二诊　身热已减,咳嗽稠痰,口苦胃钝,舌苔退净,脉同前。仿前法加减。

光杏仁三钱　瓜蒌仁四钱　杜兜铃钱半　蛤壳五钱　紫菀三钱　白前二钱　旋覆花钱半拌飞滑石四钱

先用鲜冬瓜皮三两,桑枝二两,煎汤代水。

案161　暑湿化疟身热足冷案

周左,34岁,火居巷。

初诊　暑湿化疟,先身热后足冷,口渴吐痰,溺赤热,便溏,苔腻胃钝,脉右滑数。治以辛凉芳淡。

肥知母四钱　生石膏八钱　杜苍术六分　草果仁五分　海南子二钱　炒常山一钱　淡竹茹二钱　鲜竹叶三十片

先用鲜冬瓜皮三两,连芽桑枝二两,煎汤代水。

二诊　寒热、口渴、吐痰均除,惟头晕腰脊痛,便如红酱,舌苔退薄,脉右关尺弦数。治以清化芳淡。

淡竹茹二钱　新会白钱半　瓜蒌仁四钱　小枳实钱半焦山栀三钱　西茵陈三钱　清宁丸一钱拌滑石四钱

先用鲜冬瓜皮三两,桑枝二两,煎汤代水。

案162　头身痛胸闷筋挛案

陈氏,32岁,大任家坂。

二诊　身热神昏,口渴呕苦均减,惟头身痛,胸闷筋挛,便溏溺热,舌苔薄滑,脉滑数。治以芳淡清化。

冬桑叶二钱　苏薄荷钱半　生枳壳钱半　广郁金三钱　全青蒿钱半　青连翘三钱　络石藤三钱　宽筋草三钱

先用鲜冬瓜皮三两,连芽桑枝二两,二味煎汤代水。

案163 头晕胃钝腿重麻案

金氏,37岁,第三营。

二诊 咳痰渐减,胸闷亦宽,惟头晕胃钝,腿重而麻,舌苔退薄,脉右滑数,左弦滞。治以熄风化湿。

滁菊花二钱 明天麻钱半 薏苡仁四钱 前胡二钱 大豆卷三钱 远志一钱 二妙丸钱半拌滑石四钱

先用鲜冬瓜皮三两,桑枝二两,煎汤代水。

案164 暑湿夹食身热案

俞氏,26岁,陶家塘。

暑湿夹食,身热背寒,胸闷心泛,口腻胃钝,苔腻微黄,脉右滞,左弦。治以芳淡清化。

苏叶梗钱半 全青蒿二钱 生枳壳钱半 广郁金三钱 佩兰叶二钱 淡竹叶二钱 保和丸三钱拌飞滑石四钱 佛手片钱半 玫瑰花十朵(冲)

案165 暑湿兼风一身筋骨尽痛案

金氏,38岁,弄里山。

暑湿兼风,寒热头痛,胸闷胃钝,一身筋骨尽痛,干咳,舌苔厚腻,脉右滞,左弦数。治以芳淡清透。

佩兰叶二钱 新会皮钱半 瓜蒌皮二钱 广郁金三钱 苏叶梗钱半 青蒿脑钱半 西茵陈三钱 佛手片钱半 保和丸三钱拌飞滑石四钱

案166 冒暑胸闷口苦案

宗左,18岁,府山后。

冒暑胸闷,口苦肢懈,溺黄热,舌红苔微黄,脉右浮数,左弦滞。治以轻清开透。

瓜蒌皮二钱 广郁金三钱 生枳壳钱半 苦桔梗一钱 青连翘三钱 青蒿脑钱半 佩兰叶二钱 淡竹叶二钱 蔻末四分拌飞滑石四钱

案167 湿热脚气身肿案

金左,57岁,白鹅弄。

初诊 湿热脚气,遍身化肿,两足尤甚,脘腹胀满,便不畅,溺热短少,舌苔后根厚腻,脉右浅,左弦急。治以苦辛淡通降法。

小枳实钱半 薄川朴钱半 上沉香片五分 瓜蒌皮三钱 汉防己钱半 细木通一钱 木香槟榔丸三钱拌滑石四钱

先用鲜冬瓜皮子三两,桑枝二两,煎汤代水。

二诊 脚气足肿如前,大怒伤肝气郁,脘腹胀满,二便不利,脉舌同前。仿前法进一筹。

小枳实二钱　卷川朴钱半　上沉香片六分　小青皮钱半　大腹皮三钱　汉防己钱半　木香槟榔丸三钱拌滑石四钱

先用地蛄蝼一两,路路通十个,鲜冬瓜皮子一两,煎汤代水。

三诊 足肿十退六七,大便连解宿垢,惟脘腹胀微宽,舌苔退薄,脉转流利。治以调气宽中。

小枳实钱半　薄川朴钱半　上沉香片六分　枳椇子三钱　大腹皮三钱　制香附二钱　宽膨散一钱拌滑石四钱

先用地骷髅一两,路路通十个,鲜冬瓜皮子三两,煎汤代水。

按 地骷髅,即老萝卜头,长于消食利水。此案与路路通、鲜冬瓜皮子煎汤代水,共增消食、利水、通便之功。

案168　湿热伤肺咳嗽案

王左,36 岁,跨湖桥。

湿热伤肺,咳嗽头痛,形寒身热,胃钝肢懈,口淡而腻,溺黄,脉右滞,左数,苔黄腻。治以疏解清化。

苏薄荷钱半　苏叶梗钱半　杜藿梗三钱　焦山栀三钱　青连翘三钱　光杏仁三钱　生薏苡仁四钱　淡竹叶二钱　广皮钱半　赤苓三钱

案169　湿热化痰咳嗽案

周左,20 岁,新河弄。

初诊 湿热化痰,咳嗽肢懈,口燥胃钝,溺黄热,苔腻微黄,脉右滑,左弦。治以辛淡清化。

光杏仁三钱　新会皮钱半　瓜蒌仁四钱　生薏苡仁四钱　前胡二钱　白前二钱　保和丸三钱拌滑石四钱

先用鲜冬瓜皮三两,桑枝二两,煎汤代水。

二诊 咳嗽白痰,口腻胃钝,苔腻渐退,脉同前。仿前法加减。

瓜蒌仁四钱　新会白一钱　生枳壳钱半　杜兜铃钱半　紫菀三钱　橘红一钱　保和丸四钱拌飞滑石四钱

先用鲜冬瓜皮三两,连芽桑枝二两,煎汤代水。

案170　湿热肝风头晕案

蔡氏,28 岁,大木桥。

湿热肝风,头晕心泛,肢懈胃钝,苔黄薄腻,脉右浮弦,左弦滞。治以清熄芳淡。

滁菊花二钱　明天麻钱半　茯神木四钱　夏枯草二钱　佩兰叶二钱　淡竹叶二钱　桑麻丸三钱拌滑石四钱　扁豆衣二钱　玳玳花十朵(冲)

案171　湿热夹痧肢懈案

李氏,23岁,西郭门。

湿热夹痧,肢懈胃钝,胸闷口腻,经水适来,舌苔薄腻,脉右滑,左弦滞。治以芳淡疏化。

杜藿梗五钱　苏叶梗钱半　广郁金三钱　益母草三钱　佛手片钱半　泽兰三钱　蔻末四分拌飞滑石四钱　玳玳花十朵　赤苓二钱

案172　湿热气滞胸闷案

姚氏,30岁,富民坊。

湿热气滞,胸闷心泛,肢懈无力,口淡胃减,舌苔薄腻,脉软滞。治以芳淡清化。

杜藿梗二钱　新会皮钱半　丝通草一钱　淡竹茹二钱　生薏苡仁四钱　冬瓜子四钱　西茵陈三钱　佩兰叶二钱　淡竹叶二钱　滁菊花二钱

案173　痰喘暑湿身热案

朱左,52岁,北海桥。

素因痰喘,现受暑湿,身热神烦,咳痰黄白相兼,溺黄热,舌苔薄腻微黄,脉右滑数,左弦数。治以清肺顺气,豁痰祛湿。

冬桑叶二钱　瓜蒌仁四钱　生薏苡仁四钱　桑皮九钱　生枳壳钱半　牛蒡子钱半　青连翘三钱　紫菀三钱　白前二钱　旋覆花二钱拌飞滑石四钱

案174　暑湿肢懈胸闷案

郭氏,21岁,香桥头。

素因肠风飧泄,现受暑湿,肢懈胸闷,口腻胃钝,舌苔厚腻微黄,脉右滞,左弦数。治以芳淡清化。

杜藿梗三钱　新会皮钱半　佩兰叶二钱　淡竹叶二钱　生鸡金二钱　佛手片钱半　全青蒿二钱　鲜竹叶三十片　保和丸四钱拌滑石四钱

案175　脾湿肝热案

陆氏,25岁,西郭门。

初诊 脾湿肝热,尚未尽除,口苦胃不健,腹微满,两腰串痛,舌苔微黄而腻,脉右滞,左微弦兼数。治以芳淡宣化。

淡竹茹钱半　新会白一钱　络石藤三钱　宽筋草三钱　佩兰叶二钱　淡竹叶二钱　生薏苡仁三钱　冬瓜子三钱　玳玳花十朵(冲)

二诊 口苦除,胃气动,惟右腰尚痛,腹仍微满,苔黄薄腻,脉右软滞左弦数。治以清化淡泄。

淡竹茹二钱　新会白一钱　丝瓜络三钱　络石藤三钱　宽筋草三钱　生薏苡仁四钱　佩兰叶二钱　淡竹叶二钱　紫葳花二钱　玳玳花十朵(冲)

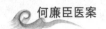 案176　湿热口腻胃钝案

黄氏,53岁,大木桥。

初诊 湿热未净,口腻胃钝,肢懈,便闭三日,溺短少,舌苔中后黄,脉右,左微数。治以清化芳淡。

瓜蒌仁四钱　新会皮钱半　广郁金三钱　西茵陈三钱　佩兰叶二钱　淡竹叶三钱　保和丸三钱拌飞滑石四钱

先用鲜冬瓜皮三两,桑枝二两,煎汤代水。

二诊 口腻胃钝,便闭五日,溺短少,苔黄腻,脉右实滞,左沉数。治以苦辛通降。

瓜蒌仁四钱　小枳实钱半　广郁金三钱　全青蒿二钱　青子芩钱半　小青皮一钱　木香槟榔丸三钱拌滑石四钱

先用鲜冬瓜皮子四两,桑枝二两,煎汤代水。

三诊 胸闷便闭已有七日,口燥而腻,胃钝溺短,惟苔腻退薄,脉同前,仿前法进一筹。

广郁金三钱　小枳实钱半　小青皮一钱　瓜蒌皮三钱　青泻叶一钱　全青蒿二钱　佛手片钱半　淡竹叶二钱

先用鲜冬瓜皮子四两,桑枝二两,煎汤代水。

四诊 大便已解两次,色如红酱,口苦胃钝,舌苔黄腻,脉软滞,治以轻清疏利。

瓜蒌仁五钱　生枳壳钱半　广郁金三钱　肥知母三钱　西茵陈三钱　淡竹茹二钱　淡竹叶二钱　佛手片钱半

先用鲜冬瓜皮子四两,桑枝二两,煎汤代水。

按　此案湿热未净,便秘又起,且最多至七日未行,腑气不通,邪无出路,湿热之邪更难祛除。故清热利湿之余,泻热导滞通便为急。

案177　暑痧夹食变霍乱案

陈左,51岁,探花桥。

初诊(夜半出诊)　暑痧夹食,陡变霍乱,上则呕酸,胸膈痞满,下则热泻如注,自汗腹痛,小溲全无,舌苔黄腻,脉右寸关数,左寸关尺亦数。此为热霍乱,病势甚急,急以清热解痧以定霍乱。

淡竹茹三钱　新会皮钱半　生枳壳钱半　全青蒿钱半　赤苓三钱　猪苓二钱　左金丸一钱拌辰砂一钱滑石四钱　炒车前四钱　紫金片四分(开水烊冲)

另用红灵丹一瓶,五香膏一张,使膏烘微热,用红灵丹半瓶,摆膏中,贴于脐中,其余半瓶备服。

二诊　热霍乱呕减,泻仍紧,气促自汗,干呕口渴,筋吊溺热点滴,苔黄,脉右寸滑搏关尺弦数,左细数。中气下陷,病势甚危急,急培中止泻,利溺收汗。另用真西参一钱茄南香一分泡茶饮,再用茄南香一分剉末和入鸦片烟中吸入。

淡竹茹二钱　新会白一钱　广郁金三钱　海蛤壳三钱　炒车前五钱　细木通一钱　香连丸一钱拌飞滑石四钱　毛西参一钱　茄楠香八分

阴阳水煎药,加木瓜一两。

三诊　吐泻已止,惟乍寒乍热,口渴嗳气,胃钝溺闭,苔黄腻,脉右滞,左弦数。治以苦辛通降。

淡竹茹二钱　新会白一钱　生枳壳钱半　广郁金三钱　炒车前五钱　细木通一钱　淡竹叶二钱　佛手片钱半　左金丸七分拌飞滑石六钱

四诊　咳吐稠痰,气急胸闷,口淡胃钝渐利,舌苔黄而糙,脉右滑数,左弦数。治以苦辛淡法。

瓜蒌仁四钱　生枳壳钱半　广郁金三钱　光杏仁三钱　杜兜铃钱半　生薏苡仁四钱　旋覆花二钱拌飞滑石四钱　紫菀三钱　白前二钱

五诊　湿热食滞,咳痰已轻,惟气逆胸闷,嗳气胃钝,略有寒热,溺不利,苔腻微黄,脉同前。仿前法加减。

生枳壳钱半　苦桔梗钱半　保和丸三钱　广郁金三钱　炒车前四钱　飞滑石四钱　焦山栀三钱　西茵陈三钱　光杏仁三钱　新会皮钱半

六诊　湿热尚重,口燥胃钝,肢懈足肿,宿垢均解,苔黄薄腻,脉右数,左弦。治以苦辛淡法。

生枳壳钱半　苦桔梗一钱　广郁金三钱　炒车前四钱　佛手片钱半　西茵陈三钱　枳实导滞丸三钱拌飞滑石四钱

先用鲜冬瓜皮子四两,桑芽四两,煎汤代水。

按　此案为中医药内外合治典型案例,内服汤剂,外用红灵丹、五香膏,共治霍乱。

案178　头晕痛寒热案

沈左,31岁,大街。

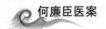
头晕痛,背微寒,身热胸闷,苔腻微黄,脉右浮滑,左弦数。治以芳淡清透。

苏薄荷一钱　滁菊花二钱　明天麻一钱　生枳壳钱半　广郁金三钱　青连翘三钱　苏叶梗钱半　青蒿脑钱半　佩兰叶二钱　淡竹叶二钱

案179　胸闷肢懒午后加重案

汤左,34岁,南门头。

胸闷肢懒,口淡胃钝,下午到夜盛,溺黄热,苔黄而腻,脉右浅,左弦数。治以芳淡清化。

杜藿梗三钱　全青蒿钱半　青连翘三钱　西茵陈三钱　瓜蒌仁四钱　广郁金三钱　保和丸三钱拌飞滑石四钱

先用鲜冬瓜皮一两,连芽桑枝一两,煎汤代水。

案180　湿热夹肝气胸闷案

赵氏,41岁,千金弄。

湿热夹肝气,胸闷腹痛,肢懒胃钝,舌苔白腻,脉弦滞。治以芳淡清化。

杜藿梗三钱　制香附二钱　佛手片钱半　生延胡索钱半(打)　生枳壳钱半　广郁金三钱　玳玳花钱半　生明乳香六分　越鞠丸三钱拌飞滑石四钱

案181　肝风夹湿热头晕案

凌左,50岁,偏门外。

肝风夹湿热,头晕喉痛,口淡而苦,胃钝腰脊痛,苔白薄腻,脉右滞,左弦数。治以清熄芳淡。

滁菊花二钱　明天麻钱半　生薏苡仁四钱　络石藤三钱　宽筋草三钱　丝瓜络三钱　夏枯草二钱　桑枝二尺　桑麻丸二钱拌滑石四钱

案182　暑湿身热体痛案

韩氏,22岁,当弄。

暑湿身热体痛,口苦胸闷,肢懒胃钝,苔腻微黄,脉右滑数,左弦数。治以清化芳透。

苏薄荷钱半　全青蒿钱半　瓜蒌仁四钱　牛蒡子钱半　青连翘三钱　片黄芩钱半　冬桑叶二钱　淡竹茹二钱　鲜竹叶三十片　西瓜翠衣一两

案183　咳痰胸痛胃钝案

姚女,11岁,富民坊。

咳嗽黏痰,胸痛胃钝,口腻肢懒,舌苔白腻,脉右浮滑,左弦滞。治以清化芳淡。

冬桑叶二钱　瓜蒌仁三钱　淡竹茹二钱　杜兜铃钱半　海蛤壳五钱　生款冬二钱　安南子二枚　紫菀二钱　青盐陈皮一钱　白前钱半

案184　暑湿夹痰咳嗽案

王左,53岁,西郭。

初诊　暑湿夹痰,痰多咳嗽,头胀胃钝,便不爽,溺黄热,苔腻微黄,脉右滞,左浮弦。治以三焦分消。

光杏仁三钱　新会皮钱半　瓜蒌仁四钱　小枳实钱半　牛蒡子钱半　青连翘三钱　滚痰丸三钱拌飞滑石四钱

先用鲜冬瓜皮子二两,连芽桑枝二两,煎汤代水。

二诊　咳痰虽多,黏而不爽,口苦胃钝,便如红酱,溺短少,苔滑微黄,脉右滑,左弦数。治以宣肺活痰。

瓜蒌仁四钱　牛蒡子钱半　杜兜铃钱半　款冬花三钱　紫菀三钱　远志一钱　节斋化痰丸三钱拌滑石四钱

先用鲜冬瓜皮子三两,桑枝二两,煎汤代水。

三诊　肝火烁肺,咳痰黏而不爽,间有臭味,便通而不爽,苔腻微黄,脉同前。仿前法进一筹。

瓜蒌仁四钱　牛蒡子钱半　马兜铃钱半　滁菊花二钱　连芽桑枝二尺　远志一钱　节斋化痰丸三钱拌滑石四钱

先用鲜冬丝,瓜皮、子各四两;竹叶四十片;煎汤代水。

案185　暑湿兼寒头痛案

朱左,22岁,朱塔山下。

初诊　暑湿兼寒,头痛肢懈,形寒肢冷,口淡胃钝,舌苔白腻,脉右滞,左浮紧。治以辛淡开达。

苏薄荷钱半　苏叶梗钱半　杜藿香二钱　西香茹一钱　光杏仁三钱　新会皮钱半　浙苓皮三钱　冬瓜皮四钱　淡香豉三钱　鲜竹叶　葱白四个

二诊　暑湿化疟,寒轻热重,身微痛,口燥渴,苔腻微黄,脉右滞左弦数。治以苦辛和解。

苏叶梗钱半　全青蒿钱半　青子芩钱半　草果仁五分　肥知母四钱　炒常山一钱　槟榔钱半　青皮一钱　焦山栀三钱　淡香豉三钱

案186　暑湿身热欲呕案

钱幼,10岁,府桥。

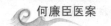

暑湿身热,欲呕,二便尚利,舌苔薄腻,脉弦滞。治以轻清芳淡。

苏薄荷一钱　青蒿脑钱半　青连翘二钱　夏枯草二钱　冬桑叶二钱　滁菊花三钱　丝通草八分　扁豆衣二钱　鲜竹叶三十片　连芽桑枝二尺

案187　暑湿发热肢懈案

朱女,14岁,府山后。

暑湿下午发热,肢懈胃钝,头晕胸闷,苔腻,经水趱早,脉左弦数,右弦滞。治以清透芳淡。

苏薄荷钱半　青蒿脑钱半　冬桑叶二钱　粉丹皮钱半　焦山栀三钱　青连翘三钱　越鞠丸三钱拌飞滑石四钱

先用鲜冬瓜皮子三两,连芽桑枝一两,煎汤代水。

案188　暑湿霍乱吐泄案

徐左,28岁,河川头。

暑湿霍乱,上则吐苦,下则便泄而热,脘满腹痛,舌苔黄腻,脉右滞,左弦数。治以和解清化。

姜炒川连七分　淡竹茹二钱　生枳壳钱半　广郁金三钱　小青皮一钱　青子芩钱半　鲜竹叶三十片　连芽桑枝二尺　藿香正气丸三钱拌飞滑石四钱

案189　湿火夹食胸闷案

瞿左,48岁,善提弄。

初诊　湿火夹食,胸闷胃钝,便闭多日,舌苔黄腻,脉右实滞,左弦滞。治以苦辛通降。

瓜蒌仁四钱　小枳实钱半　广郁金三钱　西茵陈三钱　佩兰叶二钱　淡竹叶二钱　木香槟榔丸三钱拌滑石四钱

先用鲜冬瓜皮子四两,桑枝二两,煎汤代水。

二诊　胸虽宽,便不畅,口苦胃钝,舌红润,脉右浮数,左弦数。治以清润通降。

瓜蒌仁五钱　小枳实钱半　肥知母四钱　青连翘三钱　冬桑叶二钱　广郁金三钱　枳实导滞丸三钱拌滑石四钱

先用鲜冬瓜皮子一两,桑枝二两,煎汤代水。

案190　肺热咳甚胁痛案

季左,11岁,西郭门。

三诊　诸症已愈,惟肺热咳甚,胁痛便燥,欲解不解,脉舌同前。治以肃清肺热。

冬桑叶一两　甜杏仁三钱　杜兜铃钱半　海蛤壳六钱　瓜蒌仁四钱　淡竹

茹二钱　紫菀三钱　白前二钱

先用鲜冬瓜皮子三两,桑枝二两,煎汤代水。

案191　头痛身热咳痰案

沈氏,22岁,芜桑。

头痛身热,咳痰白黏,肢懈胸闷,牙筋串痛,舌苔薄腻,脉浮弦,左弦数。治以轻清疏达。

冬桑叶二钱　滁菊花二钱　苏薄荷钱半　瓜蒌皮二钱　青连翘三钱　谷精草二钱　广郁金三钱　青蒿脑钱半　鲜竹叶三十片　连芽桑枝二尺

案192　咳痰胸闷胃钝案

陈左,22岁,西郭。

咳嗽白痰,胸闷胃钝,肢懈溺黄,舌苔中后白腻,脉右浮滑沉滞,左弦。治以辛淡开化。

光杏仁三钱　新会皮钱半　生薏苡仁四钱　竹沥半夏三钱　浙茯苓四钱　生枳壳钱半　西茵陈三钱　佛手片钱半　前胡二钱　远志一钱

案193　湿热阻中胃钝案

王氏,53岁,西郭。

湿热阻中,口淡胃钝,咳吐白痰,肢懈胸满,舌苔黄腻,脉右滞,左搏数。治以苦辛通降。

淡竹茹二钱　小枳实钱半　苏叶梗钱半　全青蒿钱半　广郁金三钱　西茵陈三钱　丝瓜络三钱　佛手片钱半　保和丸三钱拌飞滑石四钱

三诊　湿热未净,口苦胃钝,略有寒热,腰脊酸疼,苔腻微黄,脉同前。仿前法进一筹。

苏叶梗钱半　全青蒿钱半　佩兰叶二钱　淡竹叶二钱　络石藤三钱　丝瓜络三钱　导滞丸三钱拌辰砂一钱滑石四钱

先用鲜冬瓜皮子四两,桑枝二两,煎汤代水。

案194　湿热夹痰咳嗽案

陈左,30岁,大西山。

湿热夹食,咳嗽气急,肩背疼痛,身热及旬,舌苔薄滑,脉右滑数,左弦数。治以清肺豁痰。

瓜蒌仁四钱　小枳实钱半　广郁金三钱　苏子二钱　片黄芩钱半　佛手片钱半　牛蒡子钱半　前胡二钱　旋覆花二钱拌滑石四钱

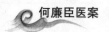

案195　暑湿兼风寒热案

吴女,17岁,昌安门。

暑湿兼风,经水适来,寒热头痛,胸闷心泛,唇红口渴,舌鲜红,脉右浮滞,左关尺弦滑。防热入血室,治以轻清开达。

苏薄荷钱半　苏叶梗钱半　广郁金三钱　益母草三钱　冬桑叶二钱　滁菊花二钱　鲜葱白三个　甘松七分　蔻末四分拌飞滑石四钱

案196　暑湿热重寒轻案

张左,55岁,永兴当。

暑湿寒热,热重寒轻,肢懒胃钝,溺热,苔腻微黄,脉右滞,左弦数。治以清化芳淡。

苏叶梗钱半　苏薄荷钱半　焦山栀三钱　淡香豉三钱　全青蒿钱半　西茵陈三钱　鲜竹叶三十片　鲜葱白三个　保和丸三钱拌滑石四钱

案197　湿热疟复发案

王左,20岁,截桥头。

素因湿疟,现受时令湿热疟复发,口腻胃钝,舌苔薄腻,脉右滞,左弦。治以辛淡和解。

苏叶梗钱半　全青蒿钱半　草果仁五分　酒炒常山一钱　淡竹茹二钱　新会皮钱半　海南子钱半　肥知母四钱　半贝丸一钱拌滑石四钱

案198　暑湿类疟身痛案

潘氏,26岁,天门外。

初诊　暑湿类疟,微寒,遍身筋痛,肢懒,口淡胃钝,舌苔薄腻,脉右滞,左弦。治以轻清芳淡。

冬桑叶二钱　滁菊花二钱　淡竹茹二钱　新会白一钱　广郁金三钱　夏枯草二钱　宽筋草三钱　嫩桑枝二尺　青蒿子八分拌辰砂八分滑石四钱

二诊　类疟已除,筋痛亦瘥,胃亦渐动,惟口淡肢懒心泛,苔尚腻,脉尚滞。治以芳淡清化。

杜藿梗三钱　新会皮钱半　淡竹茹二钱　生枳壳钱半　广郁金三钱　生薏苡仁四钱　益元散三钱　西茵陈三钱　佛手片钱半　冬瓜子四钱

案199　湿热积滞案

郭左,40岁,西行。

湿热积滞,化赤白痢,腹痛胃钝,舌苔灰腻,脉右弦滞,左弦数。治以苦辛通降。

小枳实钱半　青子芩钱半　瓜蒌皮二钱　佛手片钱半　生延胡索钱半(打)
木香槟榔丸三钱拌滑石四钱　生明乳香七分　莱菔子三钱拌捣春砂仁六分

案200　湿热头痛案

李女,17岁,河南岸。

头痛身热,肢懈胸闷,口腻胃钝,苔腻微黄,脉右滞,左弦数。治以辛淡芳透。

苏叶梗钱半　青蒿脑钱半　苏薄荷钱半　生枳壳钱半　焦山栀三钱　淡香豉三钱　广郁金三钱　浙苓皮三钱　鲜葱白四个　鲜竹叶三十片

案201　脾湿遏热案

王左,47岁,截桥头。

脾湿遏热,面黄肢懈,口淡胃钝,舌苔微黄薄腻,脉右弦滞,左弦数。治以辛淡芳透。

杜藿梗三钱　薄川朴钱半　新会皮钱半　川椒目四分　浙茯苓三钱　生薏苡仁四钱　西茵陈三钱　陈木瓜一钱　川桂枝五分拌飞滑石四钱

案202　风热耳痛案

姚氏,42岁,富民坊。

风热耳痛,形寒身热,口腻胃钝,经水适来,舌苔白腻,脉右弦数,左浮数。治以轻清芳淡。

冬桑叶二钱　滁菊花二钱　苏薄荷钱半　青连翘三钱　夏枯草二钱　瓜蒌皮二钱　益母草三钱　佩兰叶二钱　西茵陈三钱　青蒿脑钱半

案203　湿滞中焦案

金左,36岁,白鹅弄。

湿滞中焦,干呕肢懈,溺短赤,便泄,舌苔白腻,脉滞兼弦。治以芳淡疏中。

杜藿梗三钱　薄川朴钱半　淡竹茹二钱　新会皮钱半　浙茯苓三钱　莱菔子二钱拌捣春砂仁六分　青木香六分　保和丸三钱拌滑石四钱

案204　湿滞中焦口淡案

周左,50岁,白鹅弄。

初诊　湿滞中焦,口淡胃钝,便如白沫,舌苔白腻而厚,脉滞微。治以辛温芳淡。

杜藿梗三钱　薄川朴一钱　新会皮钱半　泗安苍术八分　浙茯苓三钱　广木香六分　生薏苡仁四钱　带壳春砂八分　白芷钱半　甘松七分

二诊　大便不畅白沫已减，胃气尚钝，苔转微黄而厚，脉同前。仿前法加减。

杜藿梗三钱　新会皮钱半　生枳壳钱半　薄川朴钱半　佛手片钱半　大腹皮二钱　保和丸三钱拌滑石四钱

先用鲜冬瓜皮子四两，桑枝二两，煎汤代水。

案205　湿热入络案

赵氏，46岁，白庵。

湿热入络，肩背串痛，四肢软懈，口淡胃钝，舌苔白腻，脉右滞，左弦。治以芳淡清通。

杜藿梗三钱　苏叶梗钱半　薄荷梗钱半　生薏苡仁四钱　络石藤三钱　宽筋草三钱　丝瓜络三钱　西茵陈三钱　大腹绒三钱　生谷芽二钱　连芽桑枝二尺

案206　暑湿兼风案

王左，21岁，吊河。

暑湿兼风，寒热头身均痛，肢懈，口淡胃钝，舌苔白腻，脉右滞，左浮弦。治以芳淡清透。

杜藿梗三钱　苏叶梗钱半　生枳壳钱半　焦山栀三钱　淡香豉三钱　左秦艽钱半　络石藤钱半　鲜葱白三个　嫩桑枝二尺

案207　热霍乱案

王左，30岁，吊河。

热霍乱，上吐黄水而酸，下则水泻而热，溺热点滴，舌苔黄腻，腹甚痛，脉右洪数，左弦数。治以和中定霍。

杜藿梗三钱　淡竹茹二钱　焦山栀三钱　淡香豉三钱　炒车前四钱　浙茯苓四钱　全青蒿钱半　红灵丹二分　香连丸一钱拌飞滑石四钱

案208　暑湿兼寒案

沈氏，44岁，西郭门。

暑湿兼寒，头痛身热，形寒体疼，咳嗽白痰，肢懈胃钝，苔白腻，脉右滑数，左浮弦。治以辛淡芳透。

光杏仁三钱　广皮红一钱　苏叶梗钱半　薄荷梗钱半　络石藤三钱　生薏苡仁四钱　鲜葱白三个　淡香豉三钱　前胡二钱　桔梗一钱

案209 暑湿兼风少寐便闭案

杨氏,55 岁,秋官地。

暑湿兼风,身热头痛,头晕心跳,少寐便闭,舌苔薄腻,脉右滞,左数。治以轻清疏降。

冬桑叶二钱 滁菊花二钱 明天麻钱半 瓜蒌皮二钱 广郁金三钱 淡竹茹二钱 枳实导滞丸四钱拌辰砂一钱滑石四钱

先用鲜冬瓜皮子一两,桑枝二尺,煎汤代水。

案210 暑湿兼风头身均痛案

李左,21 岁,府桥。

暑湿兼风,先寒后热,头身均痛,肢懈胃钝,舌苔白滑,脉右滞,左浮弦。治以辛淡芳透。

苏薄荷钱半 全青蒿钱半 苏桑枝钱半 杜藿梗三钱 佩兰叶二钱 广皮红一钱 左秦艽钱半 浙茯苓三钱 鲜葱白三个 嫩桑枝二尺

案211 暑湿兼风形寒内热案

周氏,50 岁,西埠。

暑湿兼风,形寒内热,口腻胃钝,咳痰不爽,肢懈无力,舌苔白腻,脉右浮滑,左弦滞。治以宣上疏下。

光杏仁三钱 新会皮钱半 牛蒡子钱半 丝通草一钱 前胡二钱 桔梗一钱 赤苓三钱 苏子、苏叶(各)钱半 旋覆花二钱拌滑石四钱

案212 湿热未净肢懈无力案

甘左,22 岁,镜清寺前。

湿热未净,肢懈无力,中满气滞,苔腻微黄,脉软滞。治以芳淡清化。

佩兰叶二钱 淡竹叶二钱 保和丸三钱拌飞滑石四钱 杜藿梗三钱 西茵陈三钱 莱菔子三钱拌捣春砂仁六分

先用鲜冬瓜皮、子各四两,桑枝二两,煎汤代水。

案213 湿热夹食案

陶左,40 岁,秋官地。

湿热夹食,脘满腹痛,不食不便已有一旬,舌苔厚腻,脉右实数,左弦数。治以苦辛通降。

瓜蒌仁四钱 小枳实钱半 青泻叶一钱 广郁金三钱 生鸡金二钱(打)

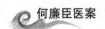

生延胡索钱半(打)　莱菔子三钱拌捣春砂仁六分

先用冬瓜皮四两,桑枝二两,煎汤代水。

案214　暑湿夹食案

孙左,20 岁,狮子街。

暑湿夹食,头胀寒热,口苦而腻,胸闷骨痛,舌苔厚腻,脉右虚缓。治以芳淡清疏。

杜藿梗三钱　薄荷梗钱半　青蒿梗二钱　生枳壳钱半　焦山栀三钱　淡香豉三钱　保和丸三钱拌滑石四钱　鲜冬瓜子四两　桑枝二尺

案215　暑湿夹食胃钝案

劳氏,33 岁,宝珠桥。

暑湿夹食,身热头痛,口腻,胃钝,苔腻微黄,脉弦滞。治以苦辛疏解。

苏薄荷钱半　苏叶梗钱半　全青蒿钱半　生枳壳钱半　焦山栀三钱　淡香豉三钱　佩兰叶二钱　淡竹叶二钱　鲜葱白四个　桑枝二尺

案216　暑湿夹食案

王左,38 岁,中燕头。

暑湿夹食,寒热胸闷,肢懈胃钝,苔腻微黄,脉右滞,左弦。治以苦辛疏解。

生枳壳钱半　焦山栀三钱　淡香豉三钱　苏叶梗钱半　全青蒿钱半　青连翘三钱　佩兰叶二钱　淡竹叶二钱　鲜葱白三个　鲜竹叶三十片

案217　暑湿夹食热结在里案

金氏,53 岁,木栅。

暑湿夹食,热结在里,身痛脘满,便闭已七八日,舌红苔干,脉右沉数而实左弦数。治以苦辛通降。

瓜蒌仁五钱　小枳实钱半　青泻叶一钱　蜜炙延胡索钱半　络石藤三钱丝瓜络三钱　肥知母四钱　全青蒿钱半　鲜竹叶三十片　桑枝二尺

案218　暑湿兼寒夹身热案

韩左,40 岁,大木桥。

暑湿兼寒夹身热,头痛肢懈,胃钝,便泄如积,腹疼,苔腻,脉弦滞。治以苦辛芳淡。

苏薄荷钱半　苏叶梗钱半　左秦艽钱半　生延胡索钱半(打)　炒车前五钱净楂肉二钱　生枳壳钱半　桔梗一钱　鲜葱白四个　桑枝二尺

案219 脘闷嘈杂案

郦氏,30 岁,五马坊口。

口淡,寒热,脘闷嘈杂,胃钝肢懈,苔腻,脉右滞。治以芳淡疏化。

杜藿梗三钱　佩兰叶二钱　新会皮钱半　生枳壳钱半　焦山栀二钱　淡香豉三钱　生薏苡仁四钱　佛手片钱半　保和丸三钱拌飞滑石四钱

案220 鼻衄案

范女,16 岁,莲河桥。

乍有寒热,鼻衄胸闷,口腻便泄,胃钝,苔黄腻,脉右缓。治以轻清芳淡。

生枳壳钱半　焦山栀三钱　淡香豉三钱　金银花二钱　青连翘三钱　青蒿梗二钱　佩兰叶二钱　新会皮钱半　杜藿梗三钱　车前子四钱　荷花露一两(冲)

案221 湿阻吐泻案

周左,49 岁,朱家湾。

初诊　胸脘痞塞,呕吐频频,大便水泻,溺短少,舌红润,脉软滞。治以宣化和中。

苏叶梗钱半　赤苓三钱　莱菔子三钱拌炒春砂仁八分　小枳实钱半　泽泻二钱　旋覆花二钱拌保和丸四钱　代赭石五钱(杵)　姜炒川连七分

复诊　吐泻已止,惟头晕而重,胸膈痞满,溺仍短少,舌苔退薄,脉尚软滞。仿前法加减。

杜藿梗三钱　薄川朴一钱　佩兰叶二钱　生薏苡仁四钱　新会皮钱半　炒车前三钱　生鸡金二钱　佛手片钱半　赤苓三钱　泽泻三钱

第二编
杂症医案

案1　肝热风动头晕案

陈左。

初诊（四月二十三日）　肝热风动，头晕神烦，遍身筋骨痛，脐旁冲动，舌红无苔，脉弦数，左甚于右。治以柔肝熄风，通络止痛。

滁菊花二钱　明天麻一钱　桑麻丸三钱拌磁朱丸七钱（包）　石决明一两（打）　络石藤三钱　茯神木四钱　东白薇三钱

复诊　头晕神烦已除，筋骨尚痛，冲脉仍动，舌红苔微黄，脉弦旺，左甚于右。治以平肝纳冲，舒筋止痛。

络石藤三钱　宽筋草三钱　戊己丸钱半拌磁朱丸七钱　丝瓜络三钱　淡竹茹二钱　生白芍三钱　东白薇三钱　蜜炙延胡索钱半　生明乳香八分

<u>按</u>　风为木气，内通于肝，肝热风动故见头晕神烦，遍身筋骨痛；脉弦而数，是肝热风动之征象。治以柔肝熄风，通络止痛后，主症即除，再以平肝纳冲，舒筋止痛，效验可期。

案2　肝肾两亏湿流下焦足痿案

程左，55岁，专务桥。

初诊　肝肾两亏，湿流下焦，足仍痿弱，便闭三日，苔腻，脉左软滞，右弦滞。仿前法参驱湿药。

骨碎补四钱　丝瓜络三钱　络石藤三钱　川断二钱　虎潜丸四钱拌二妙丸一钱　仙半夏三钱　新会皮钱半　春砂仁三分捣郁李净仁钱半　桑枝膏一两（冲）

复诊　大便不多，两足渐能活动，塞略爽，苔腻渐薄，脉转流利。仿前法加减。

骨碎补四钱　络石藤三钱　虎潜丸三钱拌二妙丸一钱(包)　五加皮三钱　川断二钱　竹沥半夏二钱　蜜炙橘红一钱　郁李净仁一钱(捣烂)　嫩桑梗二尺

复诊　诸症如前，面浮，夜间呃逆，苔白滑，脉右浮滑，左弦搏。治以豁痰止呃。

淡竹茹三钱　新会皮钱半　旋覆花二钱(包)拌虎潜丸四钱　竹沥半夏二钱　瓜蒌仁四钱(打)　络石藤三钱　宽筋草三钱　紫菀三钱　白前二钱

复诊　大便艰难、两腿筋痛诸症轻减，舌苔薄滑，脉同前。仿前法，加以润肠。

骨碎补四钱　络石藤三钱　虎潜丸三钱拌桑麻丸四钱　松子仁四十粒(去衣)　柏子仁二钱　宽筋草三钱　桑寄生三钱　制月石二分　真柿霜一钱　同研匀冲。

复诊(五月十日)　两足软弱，步履维艰，大便或畅或不畅，苔白薄滑，脉同前。仿前法加减。

骨碎补四钱　川杜仲三钱(盐水炒)　金刚四斤丸四钱拌虎潜丸四钱　柏子仁四十粒(杵)　松子仁三钱(杵)　五加皮三钱　络石藤三钱　远志一钱　石菖蒲根八分

复诊　两足仍软，步履维艰，便艰，咯痰不爽，苔薄滑，脉弦大而软。治以宣肺豁痰，壮筋健骨。

瓜蒌仁四钱(杵)　竹沥半夏三钱　二妙丸一钱(包)拌虎潜丸四钱　怀牛膝三钱　骨碎补四钱　巴戟肉三钱　淡苁蓉三钱　远志肉钱半　菖蒲根一钱

复诊(五月二十三日)　足仍软弱，步履畏跌，舌苔薄滑而厚，语言略謇，脉左大，右软滞。治以壮筋健骨，兼化痰湿。

淡苁蓉三钱　巴戟肉三钱　右归丸三钱(包)拌虎潜丸四钱　骨碎补四钱　怀牛膝三钱　络石藤三钱　川断二钱　远志肉一钱　菖蒲根八分

复诊(六月初八日)　咳嗽白痰，语謇肢麻，两足软弱，舌苔白腻，脉软滞，左兼滑。拟清上填下法。

光杏仁三钱　生薏苡仁四钱　怀牛膝三钱　抱木茯神四钱　二妙丸钱半拌益元散三钱　桑寄生三钱　络石藤三钱　菖蒲根八分　远志肉一钱

复诊(六月十二日)　面浮痰咳已减，足软，小便自遗，脉舌同前。仿前法加减。

骨碎补四钱　络石藤三钱　桑寄生四钱　茯神木四钱　虎潜丸三钱拌海蛤粉三钱　川黄草三钱　生谷芽二钱　远志肉一钱　嫩桑梗二尺

复诊　苔仍嫩弱，溺尚不禁，惟咳痰少，大便通，胃口尚佳，脉舌同前。治以壮筋健骨，略佐化痰。

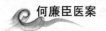

骨碎补四钱　川断二钱　虎潜丸四钱拌牡蛎粉三钱　菖蒲根八分　远志肉一钱　络石藤三钱　宽筋草三钱　桂枝木五分　嫩桑梗二尺

案3　肝气犯胃胃痛呕酸案

陈右。

初诊　肝气犯胃，胃痛呕酸，甚或筋脉拘挛，舌苔白滑，脉右弦滑，左弦数。治以柔肝和胃，止痛除呕。

左牡蛎四钱　代赭石四钱　赤苓三钱　墨鱼骨三钱　石决明一两（打）　甘松七分　左金丸八分拌磁朱丸六钱　淡竹茹三钱　上沉香五分　当归二钱

复诊　痛减筋宽，呕酸，或止或发，舌红，苔腻，脉右弦滑，左弦数。治以平肝和胃，止呕除酸。

左牡蛎四钱（打）　墨鱼骨三钱　左金丸八分拌磁朱丸七钱（包）　淡竹茹二钱　代赭石四钱（打）　浙茯苓三钱　制香附二钱　青子芩钱半　上沉香五分

按　胃痛呕酸乃肝气犯胃常见之症，法当平肝养胃，故予左金丸（川连、吴萸）平泄肝热，代赭石、石决明重镇降逆，左牡蛎、墨鱼骨制酸止痛，甘松、沉香理气止痛，茯苓、竹茹健脾和胃，当归佐之，行中有补，全方疏肝理气，降逆和胃，冀其呕却酸止痛停。

案4　劳嗽稠痰案

胡左，横街，23岁。

劳嗽稠痰，寒轻热重，口燥渴，便溏如薄酱，苔黄腻，脉弦数，右兼滑，此肺劳末期之候。治以清肝保肺，益气除痰。

碎羚角八分（先煎）　生桑皮七钱　安神丸四钱拌孔圣枕中丹四钱（包）　鲜石斛三钱　淡竹茹三钱　生白芍三钱　东白薇三钱　毛西参一钱　鸭梨肉一两

复诊　咳痰不爽，热重微寒，夜不安寐，心神烦闷，口干，舌燥，脉右细滑数，左细弦数，此为肺痨末期，治以润肺活痰，退热开胃。

怀山药四钱　牛蒡子钱半（杵）　杜兜铃钱半　淡天冬钱半　生甘草五分　京川贝三钱（去心）　鲜石斛三钱　地骨皮五钱

制月石二分，真柿霜一钱，二味研匀同冲。

案5　肝热脑虚头目晕眩案

高右。

初诊　肝热脑虚，头目晕眩，耳鸣，心跳胆怯，心烦，咳痰带血，色紫，经行反多，腰痛带下，舌红微紫，脉左弦小数，右弦软。治以清营柔肝，养心补脑。

陈阿胶一钱(烊冲)　生白芍三钱　青蒿脑一钱　生鳖甲三钱　生龟甲心(打)　东白薇三钱　川黄草三钱　金橘脯二枚　桑麻丸三钱拌磁朱丸七钱

复诊　痰中血止,惟头晕,目眩,耳鸣,夜不安寐,腰痛,带下,脉左弦小数,右弦软。治以清肝熄风,养心固带。

陈阿胶一钱(烊冲)　生白芍三钱　桑麻丸三钱拌磁朱丸四钱(包)　鲜生地三钱　鲜石斛三钱　柏子仁二钱　夜合花二钱　甘松八分　金橘脯二个

复诊　眩晕、耳鸣、心跳渐减,惟腰痛带下,舌淡红中脱液,脉同前。用前法加减。

陈阿胶一钱(烊冲)　生白芍四钱　磁朱丸四钱拌牡蛎粉三钱(包)　细生地三钱　川黄草四钱　络石藤三钱　盐水炒川杜仲三钱　淮小麦三钱　金橘脯二枚

复诊　腰痛带下均减,惟背痛,时而目眩,鼻孔热,足肿,右甚,舌红苔黄,脉弦软,此阴虚夹湿。治以养阴化湿。

陈阿胶一钱(烊冲)　生白芍三钱　磁朱丸四钱(包)拌牡蛎粉三钱　生怀山药三钱(打)　南芡实四钱　络石藤三钱　生薏苡仁三钱　川黄草三钱　金橘脯二枚

案6　痰瘀腹痛胸闷案

钱左。

腹痛气逆,胸闷胃钝,痰壅咽阻,脉象弦滞,苔腻微黄。治以导滞止痛。

瓜蒌仁三钱　小枳实一钱　干薤白一钱　蜜炙延胡索一钱　生明乳香五分　生净没药五分　海南子一钱　制香附一钱　赤苓三钱

案7　血虚兼瘀胃中结瘕案

徐右。

胃中结瘕,时而胃疼,头痛,经行延或早,色或紫或淡,或多或少,时带下,此由血虚兼瘀,脉舌同前。治以养血驱瘀。

制香附二钱　墨鱼骨三钱　全当归钱半　生白芍三钱　鳖甲煎丸钱半拌海蛤壳粉三钱　泽泻二钱　甘松七分　滁菊花二钱　蜜炙延胡索钱半

案8　脾虚泄泻案

姚右。

牙痛已减,水泻如前,肠鸣,胃渐动,苔腻退,脉同前。治以健脾止泻。

炒于冬二钱　炒白芍三钱　越鞠丸三钱拌怀山药粉四钱　炒麦芽钱半　川芎八分　煨木香八分　带壳春砂八分　煨诃子肉钱半　浙茯苓三钱

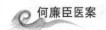

案9 肝火烁肺干咳案

劳右。

肝火烁肺,肺热干咳,喉痒气逆,乍寒乍热,口腻胃钝,舌红苔黄,脉右浮数,左弦沉。治以清肝宣肺,活痰化湿。

冬桑叶二钱　牛蒡子钱半(杵)　左金丸八分拌飞滑石三钱　瓜蒌皮二钱　青连翘三钱　青盐陈皮一钱　安南子三枚　紫菀二钱　白前二钱

案10 肝风挟湿头晕案

莫左。

初诊　肝风挟湿,动则头晕,口腻胃钝,舌苔薄腻,便不畅,脉同前,惟右脉浮弦。治以熄风化湿。

滁菊花二钱　明天麻钱半　木香槟榔丸拌滑石四钱　佩兰叶二钱　冬瓜子四钱　远志一钱　石决明八钱　菖蒲根一钱　蜜炙橘红八分

复诊　便已通,头尚晕,口腻胃钝,苔腻微黄,脉右弦滞,左浮弦。仿前法进一筹。

滁菊花二钱　石决明一两(打)　焦山栀三钱　西茵陈三钱　明天麻钱半　佩兰叶二钱　竹沥半夏三钱　冬桑叶二钱　茯神木四钱　新会皮钱半

按　中医认为眩晕之致病因素不外乎风、痰、瘀、虚,又可互为因果,此案肝风挟湿,动则头晕,伴口腻胃钝、舌苔腻、便不爽等湿阻中焦之症,治以熄风与化湿并举,共奏止眩之功,与眩晕病机契合。

案11 肺热咳血案

劳左。

肺热咳血,胆怯心跳,舌红无苔,脉右滑数,左弦数。治以清营保肺。

冬桑叶二钱　淡竹茹二钱　血见愁四钱　马兜铃钱半　生海蛤壳八钱(打)　金银花炭二钱　安南子二个　元霜紫雪膏一两(冲)　青盐陈皮钱半

案12 肝阳冲脑偏头痛案

郦左,杭州。

劳心动肝,肝阳冲脑,头偏左痛,时或不痛,舌红苔微滑,脉左寸数,关尺弦数。治以养心神以潜肝阳,熄内风以平脑筋。

大生地三钱　玄参二钱　桑麻丸四钱拌杞菊六味丸四钱(包)　抱木茯神四钱　柏子仁钱半　制首乌四钱　石决明一两(打)　生白芍三钱　滁菊花二钱

案13 湿热兼脑风案

郦左，杭州。

肝阳冲脑，脑筋刺痛，鼻略塞，苔薄腻，脉左浮弦数，右弦滞。此湿热兼脑风也，拟清熄芳淡法。

滁菊花三钱　明天麻一钱　石决明一两　川楝子钱半　桑麻丸三钱拌二妙丸二钱　苦丁茶钱半　淡竹叶二钱　苏梗通钱半　嫩桑芽三个

案14 肝阳肺热头晕案

李右。

咳血虽止，咯痰尚稠，头晕而胀，或心跳，舌红润，脉右软滑，左弦软。治以柔肝保肺，肃清热痰。

石决明八钱（打）　海蛤壳六钱　野百合钱半　桑麻丸三钱拌磁朱丸四钱　生款冬三钱　紫菀三钱　白薇三钱　安南子三枚　青盐陈皮一钱

案15 肝风气火挟痰半身不遂案

某。

素因半身不遂两载有余，平时善怒，又多劳心，近数日胃已不开，今因上午怒后，头身渐向右边倾侧，此由肝风上翔，气火挟痰，上壅清窍，神迷不语，大便一日不解，顷诊六脉，两寸极数，右兼滑，左兼搏，舌胖嫩，后半苔腻。头身均热，自汗，必兼受时令湿热郁蒸。议以熄风降痰，化湿泄热，标本并治。

羚角片一钱（先煎）　双钩藤七钱　滁菊花二钱　老竺黄二钱　远志一钱　鲜石菖蒲一钱（煎碎）　石决明八钱（打）　节斋化痰丸四钱拌辰砂一钱（包）　滑石四钱（分冲）　淡竹叶三十六片

按　"肝风上翔，气火挟痰，上壅清窍"是本例病理症结所在，也是中风常见的病因病机。是案显属痰火内壅之实证无疑，投以熄风降痰泄热之剂，虑其头身均热，自汗，苔腻，兼以化湿，药后病当有转机，然欲其全愈，非旦夕所能为。

案16 暑湿挟肝风痰壅神昏案

某。

初诊　据述上午较轻，神识不昏，至傍晚气急神倦似迷。此由暑湿挟肝风，肝动痰壅，惟大便已解，乃次少而不爽。顷诊六脉左寸搏数异常，右寸关滑数，尺皆软滞，舌苔微黄而滑，右足红肿而痛，最怕脚气攻心，议仿前法，加治脚气药。

石决明一两（打）　双钩藤五钱　青蒿子二钱（包）拌竹沥达痰丸四钱　老竺

黄三钱　远志肉一钱　海南子三枚　鲜石菖蒲一钱搓熟分冲　万氏牛黄丸两颗研细药汤调下　鲜淡竹叶三十六片　灯心五帚

复诊　神识较昨夜清，身热亦渐减，舌苔黄腻，咳嗽无痰，大便臭而尚少，溺亦赤热，足尚红肿，脉较昨夜弱，数渐缓，议仿前法加减。

冬桑叶二钱　瓜蒌皮五钱　滁菊花二钱　海蛤壳八钱（打）　青蒿子二钱老竺黄三钱　鲜淡竹叶三十六片　枳实导滞丸四钱拌木香槟榔丸三钱　灯心五帚　青连翘三钱

🦋 案17　痰火湿热咳痰案

邵左，谢桥。

素因痰火，现受湿热，咳痰黏而不爽，苔腻，脉右浮滑，左弦滞。议以辛润通降。

瓜蒌仁四钱（打）　牛蒡子钱半（打）　旋覆花二钱（包）拌竹沥达痰丸四钱杜兜铃钱半　光杏仁三钱　前胡二钱　白前二钱　苏梗通钱半　佩兰叶二钱

🦋 案18　肝郁犯胃脘痛呕酸案

吴右，横街。

肝郁犯胃，脘痛呕酸，口腻胃钝，便不爽，溺热，脉右弦滞，左弦数，苔黄腻。此湿热气滞。治以苦辛淡通降法。

小川连六分　苏叶梗钱半　旋覆花二钱（包）拌飞滑石四钱　生延胡索钱半（打）　生明乳香六分（打）　瓜蒌仁四钱　小枳实钱半　赤苓三钱　佛手片钱半

🦋 案19　肾水下虚肝阳上升失聪案

周右，杭州。

肾水下虚，肝阳上升，左耳失聪，时而少寐，时而心跳，舌红苔薄，脉左关尺虚弦，右浮而微弦数。治以滋肾柔肝，通窍聪耳。

耳聋左慈丸四钱（包）拌青龙齿三钱　骨碎补四钱　生石决明八钱（打）　左牡蛎四钱（打）　石菖蒲根八分　远志一钱　青盐陈皮一钱

复诊　据述前方一剂服后，略效，继饮啤酒，耳鸣如故。酒性上升，激动肝阳亦上升。此后切忌戒酒。脉舌未详，仿前法进一筹。

耳聋左慈丸四钱（包）拌磁朱丸六钱　生青龙齿四钱（打）　石决明一两（打）骨碎补四钱　菖蒲根一钱　远志一钱　苏梗通一钱　北细辛三分　青盐陈皮一钱

按　耳聋左慈丸乃六味地黄丸加磁石、柴胡而成，又名柴磁地黄丸，用治肾水不足，阴虚阳亢，肝火上扰清窍之耳鸣、耳聋，为益肾泻火，滋潜并举之良方，与本案肾水下虚，肝阳上升之失聪较为贴切。复诊处方遣药以耳聋左慈丸拌磁朱丸(神曲、磁石、朱砂)为用,临证当注意磁石之用量,此药毕竟为重坠之品,不免有损伤胃气之弊,勿多服、久服为宜。

案20　痰湿火阻滞肺胃案

某左。

初诊　痰湿火阻滞肺胃,咯痰不爽,气逆膈塞甚则烦躁,头汗,胃钝,溺黄,大便色黑如酱,艰而且少,舌苔白腻尖燥,脉右滑搏关尺弦长而浮,左关尺弦小而长,病在高手,最防痰厥。拟以顺气活痰为君,佐以清化湿热。

戈制半夏三分捣拌瓜蒌仁五钱　白前二钱　紫菀四钱　白芥子三分拌捣海蛤粉八钱　旋覆花二钱拌飞滑石四钱　白薇三钱　炒香枇杷叶一两　路路通五个

复诊　咯痰渐松,尚不能多,气逆膈塞,较前稍减,惟咯痰不爽之际,尚要烦躁,头汗,胃尚钝,便不爽,溺短黄赤,眼白微黄,舌尚白,苔已转黄而满布,口干燥不能多饮,脉尚弦长,右寸关浮滑沉滞,总由痰湿热阻滞气机,三焦因之气郁不宣。议以宣上疏中导下,三焦并治。

戈制半夏三分拌捣瓜蒌仁七钱　佩兰叶钱半　紫菀、苏子钱半拌捣海蛤壳一两　苏梗通一钱　白前三钱　旋覆花二钱(包)拌辰砂八分　飞滑石六钱　西茵陈三钱　远志一钱　炒香枇杷叶一两　路路通五个

案21　湿热肝火身肿案

何右,峡山。

湿热肝火,酿变浑身浮肿,咳而上气,溺短热,便不畅,苔白腻,脉左弦洪,右弦滞。治以通络利溺。

生石决明八钱(打)　丝瓜络三钱　焦山栀三钱　络石藤三钱　清宁丸钱半拌飞滑石四钱　细木通一钱　地蚯蟥四钱　淡竹叶二钱　嫩桑枝二尺

案22　肝气犯胃脘痛气逆案

金右,50岁,六和庄。

初诊　肝气犯胃,脘痛气逆,呕酸吐苦,苔腻微黄,脉右弦滞,左弦急。治以柔肝和胃,除痛止呕。

吴茱萸一钱拌炒小川连六钱　旋覆花二钱拌磁朱丸六钱　代赭石四钱　广郁金三钱(打)　石决明一两(打)　蜜炙延胡索钱半　生明乳香六分　甘松七分

复诊　脘痛吐后渐减,苔仍黄腻,脉同前。仿前法加减。

淡竹茹二钱　生代赭石四钱(打)　生延胡索钱半(打)　生乳香六分(打)　旋覆花二钱拌牡蛎粉三钱(包)　吴茱萸六分拌炒小川连六分　生石决明一两(打)　佩兰叶二钱

案23 肝脾不和飧泄案

周左,塔子桥。

两足酸痛已减,惟大便仍溏泻,肠鸣,脉弦软,苔白滑。此《内经》所谓肠鸣风飧泄也。治以健脾止泻,调肝驱风。

生于术二钱　炒白芍三钱　炒广皮一钱　煨木香八分　带壳春砂八分　炒麦芽钱半　煨肉果一钱　川芎八分　清炙草七分

案24 湿阻气滞肺痛胃钝案

杨左,白仁堂。

湿阻气滞,肺痛胃钝,口淡肢懈,舌苔白腻,脉右弦滞,左软滞。治以调气化湿,宣通肺胃。

光杏仁三钱　新会皮钱半　越鞠丸三钱拌飞滑石四钱(包)　杜藿梗三钱　佩兰叶二钱　制香附二钱　广郁金三钱　苏梗通钱半　佛手片钱半

案25 痰饮久嗽案

陈左,温州。

痰饮久嗽,咳痰或稀白或黄稠,肺痛,苔白滑,脉右浮弦,左软滞。治以除痰蠲饮。

姜半夏二钱　浙茯苓四钱　新会皮一钱　桂枝木四分　生于术一钱　生薏苡仁四钱　紫菀三钱　白前二钱　佩兰叶二钱　金橘脯二枚

案26 肝风冲脑神经错乱案

宗左,29岁,柯桥。

初诊 肝风冲脑,神经错乱,目眩指麻,口角流涎,咯痰稀白,舌淡红,苔薄黄,脉右浮弦滑,左弦软。治以柔肝熄风化痰除涎。

陈阿胶钱半　生白芍五钱　桑麻丸四钱拌六味丸四钱　茯神木四钱　生黄芪尖一钱　嫩桑梗尖五钱　远志一钱　菖蒲根八分

复诊 指麻,口角流涎,咯吐白痰,舌薄红,苔薄滑,脉右浮滑,左弦涩。温健脾阳以运四末。

桂枝尖五分　生白芍二钱　清炙草四分　竹沥半夏三钱　茯神木四钱　广橘络、橘白各八分　络石藤三钱　生芪尖八分　桑枝尖一两　青松针五十支

案27 痰嗽气逆浮肿案

陈左。

初诊 痰嗽气逆,面浮肢肿,口腻胃钝,舌红苔腻,脉右浮滞沉滑,左弦滞。治以豁痰降气。

光杏仁三钱 苏子二钱 滚痰丸二钱(包)拌飞滑石四钱 生桑皮五钱 新会皮钱半 前胡二钱 白前二钱 大腹皮三钱 佛手片钱半

复诊 痰嗽略减,惟气逆晕厥,面浮肢肿,溺热渐利,舌红苔薄黄,脉右浮滑,左浮弦。治以熄风豁痰,达膜退肿。

滁菊花二钱 明天麻一钱 磁朱丸四钱拌飞滑石四钱(包) 竹沥半夏三钱 带皮茯苓三钱 紫菀三钱 白前二钱 地蛄蝼四钱 生桑皮五钱

案28 久咳成痨咳痰带血案

洪左,冈塘,40岁。

久咳成劳,咳痰带血,胃气尚佳,便不爽,苔薄白,脉右滑数,左弦软。治以清痰保肺。

冬桑叶二钱 甜杏仁三钱(去皮杵) 节斋化痰丸四钱拌海蛤粉三钱 野百合二钱 款冬花三钱 紫菀三钱 白前二钱 竹沥半夏钱半 青盐陈皮一钱

案29 湿阻夹痰案

陈右,东城,72岁。

咳嗽痰多,脘痛胃钝,夜少寐,肠鸣水泻夹痰,舌苔白腻,脉右弦滞,左弦急。治以除痰化湿止痛。

藿香正气丸三钱拌越鞠丸三钱 广木香七分 生延胡索钱半(打) 带壳春砂八分(杵) 生明乳香六分 竹沥半夏三钱 生薏苡仁一钱 带皮茯苓四钱 甘松七分

案30 湿热夹肝气案

谢右,窦酱,28岁。

湿热夹肝气,肢懈胃钝,口腻苦燥,便不畅,溺短热,舌黄薄腻,脉右滞,左弦。治以芳淡清化。

杜藿梗三钱 制香附二钱 苏叶梗钱半 淡竹茹三钱 新会白二钱 西茵陈三钱 冬瓜子三钱 焦山栀三钱 赤苓三钱 猪苓二钱

案31 湿热兼风面目浮肿案

陆右,65岁,洗马池头。

湿热兼风,面目浮肿,口腻溺热,舌淡红薄腻,脉右浮滞,左弦。治以芳淡疏利。

佩兰叶二钱　冬桑叶二钱　淡竹叶二钱　冬瓜皮二钱　浙茯皮三钱　生桑皮四钱　焦山皮钱半　绿豆皮钱半　丝瓜络三钱　嫩桑梗二尺

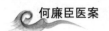 案32　湿热兼风胃钝案

张右，49岁，仓安门外。

湿热兼风，微寒微热，胃钝腹满，咳嗽稠痰，舌苔薄腻，脉右浮滑沉滞，左弦数。治以芳淡清化。

杜藿梗三钱　卷川朴一钱　广郁金三钱（打）　大腹皮三钱　白蔻末四分拌飞滑石四钱　前胡二钱　桔梗一钱　西茵陈三钱　佛手片钱半

案33　痰湿热阻滞肺胃案

沈左，75岁，状元弄。

初诊　肺有宿痰，黏而咳吐不爽，嗽甚则头晕，自汗，腰骨酸痛，舌苔前半薄后半厚，脉同前，润肺活痰。

光杏仁三钱　牛蒡子钱半（杵）　瓜蒌仁四钱（杵）　款冬花三钱　马兜铃钱半　海蛤壳八钱（杵）　紫菀三钱　白前二钱　生萝卜二两　鸭梨肉一两

复诊　咳痰不爽，气逆胃钝，苔厚白腻，脉右滑数，左弦滑数。此痰湿热阻滞肺胃，治以仿前法加减。

苏子二钱拌捣瓜蒌仁五钱　前胡二钱　白前二钱　牛蒡子钱半（打）　春砂仁三分拌捣郁李净仁二钱　竹沥达痰丸四钱拌滑石六钱　广皮红钱半

案34　肝火冲脑肺干咳案

汪左，栈头，29岁。

肝火冲脑肺，喉痒，干咳，胸胁痛，舌淡红碎，脉右浮滑数，左浮弦数，防变咳血肺痨。治以清肝保肺。

冬桑叶二钱　甜杏仁三钱（杵去衣）　马兜铃钱半　海蛤壳六钱（打）　瓜蒌仁四钱（打）　生桑皮四钱　款冬花二钱　安南子三枚　紫菀二钱　生莱菔一两（切碎）

案35　疬窜肺痨案

戴右，34岁，渚家洄头。

先生疬窜，后成肺痨，咳痰或稀或稠，腹部或漏，舌干红，脉细弦数。治以清肝保肺，化痰开胃。

北沙参三钱　甜杏仁三钱（杵）　生白芍三钱　东白薇三钱　节斋化痰丸三钱拌青蛤散二钱　海蛤壳八钱　鲜石斛二钱　安南子三枚　金橘脯二个

案36　肺热喉痒咳痰案

周左,20岁,龛山。

肺热喉痒,咳嗽痰多,稀白,舌苔薄滑,脉右浮滑数,左浮弦数。治以清肺止咳。

冬桑叶二钱　光杏仁三钱　牛蒡子钱半(打)　竹沥半夏钱半　瓜蒌仁四钱　海蛤壳六钱　紫菀三钱　白前二钱　安南子三枚　青盐陈皮一钱

案37　风中经络案

章左,30岁,道墟。

左肢麻木,言謇,咳痰不出,舌伸缩不便,脉左弦滞。此为风中经络。治以祛风活络,利窍豁痰。

紫苏嫩枝钱半　双钩藤四钱　石菖蒲根一钱　远志肉一钱　广皮红一钱　瓜蒌皮二钱　左秦艽钱半　络石藤三钱　宽筋草三钱　嫩桑枝二尺

案38　肝火烁肺项生痰核案

屠左,15岁,上灶。

初诊　肝火烁肺,咳痰不爽,咽痛腥气,项生痰核,舌淡红,脉左弦数,右滑数。治以清肝肃肺,除痰消核。

瓜蒌皮二钱　夏枯草二钱　青连翘二钱　杜兜铃钱半　天葵子四钱　乌玄参二钱　海蛤壳六钱(打)　安南子三枚　牛蒡子钱半(打)　鲜竹叶三十片

复诊　咳痰黏而不爽,咽微痛,项核如钱,口吐秽气,脉舌同前。仿前法加减。

瓜蒌仁四钱(杵)　生牛蒡子钱半(打)　节斋化痰丸三钱(包)拌青蛤散三钱　天葵子五钱　夏枯草二钱　玄参二钱　海藻三钱　安南子三枚　真柿霜一钱

案39　肝风冲脑神经衰弱案

郑君,第二营。

初诊　肝风冲脑,神经衰弱,头晕目眩,舌嫩红,脉浮弦虚弱。治以熄风安脑,佐以健胃。

滁菊花二钱　明天麻钱半　桑麻丸三钱拌磁朱丸四钱　茯神木四钱　猪苓三钱　新会白一钱　生薏苡仁四钱　生谷芽二钱　甘松七分

复诊　头目晕眩渐减,惟胃气不健,肢懈无力,苔黄薄腻,脉同前。前法加减。

滁菊花二钱　明天麻钱半　桑麻丸三钱拌辰砂一钱　滑石三钱　生薏苡仁

四钱　抱木茯神四钱　淡竹茹二钱　新会白一钱　生谷芽钱半　金橘脯二枚

复诊　湿热夹肝风,头晕肢懈,口腻,胃钝,舌苔右边厚腻,脉右滞,左浮弦。治以芳淡清熄。

杜藿梗二钱　佩兰叶二钱　保和丸四钱拌磁朱丸四钱　冬桑叶二钱　明天麻一钱半　茯神木四钱　生薏苡仁四钱　西茵陈三钱　佛手片一钱半

案40　肺热咳痰带血案

倪童,九和桥。

肺热咳痰带血,下午身微热,溺尚赤热,脉舌同前。仿前法加宁络药。

冬桑叶二钱　淡竹茹二钱　十灰丸二钱(包)拌飞滑石四钱　马兜铃钱半安南子三枚　青盐陈皮一钱　海蛤壳六钱(打)拌瓜蒌仁四钱(杵)　广郁金三钱(杵)

案41　咳痰肢懈案

章左,松林。

复诊　咳痰稠黏而咸,肢懈无力,舌腻白滑,脉右浮搏,左弦数。治以清肺除痰。

光杏仁三钱　生薏苡仁四钱　旋覆花二钱拌海蛤粉三钱　竹沥半夏三钱浙茯苓四钱　瓜蒌仁四钱(杵)　款冬花三钱　前胡二钱　白前二钱

复诊　久嗽稠痰,日轻夜重,甚则坐不得卧,舌苔薄滑,脉同前。治以清化轻降。

冬桑叶二钱　光杏仁三钱　节斋化痰丸三钱拌青蛤散三钱　瓜蒌仁四钱(杵)　生款冬三钱　紫菀二钱　白前二钱　远志一钱　生甘草

复诊　喘减得卧,惟咳吐稠痰带红,四肢无力,舌苔薄滑,脉右软数,左小数。治以清络保肺。

冬桑叶二钱　淡竹茹二钱　节斋化痰丸拌青蛤散三钱　瓜蒌仁四钱　血见愁二钱　紫菀二钱　安南子三枚　参三七一钱　生白芍三钱

复诊　咳吐稠痰,仍然带血,肢懈,苔滑,脉右滑数,左弦数。治以肃肺宁络。

瓜蒌仁八钱(杵)　淡竹茹三钱　节斋化痰丸三钱拌十灰丸三钱　参三七一钱　血见愁四钱　安南子二枚　青盐陈皮钱半　生藕节五个　青童便一盅(冲)

复诊　咳血已减,仍嗽稠痰,胃气尚健,腹中内热,脉舌同前。治仿前法。

瓜蒌仁四钱(杵)　淡竹茹三钱　节斋化痰丸四钱(包)拌十灰丸二钱　马兜铃钱半　海蛤壳八钱　参三七一钱　血见愁四钱　安南子三个　青盐陈皮一钱

案42　痨嗽稠痰神烦吐酸案

戴左,34 岁,渚家泂头。

痨嗽稠痰,神烦吐酸,腹筋抽痛,舌紫绛,脉右滑数,左弦数。仿前法加减。

牡蛎五钱(打)　玄参三钱　生白芍五钱　东白薇三钱　左金丸八分(包)拌节斋化痰丸三钱　淡竹茹二钱　京川贝二钱　杜兜铃钱半　海蛤壳八钱

复诊　劳嗽胶痰,呕吐酸苦,胃疼腹痛,便泄臭秽,舌绛,脉同前。治以清上补下。

怀山药五钱(打)　牛蒡子钱半(杵)　节斋化痰丸三钱(包)拌磁朱丸四钱鲜石斛三钱　紫菀二钱　白前二钱　新会白一钱　带壳春砂八分

案43　肝火犯肺久咳咳血案

单右,17 岁,牛角湾。

久咳愈止愈发,甚则咳血,气逆,舌苔白滑,脉右浮滑数,左浮弦数。治以清肝保肺,止咳宁络。

冬桑叶二钱　瓜蒌仁四钱(杵)　淡竹茹二钱　生桑皮五钱　地骨皮五钱东白薇三钱　马兜铃钱半　海蛤壳八钱　紫菀三钱　白前二钱

案44　肺气燥热失音案

张右,62 岁,王家封。

肺气燥热,稠痰黏着声管以致失音,咳气不爽,舌嫩红碎,脉右浮数沉涩,左弦小微数。治以轻清开化。

瓜蒌皮钱半　牛蒡子钱半(杵)　白桔梗八分　生甘草五钱　杜兜铃一钱京川贝二钱(去心)　鸡子白一枚　芦衣纸①十张　制月石二分　真柿霜一钱研匀同冲

案45　劳嗽痰多黏稠案

薛左。

劳嗽喉痛,痰多稠黏,口腻胃钝,腹疼便溏,溺短少,苔薄腻,脉右浮数,左弦小数。治以清肺化痰,开胃健脾。

北沙参四钱　怀山药四钱　生薏苡仁四钱　淡天冬钱半　远志一钱　生甘草五分　川黄草四钱　长须生谷芽钱半　葡萄干一钱　金橘脯二枚

---

① 芦衣纸:疑为木蝴蝶当地别名。

案46　肝胃火旺呕酸头晕案

林君，31岁，昌安。

心泛呕酸，头晕耳鸣，心跳，苔腻微黄，音嘶，脉右浮数，左弦数。治以柔肝和胃，止呕开喑。

淡竹茹三钱　代赭石四钱　石决明八钱（杵）　海蛤壳六钱（杵）　旋覆花二钱（包）拌左金丸二钱　杜兜铃钱半　苏梗通钱半　安南子三枚　青盐陈皮一钱

案47　气滞湿阻腹大足肿溺不利案

陈君，48岁，下灶。

腹大足肿渐减，舌苔退薄，溺不利，脉同前。仿前法，注重利溺。

大腹皮三钱　小青皮一钱　宽膨散钱半（包）拌飞滑石四钱　生鸡金二钱（打）　瓜蒌皮三钱　赤苓三钱　猪苓二钱　地蛄蝼四钱　佛手片钱半

案48　肝气冲肺痰中带血案

吴君，漓渚。

初诊　肝气冲肺，肺络受伤，痰中带血，现在红虽暂止，而肺热未清，嗽痰色黄，舌边红，苔白滑，脉右软滑，左弦软数。治以柔肝保肺，清气宁络。

生海蛤壳八钱（打）　生左牡蛎四钱（打）　野百合二钱　生款冬三钱　孔圣枕中丹四钱拌北秫米四钱　紫菀三钱　马兜铃一钱　安南子三枚　青盐陈皮钱半

复诊　痰中血止，咳嗽未除，胃气不健，口燥舌干，苔薄白微红，脉左数渐减，仿前法治进。

野百合二钱　款冬花三钱　马兜铃钱半　生海蛤壳八钱（打）　生桑皮四钱　鲜石斛二钱　孔圣枕中丹四钱（包）拌节斋化痰丸三钱　紫菀三钱　安南子三枚　雪梨膏二瓢调羹（冲）

复诊　肝火烁肺，咳多痰少，走浊未净，舌淡红，苔薄黄，脉右弦滑，左弦数。治以清肝保肺，养胃滋肾。

北沙参三钱　原麦冬钱半　马兜铃钱半　海蛤壳八钱（打）　节斋化痰丸三钱拌怀山药粉四钱　野百合二钱　款冬花三钱　南芡实四钱　雪梨膏一两（冲）

复诊　肝热冲肺，咳痰不爽，胸部不舒，舌淡红无苔，脉右浮弦兼数，左弦数。治以清肝保肺。

陈阿胶一钱　牛蒡子（杵）钱半　马兜铃钱半　石决明八钱（打）　海蛤壳八钱（打）　生白芍五钱　冬桑叶二钱　甜杏仁三钱　野百合二钱　款冬花三钱

案49 肝气入络夹湿热经络串痛案

马右,45岁,石灰弄。

初诊 肝气入络,又夹湿热,经络串痛,口腻胃钝,少腹胀痛,肢懈,苔腻,经行甚少,脉弦滞。治以清肝通络,利湿泄热。

冬桑叶二钱 粉丹皮钱半 左金丸八分拌滑石四钱(包) 制香附二钱 生广郁金三钱(打) 络石藤三钱 宽筋草三钱 小青皮一钱 青泻叶七分

复诊 叠进清肝通络,宽胀养胃等三剂,每日便黑粪一次,较前稍淡带红,小便长,腹块渐平,腹足肿亦渐退,胃亦略开,惟右肩酸痛,足上仍有红点,腹略痛,舌润红嫩,脉左弦数大减,右渐较软。仿前法加减。

旋覆花二钱拌捣当归龙荟丸钱半 川楝子钱半 路路通六个(先洗一次)生白芍五钱 真新绛二钱 广郁金三钱(杵)拌捣鲜生地六钱 鲜石斛四钱 地鳖虫三只(去头足) 东白薇三钱

复诊 四进清肝通络,连解黑粪四天,腹肿减退,足肿退较快,足上仍有红点,惟右肩仍酸痛,胸中呼吸作痛,舌淡红润,六脉如前。仿前法,佐以通气。

旋覆花二钱拌捣当归龙荟丸钱半 泽兰钱半 真新绛二钱 广郁金三钱拌捣鲜生地六钱 生白芍五钱 地鳖虫三只 瓦楞子五钱(研用) 川黄草三钱甘松七分 路路通六个

复诊 前方连进四剂,每日大便黑粪一次,时间较迟,惟粪日稍黄,溺仍短少,足上红点及右肩酸痛,脘中结块如前,舌红已淡,脉右手尚弦数。仍宗前法,注重化癥。

羚角片一钱(先煎) 鳖甲煎丸钱半拌捣当归龙荟丸钱半 生广郁金三钱(打)拌捣鲜生地八钱 生白芍五钱 甘松七分 真新绛二钱 川黄草三钱 路路通六个(先洗一次) 瓦楞子八钱 地鳖虫四只(去头足)

案50 肝热郁胃冲肺咳痰带血案

包左,50岁,琶山。

肝热郁胃,脘中热满,冲肺则咳痰带血,便不爽,溺黄热,舌红苔黄,脉弦数,左甚于右。治以清肝火,利湿热。

冬桑叶二钱 滁菊花二钱 玄明粉钱半(包)拌飞滑石六钱 白鲜皮四钱西茵陈三钱 瓜蒌仁(杵)四钱 小枳实钱半 小青皮一钱 嫩桑枝连芽二尺

案51 肝火胃热项上痰核案

陈左,39岁,下方桥。

项上痰核各一,左小右大,上颚红蒂丁下坠,舌红苔薄黄,脉左弦数,右滑搏,

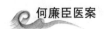

此由肝火胃热。治以柔肝清胃,佐以化痰。

生左牡蛎四钱(打)　乌玄参三钱　左金丸七分拌青蛤散三钱　天葵子四钱　京川贝三钱(去心)　海藻二钱　昆布二钱　夏枯草三钱　苦丁茶钱半

案52　肝郁犯胃脘痛串背案

王君静康,45岁,慈溪。

初诊　肝郁犯胃,脘痛串背,气逆呕吐,苦多酸少,便不畅,溺短热,舌苔黄滑,六脉洪,左甚于右。治以柔肝和胃,通络止痛。

沉香片七分　苏丹参三钱　藏红花五分　生打延胡索钱半　瓦楞子六钱(煅研)　生明乳香六分　淡竹茹三钱　络石藤三钱　生石决明一两(打)　甘松七分

复诊　脾湿肝热,呕痛略减,惟口干舌燥,经络串痛,便不爽,溺短热,脉弦滞。治仿前法兼清化。

淡竹茹二钱　小枳实钱半　左金丸四分拌辰砂一钱滑石四钱　生延胡索钱半(打)　生明乳香六分　青子芩钱半　络石藤三钱　石决明一两(杵)　淡竹叶三十片

复诊　脘痛串胁连背,呕吐痰涎,便不畅,舌苔黄腻,口淡,胃钝,脉弦滞。仿前法加减。

瓜蒌仁四钱(杵)　干薤白二钱　旋覆花二钱拌辰砂一钱　滑石四钱　代赭石四钱　竹沥半夏三钱　生延胡索钱半(打)　生明乳香七分　淡竹茹三钱　紫降香一钱

复诊　呕痛虽些渐减而瘀积未除,嗳气并发,痛尚未除,苔薄,便不畅,脉同前。仿前法进一筹。

制香附二钱　苏子钱半　旋覆花(包)二钱拌木香槟榔丸二钱　代赭石五钱　竹沥半夏三钱　淡竹茹二钱　小枳实钱半　生延胡索钱半(打)　生明乳香六分

复诊　嗳气脘痛,时止时发,日轻夜重,腹满,舌红润,脉右滑搏,左弦滞。治以开泄通降。

苏子三钱拌捣瓜蒌仁五钱　白芥子八分拌捣海蛤壳八钱　控涎丹(包)一钱拌木香槟榔丸三钱　卷川朴钱半　竹沥半夏三钱　干薤白二钱　小枳实二钱

复诊　脘痛渐减,嗳气如前,大便或畅或不畅,脉舌同前。仿前法进一筹。

姜半夏三钱　薄川朴钱半　川桂枝八分　浙茯苓四钱　沉香片六分　生延胡索钱半(打)　春砂仁五分拌捣郁李净仁三钱　炒枳壳钱半　路路通七个

案53 肝风心跳头晕案

姚右,34岁,小香桥。

心跳减,头尚晕,胃不健,夜少寐,苔薄腻,脉同前。仿前法加减。

滁菊花二钱　明天麻钱半　磁朱丸四钱(包)拌海蛤粉三钱　冬桑叶二钱　茯神木四钱　淡竹茹二钱　新会白一钱　佩兰叶二钱　辰砂染灯心二十支

复诊　夜寐渐安,胃渐动,惟头晕,心微跳,脉舌同前。仿前法,注重熄风。

滁菊花二钱　明天麻钱半　茯神木四钱　生薏苡仁四钱　桑麻丸三钱拌磁朱丸三钱　佩兰叶二钱　川黄草三钱　新会白一钱　金橘脯二枚

案54 肝阳头痛呕吐清水案

夏左,58岁,小和桥。

肝阳头痛,呕吐清水,大便闭,溺短少,苔腻微黄,脉右浮弦,左弦盛。治以平肝和胃,通利二便。

石决明一两　滁菊花二钱　吴茱萸五分(包)拌滑石六钱　姜炒川连七分　淡竹茹二钱　生代赭石四钱(打)　青盐陈皮一钱　春砂三分拌捣郁李净仁二钱

案55 水肿案

金左,水肿方。

浙茯苓四钱　陈葫芦壳钱半　炒于术钱半　杜赤小豆五钱　川桂枝六分　带壳春砂八分　五加皮三钱　福泽泻二钱　大腹皮二钱　金雀花①钱半

案56 胃寒血虚生风案

胡右。

平时口吐白沫,或止或发,经行趱迟,色淡或紫,经后带多,甚或心跳,头晕,舌苔白滑,脉右滑软,左弦软。此胃寒少血、血虚生风,治以温中和胃,平肝熄风。

姜半夏一钱半　吴茱萸五分　浙茯苓八钱　青龙齿三钱　生煅牡蛎四钱(打)　炒广皮钱半　制香附二钱　带壳春砂八分　明天麻钱半　络石藤三钱　甘松七分

---

① 金雀花:为豆科植物锦鸡儿的花。4月中旬采收,晒干,防蛀。功能主治为:滋阴,和血,健脾。治劳热咳嗽,头晕腰酸,妇女气虚白带,小儿疳积,乳痈,跌扑损伤。

案57 络瘀肝胀青筋浮露案

田左。

络瘀肝胀，青筋浮露，孙络亦现，便闭溺短，赤浊，舌紫绛燥，六脉弦劲搏数。治以清肝润燥，通络宽胀。

旋覆花二钱(包)　当归龙荟丸二钱　真新绛二钱　鲜石斛四钱　地鳖虫三只　生广郁金三钱(打)拌捣鲜生地一两　蜜炙蛴螬两对(去头足)

先用杜赤小豆一两，鲜白茅根一两，煎汤代水。

复诊　二进清肝润燥，通络宽胀，大便日下黑粪，腹胀渐软，舌绛转红且润，脉象弦数均减，惟青筋任露，小便不利。法宜内外兼治，仍前法加减。

旋覆花二钱拌捣当归龙荟丸钱半　广郁金三钱(杵)拌捣鲜生地六钱　真新绛二钱　鲜石斛四钱　金雀花钱半　地鳖虫三只　蜜炙蛴螬二对　泽兰二钱　金铃子钱半　路路通六个(先洗一次)

案58 肝风挟痰口噤神昏案

陈右，83岁，清水闸(出诊)。

初诊　身热口噤，神识昏迷，手足痉挛，据述舌苔白滑微厚，偏在左边，脉左弦大而浮，尺弦长，右弦滑。此由外感夹食，引动肝风，挟痰上壅清窍。治以熄风开窍，豁痰清神，佐以轻清疏化。

滁菊花二钱　双钩藤五钱　羚角片一钱(先煎)　瓜蒌仁四钱(杵)　老竺黄二钱　赖橘红三分　远志一钱　淡竹沥二瓢(冲)　牛黄至宝丹二粒　鲜石菖蒲根八分　卷心竹叶三十支

案59 湿温兼寒夹食案

孙右，56岁，道横。

初诊　湿温兼寒夹食，头痛形寒，身热胸闷，气急发痉，舌苔白腻，脉弦滞。病势颇重，急急开达疏解以挽救之。

生香附二钱　苏叶钱半　苏薄荷钱半　生枳壳二钱　卷川朴钱半　广郁金三钱(杵)　前胡二钱　苏子二钱　瓜蒌仁四钱(杵)　姜半夏三钱

案60 腹大气逆中满案

陈左，48岁，下灶。

腹大气逆中满，舌红无苔，脉弦滞。治以宽中泄满。

小枳实钱半　瓜蒌仁四钱(杵)　木香槟榔丸二钱(包)拌飞滑石四钱　炒萎皮二钱　大腹皮三钱　地蚯蟆三钱　广郁金三钱(杵)　青木香八分　路路通七

个（先洗去黑水）

案61　久嗽稀痰案

李右，25岁，探花桥。

久嗽稀痰，肢懈无力，胃气不健，舌苔薄滑，脉软滞。治以化痰止嗽，利湿健胃。

光杏仁三钱　生薏苡仁四钱　竹沥半夏三钱　浙茯苓三钱　新会皮一钱
生款冬三钱　紫菀三钱　白前二钱　川黄草三钱　金橘脯二枚

案62　肝郁胆怯案

施右，23岁，探花桥。

初诊　肝郁胆怯，胸闷胃钝，呕酸，舌红苔腻，经停三月，脉弦滞。治以调肝和胃。

淡竹茹三钱　新会白一钱　左金丸八分（包）　拌海蛤粉三钱　制香附二钱
苏叶嫩梗一钱　瓜蒌皮二钱　佩兰叶二钱　佛手片一钱　玳玳花十朵

案63　脑肾两亏肝风上翔头目晕眩案

陶君，47岁，陶家堰。

初诊（四月初九）　脑肾两亏，肝风上翔，头目晕眩，筋惕肉瞤，夜眠体重，咳痰冷而色灰，口苦，舌碎，脉虚弦。治以育阴潜阳，柔肝熄风。

化龙骨三钱（杵）　左牡蛎四钱　桑麻丸三钱拌杞菊六味丸四钱　怀山药四
钱　抱木茯神四钱　南芡实四钱　明天麻一钱　生白芍三钱　竹沥半夏三钱

复诊　头晕目眩，头时热，心闻声即跳，痰带灰点，阳举即刺酸，舌白淡红，脉同前。仿前法进一筹。

石决明一两（杵）　左牡蛎四钱（杵）　桑麻丸三钱拌知柏六味丸三钱　茯神
木四钱　明天麻钱半　瓜蒌仁四钱（杵）　南芡实四钱　新会白一钱　金橘脯
二枚

案64　肝胃不和脘痛案

梁左，21岁，下方桥。

初诊　胃脘痛，食则胀满，舌红无苔，二便俱利，脉弦滞。治以和中止痛。

制香附二钱　广郁金三钱　蔻末六分拌研瓦楞子四分　蜜炙延胡索钱半
生明乳香六分　苏丹参三钱　台乌药一钱　泽兰二钱　甘松七分

复诊　头痛胀满均减，胃气渐动，惟背寒洒洒，脉渐流利。仿前法加减。

制香附二钱　苏叶梗钱半　蔻末四分拌瓦楞子四钱　生延胡索钱半（打）

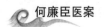

生明乳香六分　苏丹参二钱　台乌药一钱　赤芍三钱　甘松七分

案65　酒毒伤肺干咳失音案

胡左，31 岁，马山。

初诊　酒毒伤肺，干咳失音，食则脘满，舌红苔黄，脉右浮涩，左弦滞，清肺开音。

牛蒡子钱半(杵)　青连翘三钱　杜兜铃钱半　带节麻黄五分　光杏仁三钱　生石膏三钱(杵)　丝通草钱半　瓜蒌皮二钱　败叫子①七个　芦衣纸八张

案66　久嗽伤肺咳痰带血案

田君，43 岁，湖塘。

初诊　久嗽伤肺，咳痰带血，遍身筋骨酸痛，舌苔后根微黄，脉右浮滑数，左弦数。治以清肝保肺，化痰宁络。

滁菊花二钱　明天麻一钱　桑麻丸三钱(包)拌磁朱丸五钱　淡竹茹三钱　血见愁四钱　马兜铃钱半　海蛤壳六钱(杵)　制月石二分　真柿霜一钱，二味研匀同冲

复诊(四月十二日)　筋骨酸痛，下身已止，上身仍痛，咳痰滞血，舌苔后根薄腻，脉同前。仿前法加减。

淡竹茹三钱　血见愁四钱　十灰丸二钱拌节斋化痰丸四钱　马兜铃钱半　海蛤壳八钱(杵)　左秦艽钱半　络石藤三钱　安南子三枚　青盐陈皮一钱

复诊　咳嗽渐减，痰中尚带血，自汗，胃钝，胁旁痛，口淡红，脉小数。仿前法参以开胃。

淡竹茹二钱　血见愁四钱　节斋化痰丸(包)四钱拌十灰丸二钱　杜兜铃钱半　淡蛤壳八钱　辰茯神四钱　生薏苡仁四钱　川黄草三钱　金橘脯二个

案67　受寒夹湿咳嗽案

徐君，54 岁，泗巷。

初诊　咳嗽稠痰，腹痛急便，舌红润，口苦，胃钝，脉右浮滑，左弦滞，此由受寒夹湿。治以辛淡开泄。

光杏仁三钱　新会皮钱半　牛蒡子钱半(杵)　竹沥半夏三钱　浙茯苓三钱　款冬花三钱　苏叶梗钱半　瓜蒌皮一钱　蜜炙延胡索钱半　生明乳香七分

---

① 败叫子：《金山医学摘粹卷四凌履之医案及药性赋》："即唢呐上的坏叫子，古人主要为吹者元气在内，能治阴虚失音。"

案68　肺热咳嗽案

俞君,59 岁,南街。

初诊　肺热咳嗽,咯吐稠痰,色黄,腰胁均痛,舌红嫩,脉右浮滑数,左弦数。治以清肺活痰。

冬桑叶二钱　甜杏仁二钱(去皮尖拌)　青蛤散(包)三钱拌益元散二钱　款冬花三钱　杜兜铃钱半　紫菀三钱　白前二钱　安南子三枚　真柿霜(冲)一钱

案69　湿热化痰咳嗽案

绍岐兄。

四月十二日(补录)　大便已通,诸症轻减,惟湿热化痰,舌苔黄腻而松,脉尚弦滞。治以清化淡渗。

瓜蒌皮二钱　新会皮一钱　冬瓜皮三钱　淡竹叶一钱半　佩兰叶一钱半丝通草一钱　淡竹沥两瓢　生姜汁两滴　鲜竹叶三十片　灯心五帚

四月十三日(补录)　后身热已退,湿热未净,咯痰尚多,口腻,胃钝,二便尚利,舌苔黄腻,六脉软滞,左寸微滑。前法加减。

瓜蒌皮二钱　新会皮钱半　冬瓜子四钱　佩兰叶二钱　丝通草一钱　西茵陈三钱　鲜竹叶三十片　佛手片一钱半　淡竹沥(同冲)一瓢　生姜汁二滴

按　本例治法,意在清化淡渗,使湿化而痰无以生,热清而痰无以凝。

案70　由肾传肺咳嗽案

魏左,18 岁,古溏。

初诊(四月十五日)　素因肾虚遗精,继因肾咳约有三月,舌红无苔,脉右浮数,左关尺细数。此由肾传肺,防变肺痨,治以养阴滋肾为君,参以清肝保肺。

陈阿胶一钱(另炖,烊冲)　怀山药八钱　南芡实四钱　杜兜铃钱半　海蛤壳八钱(杵)　沙苑子三钱　野百合二钱　款冬花三钱　生白芍三钱　东白薇三钱

复诊　阴虚火亢,肾水泛痰,咳吐稀沫,甚则鼻衄,脉舌同前。仿前法加减。

陈阿胶一钱　左牡蛎四钱(杵)　桑麻丸(包)八钱拌六味丸八钱　杜兜铃钱半　海蛤壳八钱(杵)　玄参三钱　紫菀三钱　野百合二钱　款冬花三钱

复诊(四月二十五日)　肺劳咳痰不爽,稀多稠少,甚则干呕,胸痛,或遗精,舌淡红,脉右弦滑,左关尺弦数。治以清肝保肺化痰止嗽。

陈阿胶一钱　甜杏仁三钱　桑麻丸(包)三钱拌六味丸四钱　杜兜铃钱半海蛤壳八钱(杵)　野百合三钱　款冬花三钱　淡竹茹二钱　青盐陈皮一钱

按　肾咳一名首见于《黄帝内经》。《素问·咳论》载:"肾咳之状,咳则腰背相引而痛,甚则痰涎。"根据肾的生理特性,还应分清肾中阴、阳、精、气亏损之程

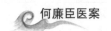

度。本案上咳下遗,乃标实本虚之证,症见"舌红无苔,脉右浮数,左关尺细数",当属肾阴亏虚之证,初治以养阴滋肾,参以清肝保肺。然邪不去则病不愈,对于久咳邪恋之证,临证仍需细察邪正的虚实,辨清虚多实少,或实多虚少,或虚实参半,权衡以治,方为合理。

案71　脑风头晕痛案

施左,36岁,狮子街。

初诊　脑风头痛而晕,神倦嗜卧,舌淡红无苔,脉浮弦。治以轻清熄风。

冬桑叶二钱　滁菊花二钱　明天麻一钱　茯神木三钱　石决明六钱(杵)　夏枯花①二钱　淡竹茹三钱　新会白一钱　丝通草一钱　白蔻壳六分

案72　脑虚发厥案

宋左,20岁,坑坞桥。

初诊　脑虚头晕甚则发厥,久延变痛,舌红无苔,脉右浮滑,左浮弦搏数。治以潜镇摄纳。

生青龙齿三钱(打)　石决明一两(杵)　桑麻丸八钱拌磁朱丸六钱　滁菊花二钱　明天麻钱半　代赭石四钱(杵)　生白芍三钱　紫石英四钱(杵)　东白薇三钱

案73　肝胃不和咽阻呕酸案

魏左,45岁,古塘。

初诊　肝胃不和,咽阻呕酸,胃筋痛,肠鸣,舌淡无苔,脉弦涩。治以柔肝和胃。

石决明一两　左牡蛎四钱　戊己丸钱半拌磁朱丸六钱　淡竹茹二钱　代赭石四钱　竹沥半夏三钱　煅瓦楞子五钱　生鸡金一钱(打)　金橘脯二枚

复诊　停饮吐痰,呕酸,脘闷腹痛,二便不利,舌薄淡红,脉弦软。治以蠲饮和胃,柔肝润肠。

磁朱丸六钱(包)拌麻仁脾约丸三钱　淡竹茹三钱　姜半夏三钱　瓜蒌仁四钱(杵)　蜜炙延胡索钱半　代赭石五钱(打)　生明乳香七分　瓦楞子六钱(杵)　青盐陈皮一钱

案74　酒毒伤肺咳痰吐脓血案

田左,43岁,湖塘。

复诊　咳痰见血,胁胸微痛,下午形寒,胃亦不健,苔腻微黄,舌红,脉右浮

---

①　夏枯花:"花"疑为"草"。

亢,左小数。治以保肺宁络,增液润燥。

参三七一钱拌捣鲜生地八钱　十灰丸三钱拌节斋化痰丸四钱　血见愁四钱　海蛤壳八钱(杵)　野百合二钱　鲜石斛四钱　款冬花三钱　淡天冬钱半

复诊　酒毒伤肺,咳吐稠痰脓血,并见胸胁时痛,苔腻退薄,脉同前。仿前法加减。

参三七一钱拌捣鲜生地八钱　淡竹茹三钱(包)　十灰丸三钱拌节斋化痰丸四钱　枳椇子五钱　野百合三钱　金银花三钱

先用活水芦心一两,冬瓜子一两,煎汤代水。

复诊　咳嗽痰稠,仍带脓血,色如苏汁,前半夜,咳尤甚,脉舌同前。仍仿前法,主重排脓。

参三七一钱拌捣鲜生地八钱　生桑皮五钱(包)　十灰丸三钱拌节斋化痰丸四钱　杜赤小豆五钱　金银花二钱　生甘草八分

先用菩提子根二两,冬瓜子一两,煎汤代水。

案75　痰饮咳嗽案

善铺师,38岁,府山后。

初诊(四月十九日)　痰饮咳嗽,时而发冷,肢懈无力,小便色黄,大便不畅,舌红润,脉右浮滑沉滞,左弦软。治以宣化通降。

竹沥半夏三钱　蜜炙橘红一钱　川桂枝(包)四分拌滑石四钱　瓜蒌仁四钱(杵)　小枳实钱半　干薤白二钱　紫菀三钱　莱菔子二钱拌炒冬瓜子四钱

复诊　发冷已除,大便全畅,惟咳嗽稀痰,苔滑薄白,脉同前,小溲仍黄。仿前法加减。

光杏仁三钱　新会皮一钱半　姜半夏三钱　浙茯苓三钱　生薏苡仁四钱　款冬花三钱　远志肉一钱　清炙草八分前胡二钱　白前二钱

按　本例痰饮咳嗽,兼见时而发冷,大便不畅等症,痰阻而气不通之故,宣化通降与此正合。初诊配以瓜蒌、薤白旨在通阳散结,辛开行滞,胸中阳气布达则清阳自旷,浊阴自退,诸症自除。

案76　肝阳冲脑偏头痛案

赵左,33岁,山东。

初诊　肝阳冲脑,右偏头痛,累及右目,白珠红肿,便热不畅,苔腻微黄,脉左浮弦,右浮数。治以泻肝阳以清头目。

羚角片(先煎)一钱　滁菊花三钱　玄明粉三钱拌青蛤散二钱　冬桑叶二钱　青葙子三钱　夏枯草二钱　鲜大青五钱　小枳实钱半　海藻三钱

案77 肺热痰阻咳血痰稠案

孙左,37岁,斗门。

初诊 咳血虽止,仍嗽稠痰,胸痛,喉痒,有血肿①气,舌红苔微黄,脉右滑数,左弦数。治以清痰保肺,佐以宁络。

瓜蒌仁四钱(杵) 淡竹茹三钱 节斋化痰丸四钱拌十灰丸二钱 冬桑叶二钱 甜杏仁三钱 马兜铃钱半 海蛤壳八钱(杵) 安南子二枚 青盐陈皮一钱

案78 寒痰哮病案

姚文景,8岁,姚公埠。

初诊(口报方) 素因哮病已有两年,睡则呼吸促迫,咳嗽连声,咳吐白沫,脉舌未详。姑以小青龙法消息之。

光杏仁钱半 姜半夏钱半 干姜三分拌捣北五味十四粒 川桂枝三分 东白芍一钱 清炙草三分 北细辛二分 紫菀一钱半 白前钱半

案79 肝胃气痛案

许左,39岁,泗家里。

初诊 肝胃气痛,由肾上脘,由脘上胸,苔白而腻,脉右浮滑沉滞,左弦数。治以柔肝和胃。

石决明一两(杵) 海蛤壳八钱(杵) 越鞠丸(包)钱半拌碧玉散三钱 生延胡索钱半(打) 生明乳香六分 广郁金三钱(杵) 赤苓三钱 淡竹茹二钱 甘松七分

案80 风火牙痛案

俞左,28岁,南寺。

初诊 风火牙痛,头与腹部亦痛,便闭已五六日,舌红苔微黄,脉右数实,左弦数。治以通降止痛。

苏薄荷钱半 滁菊花二钱 玄明粉(包)三钱拌飞滑石四钱 瓜蒌皮三钱 小枳实钱半 白芷钱半 知母二钱 谷精草二钱 甘松七分

案81 痰痫发痉案

陶左,30岁,华新弄。

初诊 痰痫发痉,口吐白沫,头晕而痛,舌红苔白滑,脉右弦滑,左沉弦。治

---

① 肿:疑为"腥"。

以熄风豁痰,平脑镇痉。

明天麻钱半　石决明一两　桑麻丸(包)四钱拌磁朱丸六钱　滁菊花二钱　双钩藤四钱　竹沥半夏三钱　青龙齿四钱(杵)　青盐陈皮钱半　杜胆星一钱

案82　肺热咳痰胸痛案

娄左,29岁,酒务桥。

初诊　肺热咳嗽白痰,胸中刺痛,喉与帝丁①尚红,舌红苔薄,脉右浮滑搏数,左小数。治以清肺除痰。

冬桑叶二钱　瓜蒌仁四钱(杵)　马兜铃钱半　海蛤壳六钱(杵)　佛耳草②三钱　青连翘三钱　粉重楼二钱　生莱菔一两　安南子三枚　枇杷肉两颗

案83　肝火冲肺胸痹案

周左,51岁,狮子街。

初诊(四月二十七日)　肝火冲肺酿成胸痹,胸中闷痛不能坐卧,苔腻微黄,脉右弦滑搏,左弦盛。仿仲景法。

瓜蒌仁四钱　干薤白二钱　木香槟榔丸二钱拌滑石四钱　小枳实钱半　广郁金三钱(杵)　前胡二钱　桔梗一钱　代赭石四钱(杵)　海蛤壳八钱(杵)

复诊(四月十三日)　胸尚痛,仅能左边侧卧,食则脘满,便不畅,苔前半薄,后边微厚而腻,脉同前。仿前法加减。

瓜蒌仁五钱　干薤白二钱　木香槟榔丸三钱拌飞滑石六钱　小枳实钱半　卷川朴一钱　莱菔子三钱拌捣春砂仁八分　广郁金三钱　白蔻末四分

案84　疟母化胀案

朱左,37岁,灰凼头。

初诊　疟母化胀,腹大而坚,口腻,胃钝,溺赤热,苔腻微黄,脉左弦搏,右沉滞。治以化癥消胀,兼清湿热。

鳖甲煎丸三钱(包)拌飞滑石四钱　海南子二钱　京三棱钱半　大腹皮三钱　小青皮一钱　莱菔子三钱拌捣春砂仁七分　生鸡金二钱　西茵陈三钱

复诊　疟断,皮胀左边已减,疟母,口腻,胃钝,舌红,苔薄,脉左涩右滞。治以通络消胀。

---

① 帝丁:即悬雍垂。清·唐宗海《中西汇通医经精义》:"喉间之上,有如悬雍之下垂,俗名帝丁,音从此出,故曰音声之关。"

② 佛耳草:鼠麹草的别名。茎叶入药,为镇咳、祛痰、治气喘和支气管炎以及非传染性溃疡、创伤之寻常用药,内服还有降血压疗效。

干蟾皮一钱半　大腹皮三钱　生鸡金三钱(打)　小青皮一钱　鳖甲煎丸三钱拌滑石四钱　莱菔子三钱捣春砂仁八分　地蚨蝼三钱　佛手片一钱半

案85　咳嗽黄痰带血案

范左,25 岁,松林。

补录　咳嗽黄痰,痰中带血水甚少,舌红润,脉右滑,左弦数。治以清降中略佐宁络。

冬桑叶二钱　光杏仁三钱　淡竹茹三钱　瓜蒌仁四钱(杵)　杜兜铃钱半　海蛤壳六钱(杵)　生款冬三钱　野百合钱半　安南子三枚　青盐陈皮钱半

复诊(五月朔日)　痰嗽已减,苔尚黄腻,脉同前。仿前法加减。

冬桑叶二钱　光杏仁三钱　瓜蒌仁四钱　淡竹茹二钱　新会皮钱半　海蛤壳六钱(杵)　野百合三钱　生款冬三钱　安南子三枚　金橘脯二片

按　咳嗽痰黄,热郁于内显然,痰中带血,或因热邪内盛损伤肺络,或因阴虚火旺损伤肺络所致,本案症见舌红润,脉右滑,左弦数,肺阴损伤之象不显。故先后二诊均以清降之中佐以宁络为治,药用桑叶清宣燥热,透邪外出;杏仁宣利肺气,润燥止咳;竹茹、瓜蒌仁、海蛤壳清热化痰,配兜铃、款冬、陈皮以增强化痰止咳之功;安南子(胖大海之别名)、百合润肺利咽,多用于咳嗽伴见喉燥音哑者,以上诸药合用,洵为对证投剂,痰嗽可望向愈。愚意当配合千金苇茎汤,效果则更好。

案86　肝风夹痰中风案

钱左,23 岁,黄埔庄。

初诊(五月朔日)　肝风夹痰,刺激神经陡发痛状,口不能言,手足不能动,已发三次,舌红润,脉左虚弦,右软滑。治以潜镇泄化。

青龙齿四钱　石决明一两　滁菊花二钱　明天麻钱半　桑麻丸三钱拌磁朱丸六钱　淡竹茹二钱　茯神木四钱　青盐陈皮一钱　嫩桑梗两尺

案87　虱入耳穿脑髓案

金左,18 岁,西街。

初诊(五月七日)　先有虱入耳,直穿脑髓,头中自觉怪痒,性灵渐减,胃亦钝,便须五六日一解,脉两尺独虚。拟以滋养脑髓,兼润肠药。

桑麻丸四钱(包)拌磁朱丸六钱　滁菊花二钱　明天麻钱半　瓜蒌皮三钱　冬瓜子四钱　松子仁三十粒　青盐陈皮一钱半　柏子仁二钱　更衣丸十粒药汤送下

案88　肝风头晕心泛案

田左,72 岁,本城。

初诊(五月七日) 肝风头晕心泛,行动要冲,便不畅,胃渐钝,舌红,脉左浮弦,右软滑。治以柔肝熄风。

滁菊花二钱 明天麻钱半 桑麻丸三钱拌磁朱丸五钱 石决明一两(打) 海蛤壳八钱 茯神木四钱 龙眼壳七枚 桑寄生三钱 淡竹茹二钱

复诊(五月十一日) 饭后头晕心泛,多立更甚,胃钝,便艰,舌红润,脉同前。仿前法加减。

陈阿胶一钱(自加烊冲) 明天麻钱半 石决明一两(打) 左牡蛎五钱 桑麻丸四钱(包)拌飞滑石四钱 杞菊六味丸四钱 川黄草四钱 生谷芽三钱 桑寄生四钱 龙眼壳七枚

🌿 案89 劳嗽失音便血案

王左,42岁,太平衖。

初诊(五月九日) 劳嗽失音已有三月,每日便血一次,夜少寐,苔白薄腻,脉弦数,右寸独滑。治以清肺开音,宁络止血。

杜兜铃一钱半 白桔梗一钱 生甘草五分 牛蒡子一钱半(杵) 淡竹茹三钱 京川贝三钱(去心制) 脏连丸一钱(包)拌辰砂一钱滑石四钱 真柿霜一钱半 制月石五分

复诊(五月十三日) 劳嗽失音如前,夜仍少寐,舌红苔薄黄,脉同前。仿前法进一筹。

陈阿胶一钱 甜杏仁三钱 杜兜铃钱半 牛蒡子钱半 鱼鳖草①五钱 生款冬三钱 十灰丸三钱拌脏连丸一钱 制月石五分 真柿霜钱半

🌿 案90 肝郁肠痹脘痛案

茹左,77岁,大善桥。

初诊(五月十三日) 脘中块痛,肝郁肠痹,便闭近旬,苔黄,脉弦滞。治以辛润通降。

瓜蒌仁四钱 小枳实钱半 石决明一两 广郁金三钱 麻仁脾约丸四钱拌滑石四钱 生延胡索钱半(打) 生明乳香六分 猪苓三钱 甘松六分

二诊(五月二十四日) 便痛不畅,脘痛渐缓,苔黄腻略退,脉同前。治仿前法加减。

瓜蒌仁四钱 小枳实一钱半 干薤白二钱 瓜蒌皮二钱 春砂仁四分拌捣郁李净仁二钱 生延胡索一钱半(打) 生明乳香六分 小茴六分 甘松七分

---

① 鱼鳖草:即鱼鳖金星。《浙江中药手册》名"金丝鱼鳖""鱼鳖草",为水龙骨科植物抱石莲的全草。性味苦凉,功效清热解毒、利湿消瘀。主治疖腮、咽喉肿痛、痞块、瘰疬、跌打损伤。

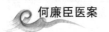

案91 湿热下注白浊案

丁左,19岁。

初诊(五月十四日) 湿热下注,变成白浊,足重而滞,舌苔白腻,脉右关尺弦滞。治以芳淡清化。

佩兰叶二钱 淡竹叶二钱 川草薢三钱 白头翁三钱 二妙丸钱半拌海蛤粉三钱 生薏苡仁四钱 焦山栀三钱 西茵陈三钱 春砂壳八分

二诊(五月十七日) 白浊仍流,腰足重滞酸痛,苔薄滑,两关尺滑。治以壮腰固肾。

骨碎补八钱 络石藤三钱 南芡实四钱 怀山药四钱 二妙丸钱半拌牡蛎粉三钱 川黄草三钱 新会白一钱 桑寄生三钱 春砂壳八分

案92 热结膀胱癃闭案

杜左,53岁,上灶。

初诊(五月十五日) 热结膀胱,始而癃,继则溺闭,溺来热赤,非放不出。此由肾气不化,肺气不清。舌苔白腻,脉左关尺细弦,右滞。治以化气利溺。

生桑皮五钱 瓜蒌皮三钱 焙蝼蛄五只 汉木通钱半 滋肾丸三钱拌辰砂一钱滑石六钱 瞿麦三钱 扁豆三钱

先用野甜菜①二两,鲜茅根二两,煎汤代水煎药。

另用冰片二分,鲜竹叶十片、葱白十个,鲜田螺五枚,捣碎为饼成圆形贴于脐下。

二诊 小便点滴而来,既痛且热,便闭三日,口苦,胃钝,舌苔薄腻微黄,脉尚弦滞,关尺尤甚。治以辛滑通利。

蔻末四分拌捣郁李净仁三钱 莱菔子三钱拌捣瓜蒌仁五钱 滋肾丸一钱半拌飞滑石六钱 焙蝼蛄五只 汉木通一钱

先用野甜菜二两,鲜茅根一两,煎汤代水。

三诊(五月二十日) 湿热下注,热结膀胱,溺短急热带痒而浊,便泄,脉右弦滞,舌红苔黄厚糙。治以芳淡分清。

佩兰叶二钱 西茵陈三钱 川草薢三钱 汉木通一钱 生川柏一钱 土茯苓四钱 杜赤小豆四钱 海金砂(包)三钱拌飞滑石四钱

鲜冬瓜皮、瓢四两,煎汤代水。

案93 外风引动内风头痛筋挛案

沈幼,12岁,府桥。

---

① 野甜菜:绍兴方言,即车前草。

初诊（五月十五日）　外风引动，内风头痛，筋挛，便闭四日，舌苔薄腻，胃钝，脉右弦滞，左弦数。治以熄风化湿，通利二便。

冬桑叶二钱　滁菊花二钱　明天麻钱半　双钩藤二钱　导滞丸三钱拌辰砂一钱　滑石四钱　生薏苡仁四钱　茯神木三钱　焦山栀三钱　西茵陈三钱

案94　湿火下注肾茎头痛

金左，21岁，本城。

初诊（五月十五日）　湿火下注肾茎头痛，口淡胃钝，小便黄热，便不畅，苔腻微黄，脉右滞，左关尺数。治以苦辛淡泄。

川草薢三钱　冬葵子四钱　青蒿子一钱　淡竹叶二钱　二妙丸钱半拌飞滑石四钱　汉木通一钱　汉防己钱半　佛手片钱半　冬瓜子四钱

案95　痰阻肝风咳嗽头晕案

俞左，21岁，溇子桥。

初诊（五月十五日）　咳嗽痰多，头晕胸闷，苔白腻，口淡，胃钝，咯痰带血，脉右浮滑，左弦数。治以清肺宁络，兼熄肝风。

冬桑叶二钱　淡竹茹二钱　血见愁四钱　瓜蒌仁四钱（杵）　滁菊花二钱　马兜铃钱半　十灰丸二钱拌青蛤散三钱　广郁金三钱　焦山栀三钱

案96　肝火犯肺呕血干咳案

吴左，43岁，漓渚。

五诊（五月十八日）　怒气冲肺，气逆呕血，喉痒干咳，舌苔薄腻，脉右滑数，左浮数。治以清肺柔肝，宁络止嗽。

冬桑叶二钱　淡竹茹二钱　血见愁四钱　广郁金三钱　十灰丸三钱拌辰砂一钱　滑石四钱　石决明一两　海蛤壳八钱　安南子三枚　青盐陈皮一钱

六诊（五月二十日）　肝火冲肺，咳吐痰血，脘腹坚高，便不畅，溺短，舌苔薄腻，脉左弦数，右浮而芤。治以清肝肃肺。

参三七一钱拌捣鲜生地六钱　瓜蒌仁四钱　广郁金三钱　十灰丸三钱拌节斋化痰丸四钱　海蛤壳八钱　代赭石四钱　青盐陈皮一钱　鲜白茅根百支

七诊　咳血十减其九，胸脘坚硬亦减，舌苔退薄，痰嗽未除，当有肝热未净。脉左弦数，右滑搏，切忌恼怒。仿前法加减，主重止嗽。

野百合二钱　生款冬三钱　节斋化痰丸三钱拌海蛤粉三钱　冬桑叶二钱　甜杏仁三钱　安南子三枚　青盐陈皮一钱　鲜白茅根百支　金橘脯二枚

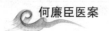

案97　肾虚火燥案

杜左,39岁。

四诊(五月十八日)　湿去燥来,小便已利,舌色转红而干,脉两关尺小数。治以滋肾导赤。

鲜生地六钱　汉木通一钱　淡竹叶二钱　北沙参三钱　生甘细梢七分　青盐陈皮一钱　紫菀三钱　白薇三钱

先用冬瓜皮、瓤各二两,甘蔗梢二两,煎汤代水。

案98　肝风上脑头风案

樊左,23岁,谢家桥。

初诊　肝风上脑,酿成头风,甚或鼻渊,胸闷咳痰,苔白薄滑,脉右浮大搏指,左弦小。治以镇潜熄风。

石决明一两　海蛤壳一两　冬桑叶二钱　滁菊花二钱　桑麻丸三钱拌孔圣枕中丹四钱　白蒺藜二钱　明天麻一钱半　竹沥半夏三钱　青盐陈皮一钱半嫩桑芽二个

二诊　胸闷宽,咳痰少,惟头重而木,耳渐失聪,舌红润,脉左关尺弦搏而大。仿前法加减。

石决明一两　海蛤壳八钱　竹沥半夏三钱　青盐陈皮钱半　桑麻丸三钱拌孔圣枕中丹四钱　苦丁茶钱半　明天麻一钱半　金橘脯二枚

三诊　两耳已聪,头重亦减,略有咳嗽,脉舌同前。仿前法,参止嗽药。

石决明一两　海蛤壳八钱　桑麻丸三钱拌孔圣枕中丹四钱　野百合二钱生款冬花三钱　竹沥半夏三钱　青盐陈皮一钱　远志一钱　清炙草五分

　按　头风者,风邪入脑而痛也,属风疾,因肝为风木之脏,其发作每与肝有关。朱丹溪言其属痰者多,有热,有风,有血虚。本案肝风上脑,酿成头风,胸闷咳痰,虽因风,亦有痰,石决明入肝,重镇潜阳,海蛤壳入肾,育阴柔肝;桑麻丸、枕中丹滋补肝肾以助熄风;天麻乃定风草,为治风之要药,配菊花、白蒺藜、桑叶加强祛风之力,更能滋肾清头目;桑芽清肝明目;竹沥半夏、陈皮祛痰止咳,诸药相配,共奏镇潜熄风化痰之效,病乃得减。此外,川芎亦称芎䓖,前贤有称"头痛必用川芎",此药上行,又走肝经,专治头脑诸疾,乃疗头风化痰之常用药物,临证似亦可选用。

案99　肺劳案

陈左,25岁,西闸。

初诊(五月二十六日)　咳嗽白痰,稀稠,相兼,气逆而咳,甚则自汗,舌苔白腻,脉右浮滑数,左弦数兼动。恐成肺劳之疾,先用化湿开胃、降气除痰为主。

石决明一两　海蛤壳八钱　生薏苡仁四钱　新会皮钱半　节斋化痰丸三钱拌牡蛎粉四钱　杜兜铃钱半　生桑皮四钱　紫菀三钱　白前二钱

二诊　劳嗽年余,虚寒虚热,咳痰气急,头身自汗,苔腻微黄,脉右弦滑,左关尺细弦数,此肺劳中期之疾。治以柔肝保肺,除痰降气。

石决明一两　海蛤壳八钱　节斋化痰丸三钱拌六味丸三钱　野百合二钱款冬花三钱　生桑皮五钱　地骨皮五钱　安南子三枚　青盐陈皮钱半

案100　劳嗽案

谢左,23 岁,谢公桥。

初诊(五月二十七日)　劳嗽咳痰,稀多稠少,头痛耳鸣,舌苔薄滑,脉右浮弱沉滑,左弦小数。治以肃肺健胃。

冬桑叶二钱　甜杏仁三钱　海蛤壳八钱　竹沥半夏三钱　浙茯苓三钱　青盐陈皮一钱　野百合二钱　款冬花三钱　紫菀三钱　金橘脯二枚

案101　湿阻气郁由肿转胀案

王左,35 岁,蒿巴。

初诊(五月二十八日)　湿阻气郁,由肿转胀,脘腹按之坚硬,据述平卧略软,梦遗腰痛,二便均热,苔腻微黄,脉左弦软,右滞而软。治以通络消胀,从中下二焦治。

制香附二钱　卷川朴钱半　旋覆花二钱拌越鞠丸三钱　真猩绛①二钱　络石藤三钱　宽筋草三钱　广橘络八分　地蛄蝼四钱　路路通七个(炮去黑水)

二诊(六月三日,补录)　肝郁乘脾,脾虚化痰②,单腹胀按之坚,左迹已露青筋一条,得嗳气与矢气则腹稍宽,现在上则目燥牙痛,下则二便均热,舌红苔黄而腻,脉左弦涩,右软滞。叶天士云胀属气。治以运气宽胀,调肝利溺。

制香附二钱　薄川朴一钱半　旋覆花二钱拌小温中丸三钱　炒瓜蒌皮二钱小青皮一钱　地蛄蝼四钱　焙蝼蛄五只　真新绛二钱　路路通七个

三诊　目燥牙痛均减,兼放矢气,惟单腹胀如前,溺仍不利,脉舌同前。仿前法加减。

瓜蒌仁五钱　干薤白二钱　旋覆花二钱拌小温中丸三钱　真新绛二钱　大腹皮三钱　炒车前五钱　汉木通一钱

先用鲜冬瓜皮三两,地蛄蝼一两,路路通十个,三味煎汤代水。

再吞疏肝清胀丸,方用绿萼梅钱半,玫瑰瓣钱半,煨甘遂钱半,醋炒芫花一

---

① 真猩绛:即新绛。功效祛瘀通经、凉血止血。
② 痰:原无,按文义补。

钱,红芽大戟二钱,当门子一分,右六味研极细和匀煮熟,大黑枣肉十个,打糊为丸,如梧桐子大,每服五粒,以绿萼梅汤送下。

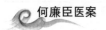 案102　痰阻湿热咳血痰稠案

张右,37岁,赵家坂。

咳血,咯痰稠黏,间有寒热,肢懈,胃钝,胸闷,气逆,舌苔薄腻,脉右滑数,左弦小数。治以清肺宁络,化湿泄热。

冬桑叶二钱　瓜蒌仁四钱　十灰丸三钱拌飞滑石四钱　淡竹茹二钱　血见愁三钱　广郁金三钱　参三七一钱

先用鲜冬瓜皮三两,嫩桑梗连芽一两,煎汤代水。

案103　阴虚阳亢头晕心悸案

孙左,54岁,大路。

初诊　阴虚阳亢,虚风上翔,时而头晕,时而心悸,左耳虚鸣,舌红脱液,脉右浮大而虚,左寸关弦而微数,尺独大。议大剂潜镇摄纳填精髓以熄虚风,三甲复脉汤加减。

龟甲心四钱　炙鳖甲五钱　左牡蛎六钱　制首乌四钱　陈阿胶二钱　女贞子三钱　生白芍五钱　原麦冬三钱　青盐陈皮钱半　鸡子黄二枚　抱木茯神六钱

二诊　头晕微发,惟心悸,左耳虚鸣,舌尚红嫩,脉同前。仿前法注重聪耳镇心。

龟甲心一两　左牡蛎六钱　杞菊六味丸四钱拌磁朱丸八钱　制首乌四钱　女贞子三钱　阿胶二钱　鸡子黄贰枚　骨碎补五钱　青盐陈皮钱半

案104　肝胃气滞脘腹胀满案

季左,21岁,界树。

初诊(五月二十九日)　肝胃气滞,脘腹胀满,溺短赤热,肢懈,胃钝,咳痰不爽,舌苔薄腻,脉弦滞,左兼数。治以宽中消胀。

制香附二钱　卷川朴钱半　越鞠丸三钱拌飞滑石四钱　大腹皮三钱　小青皮一钱　莱菔子三钱拌捣春砂仁八分　炒车前五钱　路路通七个(先泡一次去黑水)

案105　胆胃火盛冲肺酿痰案

曹左,17岁,南寺。

初诊(六月一日)　初因痰毒起核,连灸九次,核虽隐落,胆胃火盛,冲肺酿痰,咳痰稠黏,头筋拘挛,苔滑,脉右滑数。治以清热除痰,宽筋活络。

瓜蒌仁四钱　鱼鳖草五钱　夏枯草二钱　淡竹茹二钱　宽筋草三钱　络石

藤三钱　淡竹沥二瓢　生藕汁一瓢和均同冲

先用鲜冬瓜二两,连芽桑枝一两,煎汤代水。

案106　肝阳犯胃呕酸案

俞左,51 岁,脂垢洄头。

初诊(六月初四日)　肝阳犯胃,大呕酸水,随饮随吐,二便均闭,舌苔黄腻,脉右弦数,左弦急。治以苦辛通降。

姜炒川连七分　淡竹茹二钱　春砂仁三分拌捣郁李净仁三分　石决明一两代赭石五钱　小枳实钱半　青子芩钱半　沉香片五分　娑婆子①杵三钱

二诊　呕止,便仍闭溺不利,口腻胃钝,舌苔厚腻,脉沉滞。治以苦辛通降。

淡竹茹二钱　小枳实钱半　石决明一两　青泻叶一钱　广郁金三钱　海蛤壳八钱　佩兰叶二钱　制香附二钱　甘松七分　佛手片钱半

三诊　大便畅解,约四五次,惟溺仍短赤,口腻而燥,胃尚钝,舌苔退薄,脉转滑数。治以肃清湿热。

淡竹茹二钱　新会皮钱半　左金丸钱半拌滑石四钱　炒车前三钱　汉木通一钱　猪苓三钱　佛手片钱半　泽泻二钱　甘松七分

案107　痰迷清窍神蒙案

韩左,16 岁,戒珠寺前。

初诊(六月初五日)　痰迷清窍,神识时蒙时清,咯痰黏厚,舌苔薄,脉右寸独滑,左寸涩。治以豁痰开窍。

蜜炙皂角五分　远志一钱　真化橘红六分　连翘心一钱　瓜蒌仁四钱　竹沥半夏三钱　前胡二钱　桔梗一钱　生莱菔汁二匙　鲜石菖蒲二钱

案108　风嗽白痰案

胡左,50 岁,沈家坂。

风嗽白痰一月有余,脑涨头痛,舌苔薄滑,脉右寸滑搏。治以清肺止嗽。

光杏仁三钱　新会皮钱半　竹沥半夏三钱　瓜蒌仁四钱　款冬花三钱　蜜炙百部二钱　紫菀三钱　白前二钱　远志一钱　清炙草五分

案109　猝伤疯风手足拘挛案

孔左,26 岁,河埂头。

---

① 娑婆子:即娑罗子,又名天师栗。功能疏肝理气,宽中,化痰。用于肝胃气滞,胸胁胀痛,脘腹痞满,呕吐噫气,痰多咳嗽。

二月间猝伤疬风,两手及右足筋急拘挛。现因受湿,口淡胃钝,舌苔白腻,脉弦涩。治以活血祛风。

全当归钱半　川芎八分　苏丹参三钱　络石藤三钱　宽筋草三钱　生薏苡仁四钱　川桂枝五分拌飞滑石四钱　陈木瓜一钱　连芽桑梗两尺

案110　酒湿伤肺咳嗽痰多案

陈左,44岁,大西山。

初诊(六月初六日)　酒湿伤肺,咳嗽痰多,腰脊无力,苔白腻微黄,脉右滑搏,左弦滞。治以清化通降。

冬桑叶二钱　滁菊花二钱　控涎丹一钱拌青蛤散四钱　竹沥半夏三钱　瓜蒌仁四钱　枳椇子五钱　浙茯苓六钱　远志五钱　前胡二钱

案111　痰饮咳嗽夜不能寐案

沈左,27岁,小龙口。

痰饮咳嗽,晨吐稠痰,平时[①]吐稀痰,肢懒口淡,夜不能寐,舌红后根苔白,脉弦,右兼滑。治以除痰宁睡。

淡竹茹二钱　新会皮钱半　辰茯苓四钱　竹沥半夏三钱　生薏苡仁四钱夜合花二钱　远志一钱　夏枯草二钱　清炙草五分　金橘脯二枚

案112　龙雷之火上扰夜寐惊窜案

金左,24岁,小保佑桥。

脉左尚数,弦象已减,右尚滑,舌苔渐退,晨起头晕已轻,夜寐日觉惊窜。总属肝肾龙雷之火未曾宁静使然。治以潜镇清化。

生龟板四钱　生鳖甲四钱　生石决明一两　九制胆星八分　制首乌四钱陈阿胶二钱　鸡子黄二枚　生白芍五钱　青盐陈皮一钱半　青蒿子一钱童便浸莲子心三十支冲

先用羚角片一钱,左牡蛎六钱,生青龙齿五钱(打),西瓜翠衣二钱,煎汤代水。

二诊　悸止晕减甚,吐稠痰,苔滑而薄,脉弦转柔,数象亦减。治仿加减。

生龟板六钱　生鳖甲五钱　桑麻丸四钱拌知柏六味丸四钱　制首乌四钱女贞子三钱　陈阿胶二钱　鸡子黄二枚　青盐陈皮钱半　青蒿子八分童便浸莲子心三十支冲

　　按　本案乃热邪消烁津液,肾阴下亏,龙雷之火上燔,下虚上实之热病末路阶段。治用血肉有情,质重味厚之鸡子黄、阿胶以滋阴液而熄肝风,生白芍、制首

---

① 时:原无,按文义补。

乌养血柔肝,生龟板、生鳖甲、生牡蛎、石决明、青龙齿介类益阴潜阳,配入陈皮、胆星行气涤痰,青蒿、莲心、羚角片、西瓜翠衣清降邪热,导火下行,共奏潜镇之效。临证时,吴鞠通《温病条辨》"壮火尚盛者,不得用定风珠、复脉汤"之诚语亦当铭记心中。

案113　肝热犯胃吐紫血案

奚左,23岁,诸暨。

初诊(六月初七日)　肝热犯胃,阳络伤则吐紫血,脘痛,头晕,舌红苔薄,脉右寸关数,左弦数。络拟清肝宁络,参以化痰瘀。

淡竹茹二钱　血见愁三钱　十灰丸三钱拌青蛤散四钱　广郁金三钱　苏丹参四钱　冬桑叶二钱　盐水炒粉丹皮钱半　生藕节五个　青盐陈皮钱半

案114　风火牙痛腮肿头疼案

郎左,9岁,塔子桥。

风火牙痛,腮肿头疼,身热,舌红润,脉弦数。治以轻清疏达。

冬桑叶二钱　滁菊花二钱　苏薄荷钱半　青蒿脑钱半　夏枯草二钱　谷精草钱半　青连翘三钱　苦丁茶钱半　鲜竹叶三十片　嫩桑枝二尺

案115　肺中痰阻咳痰胸闷案

沈左,16岁,横街。

咳痰不爽,气逆胸闷,喉有痰声,身微热,苔白滑,脉右滑数。治以宣肺豁痰。

光杏仁三钱　射干钱半　广皮红钱半　竹沥半夏三钱　生枳壳钱半　广郁金三钱　前胡二钱　远志一钱　牛蒡子钱半　苏子二钱

案116　酒湿伤肾溺血案

陈左,45岁,昌安门外。

初诊(二月二十四日)　酒湿下伤肾络,溺血带紫,口淡无味,睡醒后口发燥,舌苔中后黄腻,脉左关尺弦滞,按之见数。拟清肾宁络。

大蓟、小蓟各钱半　焦山栀三钱　十灰丸钱半拌益元散三钱　丝瓜络三钱　淡竹叶二钱　广郁金三钱拌捣鲜生地六钱　焦川柏六分　青盐陈皮一钱

二诊(二月二十八日)　酒湿伤肾间有溺血,服三剂后溺血渐瘥,惟口淡发燥依然,苔舌黄腻,脉亦弦滞兼数。此湿热未净之候也,治当仍仿前法加减。

大、小蓟各钱半　焦山栀三钱　冬葵子四钱　冬瓜子四钱　瓜蒌仁四钱　广郁金三钱　十灰丸三钱拌益元散三钱　淡竹叶二钱　甘草三钱　鲜生地六钱　焦川柏六分

按 中医有关尿血的认识,早在《黄帝内经》就有记载,《素问》称其为"溲血、溺血",《金匮要略》首次提出"尿血"一词:"热在下焦者,则尿血",且主从热论,历代医家亦以热移下焦扰动血络立论者居多。本案起于酒湿,治从热、湿,投以十灰丸(组成:大蓟、小蓟、茜草、栀子、牡丹皮、棕榈、侧柏叶、白茅根、大黄、荷叶十味炒炭用)、益元散(组成:滑石,甘草,朱砂)凉血止血、清热利湿,再配清肾宁络之品,服三剂后溺血渐瘥,此病有转机之佳象也,值得临床借鉴。

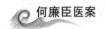案117 脾湿蒸热酿变黄疸案

陈左,33岁,南池。

初诊(三月十日) 脾湿蒸热,酿变黄疸,面目焦黄,腹胀便秘,溺短热,两足肿,脉软滞。治以三焦分消。

小枳实钱半 薄川朴钱半 槟榔丸三钱拌滑石六钱 大腹皮三钱 地骷髅四钱 莱菔子三钱拌捣春砂仁七分 西茵陈五两 丝瓜络八两煎代水

二诊(三月十三日) 黄疸化胀,胃钝便闭,气逆胸塞,溺如茶卤,舌苔黄腻,脉实滞。拟苦辛开降。

小枳实二钱 薄川朴钱半 海南子三钱 生鸡金二钱 白蔻末五分拌捣郁李净仁二钱 炒莱菔子四钱 青泻叶四分 西茵陈五两 路路通十个

案118 呕吐痰饮胃痛脘满案

王左,28岁,偏门头。

初诊(三月十四日) 呕吐痰饮,胃中嘈杂作痛,食后脘满,按之则腹中漉漉有声,舌淡红润,脉弦带滞。拟调中蠲饮,柔肝止痛。

竹沥半夏三钱 浙茯苓三钱 左金丸八分拌飞滑石四钱 生延胡索钱半(打) 生明乳香六分 石决明八钱 墨鱼骨三钱 香附二钱 带壳春砂八分

二诊(三月二十一日) 咳痰不爽,气逆痰阻,左腹痛,食后脘中不舒,舌红润无苔,脉同前。拟宣肺活痰,调肝止痛。

光杏仁三钱 新会皮钱半 旋覆花钱半拌左金丸八分 广郁金三钱 海蛤壳八钱 前胡二钱 桔梗一钱 瓜蒌仁四钱 牛蒡子钱半

三诊(三月二十二日) 痰阻腹痛,胸脘痞满,便不畅,舌红苔黄腻微灰,脉软滞。拟苦辛通降。

瓜蒌仁四钱 小枳实钱半 尿浸石膏四钱 淡竹茹二钱 马兜铃钱半 海蛤壳八钱 山豆根一钱 青连翘二钱 知母四钱 白芷一钱

案119 风热咳嗽案

某左,20岁,徐家溇。

初诊(三月十二日) 咽痒咳嗽,痰多而黏,气急胸闷,舌红苔薄,脉右浮滑,左浮弦数。治以清肺除嗽。

桑叶二钱 光杏仁三钱 旋覆花二钱 拌青蛤散三钱 生桑枝五钱 瓜蒌仁五钱 紫菀三钱 白前二钱 安南子三枚 青盐陈皮一钱

二诊(三月十五日) 咳嗽稠痰,咳吐不爽,气急胸闷,病将两月,舌红润,脉浮弦滑数。拟清肺止嗽。

桑叶二钱 光杏仁三钱 旋覆花二钱拌青蛤散三钱 野百合三钱 款冬花二钱 瓜蒌仁四钱 淡竹茹三钱 紫菀三钱 白前二钱

案120 劳后伤脾肢麻无力案

陈左,26 岁,陈家巷。

初诊(三月十六日) 劳后伤脾,肢麻无力,舌红润无苔,背筋拘挛,脉软弱。治以益气宽筋。

丽参须一钱 桂枝木八分 生白芍三钱 清炙草二分 络石藤三钱 宽筋草三钱 全当归三钱 新会皮一钱 鸡血藤三钱 嫩桑枝二尺

二诊(三月二十一日) 背筋拘挛已减,但四肢仍麻,胃纳如前,舌淡红润,脉软无力。治以调中益气。

浙茯苓四钱 川桂枝六分 生于术六分 姜半夏钱半 清炙草八分 新会皮钱半 潞党参钱半 全当归钱半 川续断二钱 嫩桑枝二尺

> **按** 百忧感其心,万事劳其形,此案起于劳伤,当为身心疾患,调理身形之际无忘顾护心脾肾,尤其看重脾胃,临证思考可谓精当。

案121 气虚络瘀神经麻痹案

吴左,58 岁,糕店弄。

初诊(三月十二日) 据述种种之因,皆由气虚络瘀,神经麻痹,舌红润,脉右濡弱而缓,左弦软涩。治以益气活络,兴奋神经。仍请同荫二兄政定。

生绵芪一两 丽参须一钱 全当归五钱 川桂枝一钱 淡苁蓉四钱 生怀牛膝三钱 鸡血藤三钱 大活络丹一颗 酒炒桑枝一两 川黄草五钱 鲜石斛五钱 青防风钱半

二诊(三月十六日) 复进补阳还五汤加减后,食粥渐增,胸脘并不痞满,肠鸣似有行便之状,舌红润,眼泪较多,脉右渐起,左如前。仿前法注重健胃。

炙绵芪五两 全当归三钱 桂枝木五分 青防风八分 鲜石斛三钱 白菊花二钱 川黄草四钱 生鸡金二钱 淡苁蓉三钱 怀牛膝三钱

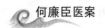

案122　下焦阴虚肝热湿阻案

某左,28岁,上虞。

初诊(三月二十三日)　下焦阴虚,肝热中焦,湿热阻滞,冲动气逆,犯肺作咳,胃钝肠鸣,舌苔中后黄腻,脉右浮弦搏数,左浮弦数。拟柔肝纳冲,调中开胃。

左牡蛎四钱　石决明八钱　海蛤壳八钱　东白薇三钱　淡竹茹三钱　新会皮钱半　川黄草三钱　生鸡金二钱　生薏苡仁四钱　紫菀三钱

二诊(三月二十六日)　冲虽略静而咳嗽喉阻,胸背腰脊仍痛,胸痞胃钝,溺后余沥,舌苔中后黄腻,脉右滑搏。左关尺浮弦搏大,拟潜镇熄化。

左牡蛎五钱　石决明一两　海蛤壳八钱　广郁金三钱　杜兜铃钱半　东白薇三钱　南芡实四钱　生鸡金二钱　紫菀三钱　白前二钱

三诊(三月二十八日)　冲动已平,痰嗽渐减,惟胃部带脉腰脊酸痛,胸痞胃钝,食后似酸似辣,二便渐利,舌苔黄腻,脉同前。拟疏中通络,柔肝止痛。

淡竹茹三钱　新会白一钱　络石藤三钱　宽筋子三钱　石决明一两　海蛤壳八钱　广郁金三钱　东白薇三钱　生鸡金钱半　陈香橼皮一钱

四诊(三月三十日)　冲脉时平时动,胸痞胃钝,食后尚觉酸辣,腰脊带脉酸痛,苔腻微黄,脉右软滞,左弦大。拟潜镇摄纳,化湿健胃。

石决明八钱　海蛤壳八钱　真珠母八钱　生薏苡仁四钱　淡竹茹三钱　新会白一钱　络石藤三钱　丝瓜络三钱　川黄草三钱　生鸡金二钱

五诊(四月三日)　肝郁胃中,胃钝胀痛连胸背,肠鸣腹胀,筋脉拘挛,苔腻微黄,脉弦滞。拟通络疏肝,宽中调胃。

制香附二钱　广郁金三钱　越鞠丸三钱拌海蛤粉三钱　络石藤三钱　宽筋草三钱　瓜蒌仁四钱　干薤白二钱　白蒺藜(炒)二钱　玫瑰花十朵

案123　肝风上翔陡然头晕倾倒案

金左,58岁,白衙弄。

初诊(三月十八日)　肝风上翔,陡然头晕倾跌,现已旬余,左肢麻木,两足发抽,咳嗽痰多,头甚痛,便闭半月,苔白厚腻,脉左弦数,右滑搏。治以通络消痰,平肝润肠。

真珠母一两　海蛤壳一两　节斋化痰丸四钱拌脾约丸四钱　络石藤三钱　宽筋草三钱　竹沥半夏三钱　蜜炙柏仁一钱　天麻二钱　桑枝三尺

二诊(三月二十日)　便难通降,内风未平,头仍痛,左肢麻睡熟后两足暂抽,咳痰,舌苔白滑,中心带灰,脉右滑搏,左软弱。拟熄风豁痰,宽筋活络。

菊花二钱　天麻钱半　石决明八钱　络石藤三钱　淡竹茹三钱　宽筋草三钱　毛西参钱半　茯神木四钱　蜜炙橘红一钱　嫩桑枝二尺

三诊(三月二十二日)　头痛足抽均减,胃气亦动,惟气虚神倦,夜间少寐,舌苔白滑,脉软弱无力。拟益气安神,参以舒筋。

潞党参钱半　辰茯神四钱　络石藤三钱　宣木瓜一钱　怀牛膝三钱　生薏苡仁四钱　川黄草三钱　生鸡金二钱　嫩桑枝二尺　金橘脯二枚

四诊(三月二十五日)　夙咳稀痰,嗳气胸闷,脚膝酸痛,舌苔黄腻,肢懈胃钝,脉右软滞,左浮弦。拟辛淡开泄。

光杏仁三钱　苏子钱半　新会皮钱半　竹沥半夏三钱　浙茯苓二钱　生薏苡仁四钱　佩兰叶二钱　丝通草四钱　前胡二钱　桂枝一钱

按　本例初诊酷似中风闭证,治以通络消痰,平肝润肠,当属恰当,惟处方用药似欠合辙,诸如羚羊钩藤汤、导痰汤等当可选用。

案124　咳痰胃钝案

戴左,48岁,白衙弄。

初诊(三月二十日)　咳痰稀黏,嗳气胃钝,胸闷及脚膝酸痛已减,苔黄薄腻,脉右滑,左弦软。拟清肺除痰,消滞开胃。

桑叶二钱　杏仁三钱　兜铃钱半　生枳壳钱半　广郁金三钱　鸡金二钱　前胡二钱　桔梗一钱　莱菔子四钱　冬瓜子四钱

二诊(三月二十二日)　咳嗽稀痰渐减,胃动已知饥,腰腿仍酸痛,脉舌同前。仿前法加减。

杏仁三钱　新会皮钱半　竹沥半夏三钱　生薏苡仁四钱　浙茯苓四钱　生鸡金二钱　前胡二钱　桔梗一钱　莱菔子三钱　冬瓜子四钱

案125　肺郁胸膈痞满案

俞左,40岁,大西山。

初诊(三月十九日)　咽阻气逆,肺郁不宣,胸膈痞满,胃中时痛时止,舌苔薄腻,脉右浮滞,左浮弦。拟宣通宽胸。

生枳壳钱半　桂枝一钱　广郁金三钱　瓜蒌仁四钱　干薤白二钱　小青皮一钱　紫菀三钱　白前二钱　浮海石三钱　安南子三枚

二诊(三月二十二日)　肝热上冲,肺气失降,胸热咽痛,食后脘满,小便微热,舌红带紫,苔薄白,脉左弦数,右浮数。拟清肝肃肺。

桑叶二钱　瓜蒌仁四钱　淡竹茹三钱　乌玄参三钱　生石膏六钱　浮海石三钱　前胡二钱　桔梗一钱　安南子三枚　青盐陈皮一钱

案126　颈项拘挛眩晕便闭案

樊左,58岁,糕店街。

三诊(三月二十一日) 颈项拘挛,动则头目眩晕,胃口同前,便闭旬余,舌红嫩扪之□,脉弦软。拟熄风活痰,开胃润肠。

菊花二钱　天麻钱半　春砂仁三钱　拌捣郁李净仁三钱　柏子仁三钱　炒麻仁三钱　瓜蒌仁四钱　川黄草四钱　蜜炙橘红一钱

案127　初期肺痨颈上生核案

张左,31岁,宁波。

初诊(三月十六日) 初因伤风,继则颈上生核,右甚于左,咳嗽稠痰有血腥,咳甚则胁痛头汗,舌苔薄滑,脉右浮滑搏数,左弦数。此初期肺痨之候,俗称木叩金鸣。治以清肝保肺,豁痰消核。

海蛤壳六钱　左牡蛎五钱　京川贝三钱　天葵子四钱　夏枯草三钱　东白薇三钱　杜兜铃钱半　川黄草四钱　紫菀三钱　青盐陈皮一钱　润肺雪梨膏二两分冲

二诊(三月十九日) 初期肺痨,咳痰稠黏,咯吐维艰,则头汗胁痛,痰出则无痛,已五月有余,苔白滑,两颈生核,左大于右,脉右滑数,左浮弦。复仿前法加减。

左牡蛎五钱　京川贝四钱　旋覆花钱半拌节斋化痰丸四钱　天葵子五钱　玄参心三钱　怀山药三钱　牛蒡子钱半　天冬二钱　润肺雪梨膏一两

三诊(三月二十二日) 咳痰多黏,两胁仍痛,热多冷少,昨夜全身自汗,至下午两足痿木,步履维艰,少气薄力,颈核如前,舌苔薄滑,脉右滑搏,左浮弦数。拟清肝肃肺,消痰活络。

左牡蛎四钱　玄参三钱　川贝三钱　天葵子五钱　瓜蒌仁四钱　络石藤三钱　马兜铃钱半　海蛤壳八钱　淡竹茹三钱　润肺雪梨膏一两

四诊(三月二十四日) 每日下午至夜发热,寐时盗汗,上半身多,下半身少,咳痰不爽,两胁痛,胃减便溏,舌苔退薄,脉右滑数,左弦数。拟清肝保肺,活痰开胃。

生桑皮五钱　地骨皮五钱　怀山药四钱　牛蒡子钱半　淡天冬二钱　清炙草八分　左牡蛎四钱　京川贝三钱　鲜石斛三钱　生麦芽钱半

五诊(三月二十七日) 咳痰尚多,黄白相兼,胸膈仍塞,便溏,溺赤,两胁微痛,夜间或睡或少寐,舌苔薄滑微黄,脉同前。仿前法加减。

炒牛蒡钱半　怀山药四钱　淡天冬二钱　清炙草五分　左牡蛎四钱　京川贝三钱　紫菀三钱　白薇三钱　鲜石斛三钱　生麦芽钱半

六诊(四月三日) 据述咳痰多而稠黏,胸闷胁仍塞,颈核如前,便溏溺赤,胃口尚好,舌苔内厚外薄,脉未详。拟仿前法注重肃肺,宽胸化痰丸请暂停服。

怀山药四钱　牛蒡子钱半　淡天冬钱半　清炙草五分　左牡蛎四钱　玄参

二钱　生枳壳钱半　苦桔梗一钱　川黄草四钱　生谷芽钱半

七诊(四月九日)　据述身热略重,咳痰多而稠黏,色带微黄,胸胁仍塞,颈核如前,便仍涩,溺稍淡,胃如常,苔薄滑,脉未详。拟润肺止咳,退热宽胸。

怀山药四钱　炒牛蒡一钱　左牡蛎四钱　京川贝三钱　生款冬三钱　杜兜铃钱半　紫菀三钱　白前二钱　生桑皮五钱　地骨皮五钱　真柿霜一钱冲

八诊(四月二十日)　据述劳力跌扑后陡然神昏,至昼夜神识始醒,现在咳咯黄痰,痰中兼血,脉右弦滑,左弦细尺无力,舌苔红滑,便溏溺赤。治以清金保肺,化痰止血。

海蛤壳八钱　杜兜铃钱半　十灰丸三钱拌益元散三钱　淡竹茹三钱　京川贝三钱　紫菀三钱　玄参二钱

先用淡海蜇三两,生莱菔二两煎汤代水。

九诊(四月二十五日)　据述咳痰气逆,胸闷且痛,步履维艰,便日夜三四次,溺或赤或白,舌苔白滑,胃口颇佳,脉未详。顺气开痰,调中坚肠。

光杏仁三钱　怀山药四钱　炒牛蒡一钱　淡天冬钱半　清炙草五分　五加皮三钱　紫菀三钱　白前二钱　川黄草三钱　鸡金钱半　生延胡索一钱(打)

案128　伤风动嗽案

陈左,20岁,余姚周巷。

初诊(三月二十日)　伤风不醒,后成劳嗽,痰薄而黏,咽痛失音,五心烦热,胃气已钝,食后脘满,舌苔薄滑,脉右滑数,左弦小数。拟清肺开音,豁痰调中。

桑叶二钱　瓜蒌仁四钱　京川贝三钱　生桑皮五钱　地骨皮五钱　杜兜铃钱半　紫菀三钱　玄参三钱　真柿霜钱半　败叫子五个

二诊(三月二十二日)　肝火上冲,咽仍痛,有红□,咳嗽自汗,痰多薄黏,饮食难咽,胃亦不开,舌红无苔,脉右滑数,左弦数。拟清喉止痛,除痰养胃。

瓜蒌仁四钱　京川贝三钱　尿浸石膏三钱　鲜生地六钱　玄参四钱　海蛤壳八钱　雅梨肉二两　肥知母三钱　安南子四枚　真柿霜钱半

三诊(三月二十四日)　咽痛渐减,惟咳痰尚多,音仍嘶,五心烦热,自汗胃钝,舌淡红无苔,脉右浮滑搏数,左弦数,此中期肺痨之因,治以清肺蠲痰,开音健胃。

瓜蒌仁四钱　京川贝三钱　杜兜铃钱半　海蛤壳六钱　玄参三钱　鲜石斛三钱　紫菀三钱　白前二钱　真柿霜钱半　芦衣纸十张

四诊(三月二十六日)　阴虚咽痛,痰嗽失音,午后至夜间骨蒸内热,胃钝便闭,舌苔黄滑,脉左关尺弦数,右寸关滑数。仿前法进一筹。

石决明一两　海蛤壳八钱　京川贝三钱　鲜生地一两　乌玄参五钱　淡天冬二钱　柏子仁三钱　青泻叶七分　真柿霜钱半　陈金汁一两

五诊（四月十日） 据述痰嗽大减，喉痛亦止，胃气渐动，惟失音如前，午后至前半夜尚发潮热，苔退而润，脉左弦数稍缓，右数而有力。治以清肺开音，养胃退热。

毛西参钱半　生桑皮五钱　地骨皮五钱　瓜蒌皮二钱　粉丹皮钱半　东白薇三钱　鲜石斛三钱　真柿霜钱半　鲜茅根二两　鲜刮竹茹五两　鸡子白两枚

六诊（四月二十日） 据述种种病情，非但潮热，即五心亦烦热，且咽干口燥，失音，形寒，日见消瘦，舌苔中心脱液，舌带白乳，脉左右尺俱数，余部浮大，皆属阴虚阳亢肺痨末路之候，幸而大便燥结，犹可大剂潜阳育阴，力固救挽于万一。

石决明一两　生龟甲心四钱　真珠母一两　鲜生地一两　玄参五钱　鲜石斛四钱　毛西参钱半　原麦冬钱半　生白芍五两　东白薇三钱　鲜茅根三两　甜梨肉二两

鲜刮淡竹茹四钱先用煎汤代水。

案129　风中脏腑案

陆太爷，61岁，县西桥。

初诊（四月十八日） 素因右半身偏瘫已有四年，今则忽然牙关紧闭，口不得开，亦不能语，且咽下为难，前则中络，今则中脏，脉左弦数，此属棘手，殊为难症。拟熄风开关，通络豁痰。

石决明八钱　真珠母八钱　明天麻钱半　双钩藤四钱　老竺黄二钱　盐水炒橘红一钱　络石藤三钱　宽筋草三钱　竹沥半夏三钱　返魂丹一颗

二诊（四月二十一日） 牙关渐宽，药不能多饮，口不能言，此属痰阻声管，舌苔滑而且厚，脉右弦滑，左浮弦。仿前法进一筹。

竹沥半夏三钱　盐水炒橘红一钱　蜜炙皂角五分　瓜蒌仁五钱　代赭石四钱　老竺黄二钱钩藤四钱　蛤壳八钱　生莱菔汁两瓢　生姜汁四滴

三诊（四月二十二日） 牙关难渐宽而痰阻气管，愈聚愈多，皆因肺气不足，不能送痰外出，所以口不能言，肺气上逆，舌上仍是痰苔，脉右壅遏似伏，左脉软弱无神。病势甚属可畏，议急急顺气开痰力图挽救于万一。

丽参须一钱　浙茯苓六钱　盐水炒橘红一钱　紫菀五钱　远志钱半　上上沉香片五分　鲜石菖蒲钱半　戈制半夏五钱

导痰开关散八分与戈制半夏同研极细，药汤调下。

四诊（四月二十二日） 咳嗽虽减，痰仍不能咯出，咽物尚觉为难，舌苔较前退薄，脉右略起，左如前。仿前法加减。

丽参须一钱　赖氏红七分　旋覆花三钱拌控涎丹一钱　紫菀五钱　远志钱半　鲜石菖蒲钱半　戈制半夏三分　导痰开关散二分　生姜汁四滴　生莱菔汁两瓢冲

按 中风有中络、中经、中脏、中腑之别,是对病位浅深和病情轻重的分类,源于《金匮要略·中风历节病》:"邪在于络,肌肤不仁;邪在于经,即重不胜;邪入于腑,即不识人;邪入于脏,舌即难言,口吐涎。"张洁古又有言"中脏者多滞九窍,中腑者多着四肢"。试观本案,虽尚无神志改变,但症见牙关紧闭,言语不出,吞咽困难等诸窍阻滞不通之表现,当为邪中脏腑之端倪,治以熄风开关,通络豁痰为主,堪称熨帖,然此等沉疴危疾,欲其全愈,难矣。

案130　肺劳中期案

范左,33岁,鱼北村。

初诊(三月二十六日) 肺劳咳痰带血,或满口纯血成块色紫多而红少,心跳,舌淡绛胖嫩,脉右浮滑带芤,左弦数,此中期肺劳之候。治以清脉宁络兼消淤血。

淡竹茹三钱　代赭石四钱　十灰丸三钱拌青蛤散三钱　鲜生地一两　广郁金三钱　参三七一钱　血见愁四钱　青盐陈皮一钱　立止吐血膏一两

二诊(三月二十八日) 咳痰带血咯出或稀或黏,胸微闷,左苔薄滑,脉仍弦数,左甚于右。仿前法加减。

鲜生地六钱　广郁金三钱　十灰丸三钱拌青蛤散三钱　左牡蛎四钱　石决明一两　血见愁四钱　参三七一钱　紫菀三钱　白前二钱

案131　气急痰多瘀热便溏案

张左,31岁,宁波。

十诊(五月十三日) 接来教中病状,气急痰多,瘀热便溏,胃气尚佳,舌苔白滑,脉未详。谨拟顺气除痰,泄热化湿。

左牡蛎四钱　海蛤壳八钱　浙茯苓四钱　生薏苡仁四钱　新会皮钱半　生桑皮五钱　紫菀三钱　白前二钱　怀山药四钱　带壳春砂八分

十一诊(五月二十二日) 据述咳逆痰多,潮热渐减,便溏溺赤,苔白厚,脉未详。拟清肺泄热,化痰开胃。

光杏仁三钱　生薏苡仁三钱　旋覆花二钱拌节斋化痰丸二钱　竹沥半夏三钱　浙茯苓六钱　生桑皮四钱　青蒿脑钱半　紫菀三钱　白前二钱　黄草三钱金橘脯二枚

案132　神经衰弱腰痛案

李左,30岁,五中。

初诊(三月十五日) 心肾两亏,神经衰弱,夜梦纷纭,腰脊酸痛,舌红无苔,脉虚数。拟补心安神,滋肾壮腰。

辰茯神四钱　柏子仁三钱　安神丸三钱拌磁朱丸六钱　络石藤三钱　川断二钱　大生地四钱　生白芍三钱　川黄草三钱　淡竹茹三钱

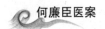案133　咳嗽日轻夜重案

王左,六十七岁,仓村街。

初诊(三月十四日)　痰嗽日轻夜重,交四点后更甚,口腻喉干,舌苔白腻微黄,脉右浮滞,左沉滑。拟辛润开降以除痰嗽。

苏子二钱拌捣瓜蒌仁五钱　白芥子七分拌捣海蛤壳一两　旋覆花二钱拌控涎丹八分　紫菀二钱　白前二钱　生款冬三钱　蜜炙橘红一钱

案134　病后中气不足案

严左,51岁,安吉庄。

初诊(三月二十日)　病后中气不足,消化力薄,胃气不健,肢搦无力,舌红后根有苔,脉右软弱大,按之无力。拟补中开胃。

米炒党参钱半　炒麦冬二钱　浙茯苓四钱　川黄草三钱　生鸡金二钱　新会白八分　生白芍三钱　生谷芽钱半　小京枣三个　金橘脯二枚

案135　肾虚肝旺案

孙左,26岁,柯桥。

初诊(三月二十三日)　肾虚肝旺,或腰酸自遗,或头晕干咳,舌淡红无苔,脉左关尺弦数,右软弱。拟滋肾阴而潜肝阳。

桑麻丸三钱拌磁朱丸四钱　南芡实四钱　甜石莲二钱　左牡蛎四钱　龟甲心四钱　川黄草三钱　生鸡金二钱　络石藤三钱　春砂壳八分

案136　肾精梦泄案

吴左,21岁,余姚周巷。

肾精梦泄,间或自遗,溺后或有少些血出,舌淡红无苔,脉左关尺弦数。拟宁心滋肾以固精窍。

青龙齿三钱　左牡蛎四钱　安神丸三钱拌封髓丹三钱　甜石莲二钱　南芡实四钱　生白芍二钱　东白薇三钱　女贞子三钱　旱莲草三钱

案137　肝经伏热案

单左,56岁,贯珠楼。

初诊(四月二十三日)　肝经伏热,先则下逼肾经则遗精,继则上冲胃经则吐血先紫后红,迄今四日未止,小便略黄微热,苔腻微黄,脉右弦洪搏数,左弦软数。

拟清肝宁络佐以化湿。

石决明八钱　真珠母八钱　十灰丸三钱拌青蛤散三钱　淡竹茹三钱　血见愁四钱　生薏苡仁四钱　浙茯苓四钱　鲜茅根二两　黑木耳四钱

案138　肝火烁肺案

陈左,29 岁,平水。

初诊(四月二十一日)　肝火烁肺之络被劫,咳痰带血,有时头晕两腰疲痛,手心发热,舌红无苔,脉左弦数,右寸滑数。拟清肝肃肺,蠲痰宁络。

石决明一两　海蛤壳八钱　十灰丸二钱拌桑麻丸三钱　淡竹茹三钱　血见愁四钱　生白芍三钱　东白薇三钱　安南子四枚　青盐陈皮一钱

案139　痰湿冲肺胃钝案

虞左,53 岁,断河头。

初诊(四月十九日)　痰湿冲肺则气急,阻中则胃钝,窜络则右半身不遂,舌苔白腻,脉右浮滑沉滞,左弦软。拟豁痰降气,化湿开胃。

光杏仁三钱　苏子二钱　旋覆花二钱拌竹沥达痰丸四钱　石决明一两　海蛤壳八钱　竹沥半夏二钱　新会皮钱半　代赭石四钱　莱菔子三钱

案140　肠胃郁结气滞案

陈左,70 岁,横街。

初诊(四月二十七日)　肠胃郁结,气滞脘腹,满而且痛,时而气逆不舒,便须五六日一解,舌苔后根厚腻,脉弦滞按之实。拟通气导滞,宽膨止痛。

小枳实二钱　卷川朴钱半　宽膨散一钱拌控涎丹一钱　郁李净仁三钱　带壳春砂八分　青木香七分　海南子钱半　小青皮一钱　路路通七个

二诊(五月一日)　肠胃积热,降而不除,脘满气喘,时重时轻,便闭□有□,舌苔后根厚腻,脉右滑搏,左弦坚搏数。拟通降导滞。

真珠母一两　石决明一两　代赭石四钱　瓜蒌仁四钱　生鸡金二钱　广郁金三钱　毛西参一钱　络石藤三钱　丝瓜络三钱　嫩桑枝二尺

案141　肝风挟痰惊痫案

屠幼,8 岁,上灶。

初诊(五月十一日)　肝风挟痰,刺激神经,病自本年二月间忽然惊痫仆地,现在愈发愈重,苔腻微黄,脉左浮弦,右浮滑。议以潜镇清熄。

真珠母八钱　青龙齿三钱　桑麻丸三钱拌磁朱丸六钱　池菊二钱　天麻二钱　瓜蒌仁四钱　北胆星一钱　钩藤四钱　蜜炙蜈蚣一对

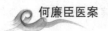

二诊（五月十六日） 日间发痫，夜不安寐，呕吐痰涎，便少而艰，溺黄苔滑，舌红，脉弦滑。拟豁痰定痫。

明天麻钱半　钩藤三钱　磁朱丸四钱拌滚痰丸三钱　真珠母六钱　左牡蛎三钱　瓜蒌仁三钱　老竺黄钱半　马宝五厘　猴枣五厘

三诊（五月二十三日） 热痰上涌，四肢抽搐，目瞪上视，身热流涎，便闭溺少，脉左弦数，右弦滑。拟清热熄风，豁痰镇痉。

羚角片一钱　双钩藤四钱　明天麻钱半　白池菊二钱　石决明八钱　生玳瑁三钱　磁朱丸四钱拌滚痰丸二钱　九制胆星一钱　老竺黄二钱　鲜石菖蒲一钱　淡竹沥一瓢分冲

四诊（五月二十七日） 身热已除，抽搐亦瘥，目瞪上视亦瘥，胃纳尚佳，溲长便燥，寐寤不安，舌红起刺，苔薄滑，脉左弦数较减，右尚弦滑。治以熄风镇痉，宣肺豁痰。

羚角片一钱　池菊二钱　天麻钱半　双钩藤四钱　真珠母五钱　石决明五钱　竹沥达痰丸二钱拌辰砂一钱　滑石四钱　瓜蒌皮二钱　川贝母二钱　九制胆星一钱　灯心三节

按 痫证之作，多由大惊大恐，肝气失于调和，阳升风动，触及积痰，趁势上逆，壅闭经络，阻塞清窍而发。观本例之兼症，便少而艰，尿黄苔腻，舌红脉弦滑等，里热之象明矣，清热、涤痰、熄风是其治也。

案142　肝火上冲下逼案

张左，26岁，大路。

初诊（五月十八日） 肝火上冲则咳，下逼则遗，夜间有梦，苔滑薄腻，脉左弦数，右浮弦。拟清肝固精，佐以肃肺。

真珠母一两　左牡蛎四钱　左金丸一钱拌金锁固精丸三钱　辰茯神四钱　南芡实四钱　夜交藤三钱　女贞子三钱　苏百合二钱

案143　晨起吐血喉燥案

陈左，30岁。

初诊（五月三日） 晨起吐血一口夹在痰中，便须两日一解，胃纳如常，喉间觉燥，舌边夹红，脉左关尺浮弦搏数，右寸浮滑。拟滋肾柔肝，佐以清肺。

陈阿胶一钱　生白芍三钱　乌参三钱　牡蛎四钱　炙龟甲四钱　真珠母一两　天冬、麦冬各钱半　冬虫夏草二钱　青盐陈皮一钱

二诊 清晨吐血色或淡红或淡黄，止而复来，腰间疲痛，溺黄便不畅，舌淡红无苔，脉左关尺弦数，此属肾气将失纳。拟以潜阳育阴，佐以宁络。

陈阿胶一钱　玄参三钱　天冬、麦冬各钱半　龟板四钱　牡蛎四钱　制首

乌四钱　女贞子三钱　淡竹茹三钱　血见愁四钱

案144　肺热咳痰带血案

周左,35 岁,敦云里。

初诊(五月十四日)　肺热咳痰带血,胸腹不舒,苔腻微黄,脉右浮滑,左弦而微数。拟清肺宁络。

冬桑叶二钱　甜杏仁三钱　生桑皮五钱　淡竹茹三钱　血见愁四钱　马兜铃钱半　紫菀三钱　白薇四钱　瓜蒌皮二钱　薏苡仁四钱

二诊(五月十八日)　咳痰带血如前,不食则饥,食则脘满,舌苔白腻,脉右浮数,左弦滞。拟清肺宁络。

淡竹茹三钱　血见愁四钱　十灰丸三钱拌青蛤散三钱　瓜蒌仁三钱　广郁金三钱　桑皮五钱　焦栀三钱　安南子三枚　桑叶二钱

案145　肝经血热痰湿化火案

□翁,68 岁,八字桥。

初诊(七月十七日)　此类中风,丹溪所谓湿生痰,痰生热,热生风是也,现在口歪于左,舌歪于右,舌苔右边半属痰□,苔左边红燥,为肝经血热苔,最防肝风上翔,挟痰刺激神经,急则陡然晕厥,缓则成偏枯,诊脉右寸关滑数搏指,左寸关洪大,惟尺虚弱,痰湿已从火化,议清肝熄风,预防其晕厥,顺气开痰,疏通其经道。

羚角片一钱　石决明八钱　旋覆花拌节斋化痰丸四钱　竹沥半夏三钱　盐水炒橘红一钱　络石藤三钱　丝瓜络二钱　毛西参钱半

人参再造丸三粒分作两次,药汤调服。

二诊(七月十八日)　脉右寸关滑数搏指、左寸关洪数均减,舌左边红燥已除,转为滑苔,后根甚厚,手臂关节痛减,小便较昨更红,便已有四日,略痰难,多稀涎,间有脓厚黏涎。治顺气豁痰为君,余以健胃润肠。

戈制半夏八分　蜜炙橘红一钱　旋覆花二钱拌指迷茯苓丸四钱　白芥子八分　海蛤壳六钱　淡竹茹三钱　络石藤三钱　鲜荷叶钱半拌炒生谷芽钱半　人参再造丸三粒　紫菀五钱

案146　肾虚肝旺案

沈左,23 岁,状元弄。

初诊(七月二十八日)　肾虚肝旺,口干咽燥,小便点滴而痛,便时少,便痛,色红白黏腻,昼夜十余次,胃钝,舌淡绛少津,脉左关尺弦弱而长,右寸关虚数。拟清肝坚肠,滋肾利溺,参以养胃。

白头翁三钱　生川柏五分　人中白二分化水炒　生白芍五钱　生甘草梢七分　冬葵子三钱　鲜石斛三钱　北沙参五钱　炒金银花钱半　鲜茅根二两

二诊（七月三十日）　下痢红而黏腻夹有积粪，次数渐减，溺尚短而微痛，不似前之点滴，惟胃不振动，皮肤虚热，舌绛而光，脉左关尺尚弦数，右寸关仍虚数。拟养阴开胃，柔肝坚肠。

鲜生地五钱　鲜石斛三钱　生白芍三钱　北沙参三钱　原麦冬钱半　生甘草梢七分　炒金银花钱半　冬葵子三钱

三诊（八月二日）　日夜便通两次，赤痢已除，溺亦渐利，惟罢痛，腹中尚有伏热，胃气渐动，舌仍光绛，脉同前。仿前法加减。

鲜石斛三钱　鲜生地五钱　生白芍四钱　北沙参三钱　淡天冬钱半　原麦冬钱半　生甘草梢六分　白头翁三钱　地骨皮三钱　鲜茅根二两　道墟官枣三颗

四诊（八月四日）　胃难渐动，脾乏健运，咳吐黏涎，白而微绿，便溏色红，日解一次，溺略长色微黄，脾热已退，舌绛而润，脉同前。仿前法参以健运。

北沙参三钱　鲜石斛三钱　枳术丸钱半拌牡蛎粉三钱　新会白一钱　春砂仁八分　竹沥半夏钱半　浙茯苓三钱　鲜苹果四片　金橘脯三枚

五诊（八月七日）　胃难知饥，脾运不足，食后脘满，便时燥溏，小便如常，夜眠多梦，舌淡红润，两边起薄白苔，脉右虚弱，左虚数。治以健脾开胃，安神调中。

北沙参三钱　川黄草三钱　枳术丸钱半拌益元散三钱　抱木茯神三钱　竹沥半夏三钱　生薏苡仁四钱　新会白一钱　鲜苹果四片　金橘脯两枚

案147　心肾两亏脾胃不健案

陈左，48岁，大路。

初诊（八月十日）　素因心肾两亏，脾胃不健现加盛，遂令冷汗更多，痰嗽较重，身体因而不倦，夜寐以致不安，多梦纷纭，舌前半淡红后半苔白而腻，脉左关尺弦长，右尺独滑，关尺软滞，为今之计，治以助阳敛汗、化痰健胃为君，佐以安神。

□□皮钱半　化龙骨三钱　左牡蛎四钱　仙半夏三钱　广皮钱半　云茯神四钱　陈仓米三钱　干荷叶包霞天曲一钱　金橘脯三枚　道墟官枣三枚　鲜稻穗两枝

二诊（八月十二日）　咳痰黄稠，咳吐不爽，自汗罢减，盗汗仍多，胃口稍开，夜仍少寐，苔腻渐化，脉右寸独滑，左关尺弱数。余部虚弱。拟收汗化痰，安神开胃。

绵芪皮二钱　化龙骨三钱　左牡蛎四钱　霞天曲一钱　新会皮一钱　辰茯神四钱　淮小麦三钱　淡竹茹二钱　陈南枣两枚　金橘脯三枚　干荷叶包炒陈

仓米四钱　骨碎补三钱

案148　肝阳旺心神亏案

孙君,26岁,柯桥。

初诊(十月十五日)　头晕目眩,腰痛胃疼,种种病状皆候肝阳旺,心神亏,以致脑少血养,舌淡红,脉左弦细带涩,右软弱。治以柔肝和胃,调补心肾。

陈阿胶一钱　生白芍三钱　桑麻丸三钱磁朱丸五钱　抱木茯神四钱　柏子仁二钱　青龙齿三钱　左牡蛎四钱　川黄草三钱　清炙草六分

二诊(十月十八日)　头目晕眩,腰痛等症一经动后渐即发,现之虽不发而肝阳尚旺,心血肾水两亏,脉舌同前。仿前法加减。

陈阿胶一钱　生白芍三钱　桑麻丸三钱拌磁朱丸五钱　化龙齿骨三钱　左牡蛎四钱　柏子仁二钱　炒枣仁二钱　淡竹茹三钱　青盐陈皮一钱

案149　外风引动内风案

张君,通界楼下。

初诊(十月十九日)　外风引动内风,咳嗽痰多,右胁胸及腿部脚窜痛,伸缩不能自由,伸则更痛,夜寐不安,胃口亦减,舌苔薄滑,脉右弦,左弦急。拟宣气豁痰,活血止痛。

光杏仁三钱　广皮红一钱　瓜蒌仁四钱　络石藤三钱　宽筋草三钱　生枳壳钱半　酒炒延胡索钱半　生明乳香六分　酒炒木瓜一钱　嫩桑枝

案150　肝旺乘脾泄泻案

赵左,20岁,天土寺前。

初诊(十月十五日)　肝旺乘脾之虚作泻,粪中夹积或白或红,口干舌光而淡,脉两关尺弦数。拟益气养胃调肝健脾。

太子参八分　原麦冬一钱　川黄草三钱　清炙草五分　怀山药四钱　生薏苡仁四钱　南芡实四钱　扁豆花三十朵　小京枣两枚　春砂壳八分　苹果四片

案151　肾虚失纳肺气失降案

梅兄,29岁,阮社。

初诊(八月二十三日)　肾虚失纳,肺气失降,咳痰稠黄,喘不得卧,肢厥冷汗,也不能寐,额汗鼻冷,舌淡红,苔白滑,脉右软滑,左细弱少神,慎防虚脱。治以潜镇摄纳,培元固脱,以图急救。

化龙骨四钱　左牡蛎六钱　磁朱丸五钱拌金匮肾气丸四钱　竹沥半夏二钱北茯神四钱　川桂枝钱半　生白芍四钱　清炙草八分　上上沉香片五分

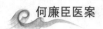

案152　肺痈咳痰上冲咽喉案

单左，40岁，西街。

初诊（八月十一日）　肺痈日夜咳吐臭痰色黄带紫，由胸上冲咽喉甚热，燥咳亦多，舌上遍布脓腐苔，脉右滑数，左弦数。拟清肺化痰，排脓顺气。

冬桑叶二钱　马兜铃钱半　海蛤壳八钱　瓜蒌仁五钱　京川贝四钱　生桑皮六钱　金银花二钱　连翘三钱

先用甜葶苈草二两，道墟官枣四颗，煎汤代水。

案153　水亏木旺心悸案

仲卿伯，68岁，□马桥。

初诊（七月二十九日）　素因水亏木旺冲逆发痉，现因喉受暑湿以致头身发热连胀，治暑湿药兼以清导外感已十去七八，现再心脏悸动，夜则神烦发躁，按冲任脉震动痉挛，溺赤浊热，苔白薄腻，六脉皆浮大而搏指，最防风动晕厥，拙见治潜肝阳以镇逆，安心神以清湿热，仍候仲兄政定。

真珠母一两　石决明一两　青龙齿三钱　辰砂一钱拌飞滑石四钱　东白薇三钱　抱木茯神四钱　建兰叶二钱　灯心三小帚　莲子心三十支生冲

案154　肝阳犯胃呕吐案

王左，46岁，柿树下。

初诊（七月二十四日）　肝阳犯胃，呕吐酸水甚多，胃纳罢减，咳痰咳前，舌中素来脱液，两边白滑，脉右弦滑，左浮弦。拟柔肝和胃。

石决明六钱　左牡蛎四钱　左金丸八分拌海蛤粉三钱　竹沥半夏三钱　浙茯苓三钱　川黄草三钱　生白芍二钱　春砂壳七分　苹果片四片

案155　肺败胃枯吐脓案

王君，54岁，大路。

初诊（七月十一日）　日夜吐脓，色黄黑而气腥，手足均肿，胃液已涸，肺气已败，舌前半热痛，脉右寸独数，余部弱无神，养胃保肺，力图救济。

毛细参钱半　北沙参六钱　珠儿参二钱　原麦冬二钱　鲜生地六钱　鲜石斛四钱　秋梨肉一个　真柿霜钱半

案156　湿阻腿痛便泄案

马右，45岁，石灰弄。

初诊（四月初七）　嗳气、筋痛、口腻均减，惟右腿重痛，便泄腹痛，舌苔薄腻，脉尚弦滞。治以芳淡清利。

佩兰叶二钱　新会白一钱　生薏苡仁四钱　汉防己钱半　络石藤三钱　丝瓜络三钱　甘松七分　嫩桑枝二尺　二妙丸钱半(包)拌飞滑石三钱

案157　血虚胃痛纳钝案

俞右,22岁,蝶山。

嗳气心悸已除,惟胃脘痛,纳食不多,舌红,无力,脉右弦软,左虚。治以养血开胃。

北沙参四钱　麦冬钱半　白归身钱半　细生地三钱　甘杞子一钱　甘松七分　川楝子八分　川黄草三钱　新会白一钱　金橘脯二枚

案158　痰湿阻肺咳痰案

刘右,49岁,黄泥桥。

初诊　咳痰白而稠黏,胃钝如常,舌苔薄滑,脉右滑搏。治以肃肺化痰,止久咳嗽。

光杏仁三钱　生薏苡仁四钱　新会皮钱半　紫菀三钱　浙茯苓四钱　款冬花三钱　金橘脯二枚　白前二钱　竹沥半夏三钱　瓜蒌仁四钱(杵)

二诊　咳嗽稠痰渐减,惟嗳气肢懈,苔薄黄腻,脉同前。仿前法加减。

光杏仁三钱　生薏苡仁四钱　瓜蒌仁钱半　制香附二钱　生款冬三钱　紫菀三钱　白前二钱

先用鲜冬瓜皮三两,连芽桑枝一两,煎汤代水。

咳虽减,痰尚多,肢懈无力,舌苔薄滑,脉右浮滑左弦弱。治以肃肺除痰,佐以轻扬。

冬桑叶二钱　甜杏仁二钱(杵)　北沙参三钱　竹沥半夏三钱　浙茯苓三钱　海蛤壳六钱(杵)　新会白一钱　川黄草三钱　南芡实三钱　金橘脯二枚

案159　湿热兼外感案

孙右,50岁,道横头。

寒热头身痛,苔腻转黄,气逆作呕,脉右浮滞沉数,左弦滞。仿前法加减。

荆芥穗钱半　苏薄荷钱半　竹沥半夏三钱　佛手片钱半　小枳实钱半　卷川朴钱半　焦山栀三钱　生鸡金二钱(杵)　左金丸八分(包)拌辰砂八分滑石四钱

案160　湿热口腻胃钝案

钮,45岁,水沟营。

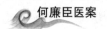

咳痰渐爽,气逆干呕,口腻胃钝,苔腻退薄,脉同前。仿前法加减。

制香附二钱　淡竹茹二钱　广郁金三钱(杵)　滑石四钱　新会皮一钱　瓜蒌皮钱半　真柿蒂三十只　灯心三帚　小枳壳钱半　左金丸八分拌辰砂一钱

案161　血虚生风头晕痛案

谢,59岁,窦酱。

肢麻减,头尚晕痛,眼眶酸目珠痛,舌红苔薄,脉右弦软,左弦小。治以养血柔肝、熄风健胃。

滁菊花二钱　明天麻一钱　川黄草三钱　新会白一钱　生白芍三钱　东白薇三钱　谷精珠钱半　金橘脯二枚　桑麻丸三钱(包)拌飞滑石三钱

案162　肝风上逆胸闷胃钝案

赵右,44岁,小菩提弄。

初诊(四月初九日)　肝风上逆,胸闷胃钝,腰筋拘挛,心跳,苔腻,脉仍弦滞。治以调肝和胃。

制香附二钱　广郁金三钱(杵)　滑石四钱　淡竹茹三钱　新会白一钱　辰茯神四钱　生薏苡仁四钱　佩兰叶二钱　灯心五帚　保和丸三钱(包)拌辰砂八分

案163　肠风飧泄咳嗽案

张右,29岁,井亭桥。

初诊(四月十二日)　肠风飧泄,腹痛经来淡少,咳嗽胸闷,舌红无苔,脉右浮滑,左弦数。治以清上补下。

冬桑叶二钱　怀山药四钱　生枳壳钱半　前胡三钱　生白芍三钱　清炙草四钱　桔梗一钱　赤苓三钱　甘松七分　甜杏仁三钱(杵)

复诊(四月十四日)　痰嗽胸闷,口淡胃钝,便溏肠鸣,左小腹痛,溺短热,舌红苔薄腻,脉右滞,左弦数。治以清化芳淡。

藿香叶钱半　佩兰叶钱半　冬桑叶二钱　淡竹叶二钱　辰茯神四钱　生薏苡仁四钱　广皮钱半　灯心三帚　越鞠丸三钱拌飞滑石四钱

案164　风寒身痛咳嗽案

王右,黄衙街。

初诊(四月十五日)　头痛肢冷,一身筋骨作痛,咳嗽痰少,舌苔薄白,脉弦滞。治以清肺通络。

制香附二钱　苏叶梗钱半　新会白钱半　滁菊花二钱　苏薄荷一钱　竹沥

半夏三钱　紫菀二钱　白前二钱　川桂枝三分拌滑石三钱(包)

案165　伏热生风头晕耳鸣案

姚孙氏,48 岁,姚公埠。

初诊(四月十七日)　脊髓伏热,由尾闾直上巅顶,头晕耳鸣,背腰抽痛,脉舌未详。治以清髓热以熄肝风。

陈阿胶一钱　生白芍五钱　女贞子三钱　络石藤三钱　大生地四钱　制首乌四钱　东白薇三钱　明天麻钱半　桑芽三钱　桑麻丸四钱拌大补阴丸三钱(包)　鸡子黄二枚(先放罐底)

案166　肝风头目眩晕案

华右,54 岁,酒务桥。

复诊　腹痛止,便泄亦减,惟头目眩晕如前,舌苔淡白,脉右软弱,左弦。

明天麻一钱　茯神木四钱　生鸡金一钱(杵)　南芡实三钱　川黄草三钱　新会白一钱　龙眼壳七颗(去黄色)　金橘脯二个　桑麻丸三钱拌磁朱丸五钱

复诊(四月二十六日)　头晕渐减,心跳已除,胃渐动,舌苔退薄,夜渐能寐,脉右渐转流利,左弦软。仿前法进一筹。

佩兰叶二钱　新会白一钱　生鸡金钱半(打)　生薏苡仁四钱　川黄草三钱　生谷芽二钱　嫩桑梗连芽二尺　龙眼壳七个　桑麻丸三钱拌磁朱丸五钱

复诊　新感微寒,胃亦渐减,身微冷,头仍晕,舌无苔,脉同前。治以轻清疏解,佐以健胃。

苏叶梗钱半　杜藿梗二钱　生薏苡仁四钱　茯神木四钱　滁菊花二钱　明天麻钱半　川黄草三钱　生谷芽二钱　桑麻丸二钱拌辰砂一钱滑石四钱

案167　肝风兼湿温案

周右,25 岁,蒿巴。

初诊　素因血热肝风,头晕耳鸣,夜少寐则失音,甚则痰中带血,现因湿温口腻,胃钝,苔腻微黄,脉弦滞。治以驱风湿熄风,参以安神。

滁菊花二钱　明天麻钱半　焦山栀三钱　西茵陈三钱　佩兰叶三钱　新会白一钱　淡竹叶二钱　灯心五小帚　保和丸三钱拌辰砂一钱滑石四钱(包)

复诊　湿热阻中,音低气馁,口或淡腻,胃气不健,苔腻薄白,脉右滞,左微弦。治以芳淡清化。

佩兰叶二钱　冬桑叶二钱　淡竹叶二钱　瓜蒌皮二钱　净蝉衣四只　丝通草一钱　生薏苡仁四钱　生谷芽二钱　冬瓜皮三钱　佛手片八分

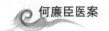

案168　肝风头晕肢麻案

林右,43岁,马鞍。

初诊(四月二十九日)　肝风上冲,头晕,肢麻似厥,带下,苔腻微黄,脉左虚弦,右弦滞。治以养血熄风,参以健胃。

明天麻钱半　辰茯神三钱　青龙齿三钱(杵)　生白芍三钱　黄甘菊钱半　川黄草三钱　东白薇三钱　生谷芽二钱　桑麻丸三钱拌磁朱丸四钱(包)

案169　肝阳犯胃呕酸案

李氏,21岁,木林巷。

初诊(五月朔日)　肝阳犯胃,呕酸吐苦,口腻胃钝,小便热,舌红,脉右弦滑,左弦数。治以苦辛通降。

竹沥半夏三钱　青子芩钱半　苏叶梗钱半　滑石四钱　制香附二钱　新会白一钱　沉香片五分　佛手片钱半　代赭石四钱(杵)　左金丸八分拌辰砂一钱

复诊(五月四日)　呕吐虽减,湿热未净,口腻胃钝,小便仍热,苔中黄腻,脉同前。加减前法。

淡竹茹三钱　新会白一钱　青子芩钱半　沉香片五分　佩兰叶二钱　淡竹叶二钱　佛手片钱半　广郁金三钱(杵)　左金丸拌辰砂一钱滑石四钱

复诊(五月七日)　食入即呕,其味酸苦,便溏溺热,舌中黄腻,脉右浮滑,左弦数。治仿前法进一筹。

小川连二分　淡竹茹二钱　代赭石四钱(打)　竹沥半夏三钱　海蛤壳八钱(打)　石决明一两(打)　广郁金三钱(打)　小枳实钱半　沉香片五分　青子芩钱半

案170　肝火冲肺咳血案

吴女,14岁,谢桥。

初诊(五月八日)　肝火冲肺,咳血色红,心摇头晕,舌红苔黄而薄,脉左弦数,右滑搏。治以清肝宁络。

血见愁三钱　安南子三枚　左金丸八分拌辰砂一钱(包)　冬桑叶二钱　淡竹茹二钱　参三七一钱捣鲜生地六钱　滑石四钱　青盐陈皮一钱　海蛤壳八钱(打)

案171　湿热面目浮肿案

顾氏,36岁,南门。

初诊(五月十二日)　一身面目浮肿,脘腹胀满,二便不利,舌苔黄腻,六脉沉滞。治以三焦分消。

生桑皮四钱　新会皮钱半　大腹皮三钱　小青皮一钱　紫荆皮四钱　瓜蒌皮三钱　炒车前五钱　黑丑钱半　莱菔子三钱拌捣春砂仁八分

案172　木侮金咳痰案

李右,43岁,府桥。

初诊(五月十二日)　咳嗽白痰,呕酸吐苦,口苦而燥,胃钝不开,二便均热,舌红无苔,脉右弦滑,左弦数。治以清肺平肝,化痰止呕。

淡竹茹二钱　新会白一钱　制香附二钱　广郁金三钱(杵)　光杏仁三钱益母草三钱　丝通草一钱　瓜蒌皮钱半　左金丸七分拌飞滑石四钱(包)

案173　心火肝风互结案

陈氏,51岁,马鞍。

初诊(五月十九日)　心火肝风互结为患,心跳胸热,手足筋脉串痛,腰亦痛,汗多寐少,苔腻微黄,脉右弦大,左弦数。治以清心柔肝,宽筋安神。

冬桑叶二钱　滁菊花二钱　青龙齿三钱　络石藤三钱　宽筋草　淡竹茹二钱　石决明一两(打)　连芽桑梗二尺　朱砂安神丸四钱拌飞滑石四钱(包)

案174　心肝火盛不寐案

陈氏,51岁,马鞍。

初诊　心肝火盛,心摇夜不能寐,清晨水泻,时或头晕,脉右洪搏,左浮弦数。拟平肝镇心。

青龙齿四钱　左牡蛎四钱　夜交藤三钱　抱木茯神四钱　夜合花二钱　生白芍三钱　南烛子三钱　制首乌三钱　安神丸三钱拌磁朱丸五钱

二诊　头晕摇减,夜渐能寐,惟心摇晨泄如前,胃口如常,脉舌未详。拟镇心止泻,柔肝健胃。

青龙齿四钱　带壳春砂八分　磁朱丸四钱拌枳术丸钱半　南芡实四钱　煅牡蛎四钱　鲜荷叶一钱拌炒生谷芽钱半　南烛子三钱　制首乌三钱

案175　肝瘀腹痛咯痰案

孙右,24岁,小宁家坂。

初诊(五月二十日)　咯痰甚多,腹中甚痛,胃钝,经尚不行,苔薄,脉弦滞,左兼涩。疏肝止痛,参以化痰。

生明乳香六分　光杏仁三钱　光桃仁十粒　赤苓三钱　生净没药六分　远志肉一钱　瓜蒌仁四钱　甘松七分　生延胡索钱半(打)　竹沥半夏三钱

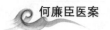 案176　暑风伤肝咳血案

叶氏,44岁,昌安门外。

初诊(五月二十二日)　暑风伤肝,先咳血后痰嗽,继则痰中带血,气逆胸闷,口腻胃钝,舌红苔腻薄黄,脉右滑数,左弦数。治以清肺宁络。

　　冬桑叶二钱　淡竹茹二钱　瓜蒌仁四钱　紫菀三钱　马兜铃钱半　海蛤壳八钱　参三七一钱　白前二钱　生薏苡仁四钱　血见愁四钱

二诊(五月二十四日)　咳血已止,咳痰尚多,口腻胃钝,舌苔退薄,脉数均减,右尚滑搏,清肺除痰。

　　冬桑叶二钱　光杏仁三钱　生款冬三钱　紫菀三钱　瓜蒌仁四钱　新会皮钱半　生薏苡仁四钱　白前二钱　川黄草三钱　金橘脯三枚

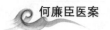 案177　肺热咳痰胸闷案

贾右,21岁,马梧桥。

初诊(五月二十五日)　肺热咳痰,黏而不爽,胸闷气逆,舌边兼红苔薄黄,脉右浮滑,左弦数。肃肺清胃。

　　瓜蒌仁三钱　牛蒡子钱半　紫菀三钱　白前一钱　杜兜铃钱半　丝通草一钱　节斋化痰丸四钱拌滑石四钱　先用冬瓜皮二两　连芽桑梗一两　二味煎汤代水

二诊　肝风夹痰,痰晕发厥,两手发痉,夜不能寐,舌苔黄腻,脉右滑搏,左弦数。治以熄风豁痰。

　　瓜蒌仁五钱　小枳实钱半　明天麻钱半　马兜铃钱半　海蛤壳八钱　滁菊花二钱　滑石四钱　节斋化痰丸四钱拌辰砂一钱　鲜竹叶三十片　连芽桑枝二尺

三诊　按述服前方泻大便三次,夜寐渐安,手痉渐平,脉舌未详。仿前法加减。

　　杜兜铃钱半　海蛤壳六钱　前胡二钱　竹沥半夏三钱　生款冬三钱　左牡蛎四钱　白前一钱　嫩桑梗二尺　节斋化痰丸三钱拌磁朱丸四钱

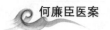 案178　肺痨夹寒暑案

唐右,37岁,县西桥。

初诊(五月二十三日,出诊)　素因肺痨,现因感受寒暑,乍寒乍热,胸膈痞闷,气急口燥,夜不安寐,舌苔薄滑,脉左浮弦,右滑搏。此由虚体夹邪,最为危险,积极轻清开达,宽中安神,希图救济。

　　瓜蒌皮钱半　牛蒡子钱半　广郁金三钱　紫菀三钱　淮小麦三钱　生薏苡

仁四钱 白前二钱 灯心三帚 安神丸三钱拌飞滑石四钱

二诊(五月二十五日) 劳嗽喘息,胸膈气闷,口干舌燥,夜寐呻吟,脉同前。治仿前法加减。

牛蒡子钱半 野百合二钱 款冬花三钱 瓜蒌仁皮二钱 川黄草三钱 左牡蛎四钱 安南子三枚 金青橘脯二枚 安神丸三钱拌青蛤散三钱

案179 肝胃火盛牙痛化痈案

张右,59岁,老虎桥。

肝胃火盛牙痛化痈,头筋串痛,内热上蒸,舌苔薄黄,脉左弦数,右浮弦数。治以轻清顺降。

冬桑叶二钱 滁菊花二钱 滑石四钱 金银花钱半 青连翘三钱 淡竹茹二钱 广郁金三钱 左金丸七分拌辰砂一钱

先用鲜冬瓜皮三两,西瓜翠衣二两,煎汤。

案180 恼怒木郁转肝厥案

王右,34岁,莲子弄。

初诊(五月二十六日,出诊,二十七日补录) 恼怒后致木郁不达转成肝厥,自汗口燥,嘿不语,二便不通,脉沉滞有歇止之象,舌白厚而短。症势甚危,姑以开窍润肠,解郁定神以挽救之。

生玳瑁二钱 木蝴蝶七对 紫降香一钱 广郁金三钱 瓜蒌仁三钱 春砂仁七分 石决明一两 茯神木四钱 陆氏润字丸三钱拌益元散三钱 厥症返魂丹一粒研细分冲 紫金丸六分开水烊冲

二诊 大怒伤肝,气逆膈塞,便闭五日,舌苔黄腻,脉右弦搏,左弦滞。治以平肝降气。

石决明一两 滑石四钱 小枳实钱半 海蛤壳八钱 广郁金三钱 紫菀五钱 青泻叶一钱 白前四钱 旋覆花二钱拌辰砂一钱 紫金片五分开水烊冲

案181 湿热头晕目眩案

林氏,88岁,林家岸。

跌扑后左肢麻痛,现因湿热,内热,舌红,头晕目眩,苔黄,脉左弦数,右浮弦沉数。治以轻清芳淡。

全青蒿钱半 冬桑叶二钱 粉丹皮钱半 淡竹茹二钱 丝通草一钱 丝瓜络三钱 青连翘三钱 淡竹叶二钱

先用鲜冬瓜皮三两,连芽桑梗二两,煎汤代水。

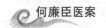

案182 肺热咳血咯痰案

张右,37岁,赵家坂。

咳血咯痰黏稠,间有寒热,肢懈胃钝,胸闷气逆,舌苔薄腻,脉右滑数,左弦数。治以清肺宁络,化湿泄热。

冬桑叶二钱　瓜蒌仁四钱　淡竹茹二钱　血见愁四钱　广郁金三钱　参三七一钱　十灰丸三钱拌飞滑石四钱

先用鲜冬瓜皮三两,嫩桑枝连芽一两,煎汤代水。

案183 风火挟湿喉蛾案

郦右(其女换方数十次,此其第二方也)。

风火挟湿,喉蛾生于左边,身热体疼形寒,便不爽,舌苔黄腻,脉左[①]弦数,右浮滑数。治以散风清火,化湿退肿。

冬桑叶二钱　滁菊花二钱　牛蒡子钱半　青连翘三钱　瓜蒌皮三钱　粉重楼二钱　苏薄荷一钱　安南子三枚　鲜大青四钱　生莱菔二两　鲜万年青根三钱　吹玉钥匙二瓶

案184 肝风上翔兼受湿热案

陆右。

初诊(六日朔日)　素因半身不遂两载有余,平时善怒,又多劳心,近数日胃已不开,今因上午怒后,身渐向左边倾侧。此由肝风上翔,气火夹痰上壅清窍,神迷不语,大便一日不解,顷诊六脉两寸独数,右兼滑,左兼搏,舌胖嫩后半苔腻,头身均热,自汗。必兼受时令湿热郁蒸,议以熄风降痰,化湿泄热,标本并治。

羚角片一钱　双钩藤五钱　鲜石菖蒲根一钱　滁菊花二钱　石决明八钱　青蒿子钱半　鲜淡竹叶三十片　老竺黄二钱　远志一钱　滑石四钱　节斋化痰丸四钱拌辰砂一钱

二诊　据云上午较轻,神识不昏,至傍晚气急神倦似迷。此由暑湿夹风,风动痰壅,惟大便已解四次,少而不爽。顷诊六脉左寸搏数异常,右寸关滑数,尺皆软滞,舌苔微黄而滑,右足红肿而痛,扪之甚热,最怕脚气攻心。议仿前法加治脚气药。

羚角片一钱　石决明一两　双钩藤五钱　老竺黄三钱　远志肉一钱　海南子二钱　鲜石菖蒲一钱(搓热分冲)　万氏牛黄丸二粒(研细药汤调下)　鲜淡竹叶三十片　青蒿子二钱拌竹沥达痰丸四钱　灯心五小帚

---

① 左:原作"右",据文义改。

三诊　神识较昨夜灵清,身热亦渐减,舌苔黄腻,咳嗽无痰,大便臭而尚少,溺亦热,足尚红肿,脉较昨夜弦数渐缓。议仿前法加减。

冬桑叶二钱　滁菊花二钱　海蛤壳八钱　瓜蒌仁五钱　青蒿子二钱　老竺黄四钱　青连翘三钱　灯心五帚　枳实导滞丸四钱拌木香槟榔丸三钱　鲜淡竹叶三十片

按　痰之为物,随气升降,无处不到。

案185　湿热肝风身热头晕案

骆右,约50岁。

湿热肝风,身热头晕,耳鸣心跳,胸闷胃钝,口腻且苦,便不爽,溺短热,舌尖红苔薄腻,脉右弦滞,左弦数。治以清泄疏化。

滁菊花二钱　明天麻钱半　广郁金三钱　青蒿子钱半　西茵陈三钱　瓜蒌仁五钱　佩兰叶二钱　鲜竹叶三十片　玳玳花十朵　左金丸一钱拌辰砂八分滑石四钱

按　据本例临床表现,湿热为患无疑,身热,口腻苦,便不爽,溺短热是其征也;又见头晕,耳鸣心跳,乃肝风升动之明候。盖湿热肝风之治,若过用芳香透散渗利之品,则易化燥化火伤阴有助肝风;若只顾滋阴柔肝熄风之剂,则易阻碍气机,不利湿热疏化,反加重其缠绵之势。此方于大片调气机、除湿热中配以菊花、天麻潜肝阳、祛内风,刚柔相济,较为合拍。

案186　肝火烁肺干咳案

劳氏,20岁。

初诊　肝火烁肺,肺热干咳,喉痒气逆,乍寒乍热,口腻胃钝,舌红苔黄,脉右浮,左弦沉。治以清肝宣肺,活痰化湿。

冬桑叶二钱　牛蒡子钱半　紫菀三钱　青盐陈皮一钱　瓜蒌皮二钱　青连翘三钱　白前四钱　安南子三枚　左金丸八分拌滑石四钱

二诊　咳嗽气逆,咳痰稀白,寒热胃钝,舌红苔薄,脉右浮滑,左弦数,此风温夹肝火犯肺也。治以轻宣清解为先。

冬桑叶二钱　光杏仁三钱　苏薄荷钱半　紫菀三钱　瓜蒌皮三钱　牛蒡子钱半　安南子三枚　白前二钱　旋覆花二钱拌滑石四钱

案187　肝冲伏热胸腹灼热案

王氏,55岁,孙端。

初诊(六月二日)　据述胸腹灼热,干呕而呃,腰腹窜痛下坠,溺不利,舌尖红中心焦黄,脉未详。此肝冲伏热也,拟清肝透热,纳冲利溺为治。

东白薇三钱　生白芍六钱　细木通一钱　紫葳花三钱　滑石五钱　广郁金三钱拌捣鲜生地一两　龙荟丸钱半拌辰砂一钱

先用活水芦根二两,鲜茅根一两五钱,鲜大青六钱,煎代水。

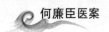 案188　肺热劳嗽胸闷案

孙氏,47岁,斗门。

初诊(六月五日)　肺热劳嗽,黏痰,胸闷胁痛,头晕心跳,舌红苔白滑,脉右滑数,左弦数。治以清肝保肺,化痰止嗽。

冬桑叶二钱　瓜蒌仁三钱　紫菀三钱　青盐陈皮钱半　杜兜铃钱半　海蛤壳六钱　白前二钱　安南子三枚　桑麻丸三钱拌磁朱丸五钱

二诊(六月九日)　长年劳嗽,痰中带血,头晕心跳,口苦胃钝,脉舌同前。仿前法加减。

冬桑叶二钱　甜杏仁三钱　石决明一两　青盐陈皮钱半　野百合二钱　款冬花三钱　安南子三枚　海蛤壳八钱　十灰丸钱半拌磁朱丸四钱

案189　痰阻湿热久嗽胃钝案

王氏,36岁,水成桥。

初诊　素因久嗽约有一月,咳则阵嗽,咯痰稠黏,胸满气急,现因湿热阻中,口腻胃钝,恣食粥饮中脘亦满,舌苔白腻,脉右滑,左弦数。治以降气燥痰,宽胸疏中。

瓜蒌仁四钱　小枳实钱半　滑石四钱　生桑皮五钱　杜兜铃钱半　佩兰叶二钱　紫菀三钱　白前二钱　淡竹叶茹各二钱　旋覆花二钱拌辰砂一钱

二诊　胸已宽,惟痰嗽胃钝,舌苔退薄,脉未详。前法加减。

瓜蒌仁三钱　牛蒡子钱半　滑石四钱　佛手片钱半　生桑皮三钱　海蛤壳八分　白前二钱　佩兰叶二钱　紫菀三钱　旋覆花二钱拌辰砂八分

案190　肝胆犯胃呕酸案

陈女,12岁,县西乔。

肝热胆火犯胃,呕吐黄绿水,味酸而苦,脘腹满,便不畅,舌红苔黄中心脱液,脉弦数搏指。治以苦辛通降。

小川连七分　苏叶梗一钱　淡竹茹二钱　代赭石五钱　石决明一两　杜藿梗三钱　青子芩钱半　海南子钱半　青泻叶六分　蛤壳八钱

案191　木火刑金久咳案

楼氏,42岁,菖蒲楼。

久咳伤肺,咯痰带血或纯血,痰黏胸痛,心跳头晕,下午发热,喉痛气辛,苔薄黄,脉虚数。治以清肝保肺,参以补虚。

冬桑叶二钱　甜杏仁三钱　杜兜铃钱半　紫菀三钱　野百合三钱　款冬花三钱　瓜蒌仁四钱　白薇三钱

先用甜葶苈梗叶二两,红枣六枚,金橘脯三枚,煎汤代水。

🍃案192　湿阻咳痰胸闷案

金氏,43岁,安城。

初诊(六月十六日)　咳嗽白痰,胸闷懈肢,口淡胃钝,下午发热,肩背手足均痛,舌润无苔,脉右滑,左弦滞。治以辛淡开化。

光杏仁三钱　新会皮钱半　远志一钱　竹沥半夏三钱　络石藤三钱　浙茯苓三钱　前胡二钱　连芽桑梗二尺　旋覆花二钱拌滑石四钱

🍃案193　肝络瘀热化虫案

孟氏,32岁,大方口。

初诊(六月十九日)　肝络积瘀,瘀热化虫,肠鸣腹痛,或攻痛或耕痛,便不畅,舌前半红后边黄。治以苦辛酸通降法。

蜜炙延胡索钱半　小川连七分　小枳实钱半　川楝子钱半　生明乳香七分　娑婆子三钱　代赭石四钱　槟榔二钱　川椒三粒拌炒乌梅肉二分

二诊　腹中攻痛略减,惟气逆膈塞,便不畅,脉舌同前,仿前法加减。

瓜蒌仁四钱　小枳实钱半　代赭石四钱　川楝子钱半　小青皮一钱　瓜蒌皮三钱　甘松七分　蜜炙延胡索钱半　木香槟榔丸三钱拌飞滑石四钱

三诊　脘满心泛,腹中抽痛,便不畅,苔腻微黄,脉右搏数左弦数。治以宽中止痛。

瓜蒌仁四钱　小枳实钱半　滑石四钱　淡竹茹二钱　代赭石四钱　明乳香六分　胡连三分　甘松七分　蜜炙延胡索钱半　左金丸八分拌辰砂一钱

四诊　肝瘀积癥,脘腹痛,二便不利,舌红带紫,脉弦涩。治以化癥止痛。

瓦楞子八钱　川楝子钱半　广郁金三钱　瓜蒌皮二钱　小青皮一钱　蜜炙延胡索钱半　玄明粉二钱拌小枳实钱半　槟榔丸二钱拌滑石六钱

五诊　结癥渐化,痛势亦缓,便尚不爽,脉舌同前。仿前法加减。

瓦楞子八钱　广郁金三钱　玄明粉三钱拌捣小枳实钱半　瓜蒌皮二钱　小青皮一钱　槟榔丸三钱拌䗪虫丸钱半　盐水炒橘核三钱　蜜炙延胡索钱半

🍃案194　肝气犯胃脘痛案

俞氏,41岁,酒务桥。

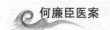

初诊 肝气郁于胃中,食则脘痛胃胀,二便不利,舌苔薄腻,便不畅,脉弦滞。治以苦辛通降。

瓜蒌仁四钱 小枳实钱半 广郁金三钱 卷川朴钱半 泽兰叶二钱 佛手片钱半 玳玳花十朵 甘松七分 左金丸八分拌飞滑石四钱

二诊 脘痛渐减,腹胀如前,便不畅,溺短热,苔腻微黄,脉右滞,左弦。治以苦辛淡泄。

制香附二钱 卷川朴钱半 生枳壳钱半 广郁金三钱 泽兰叶二钱 佛手片钱半 白蔻末四分 甘松七分 越鞠丸三钱拌飞滑石四钱

按 肝主疏泄,性喜条达,情志所伤,则肝气郁结,疏泄失常,升降之机不畅,横逆犯胃则脘痛胃胀,药后痛减,腹胀如前。因情志为病者,未可全凭药饵,临证亦需重视心情调节。

案195 湿热黄疸面浮足肿案

孙氏,31岁,谢市。

久病黄疸,面浮足肿,肢懈无力,舌苔白腻,左小腹有块,脉右弦滞,左弦。治以除疸退肿。

滁菊花二钱 西茵陈三钱 夏枯草二钱 左金丸钱半 丝瓜络三钱 广郁金三钱 二妙丸钱半拌飞滑石四钱

先用白茅根一两,杜赤小豆八钱,煎汤代水。

按 本案治疸,着重清利湿热,除疸退肿,佐以白茅根、赤小豆增强利水之功,导湿热从下焦而去。

案196 肝火燥肺咳血案

钱氏,40岁,漓渚。

初诊 肝火燥肺,咳血心跳,颐下起核,舌苔薄腻,脉右浮芤,左弦数。治以清肝保肺,宁络止血。

冬桑叶二钱 淡竹茹二钱 血见愁四钱 青盐陈皮一钱 生白芍四钱 东白薇三钱 青海粉五钱 青龙齿三钱 十灰丸三钱拌青蛤散三钱

二诊 头核已隐,咳痰尚多且黏,舌苔白滑,脉右滑数,左浮弦。治以清痰止嗽。

瓜蒌仁五钱 牛蒡子钱半 紫菀三钱 白前二钱 马兜铃钱半 海蛤壳八钱 前胡二钱 远志钱半 旋覆花二钱拌滚痰丸三钱

三诊(七月三日) 痰嗽大减,头晕略痛,右边颈核隐而不除,脉舌同前。仿前法加减。

竹沥半夏三钱 滁菊花二钱 白前二钱 瓜蒌仁四钱(杵) 青盐陈皮一钱

天葵子五钱　紫菀三钱　夏枯草二钱　旋覆花二钱拌滚痰丸三钱

四诊(八月一日)　颈痛止,颈核隐,惟痰嗽不除,舌滑无苔,脉右浮滑,左弦软兼数。拟清肺止嗽。

冬桑叶三钱　甜杏仁三钱　杜兜铃钱半　海蛤壳八钱　瓜蒌仁四钱　生薏苡仁四钱　野百合二钱　款冬花二钱　蜜炙百部钱半　紫菀三钱

案197　停饮胃中漉漉有声案

李氏,29岁,西郭。

初诊(六月二十六日)　胃有停饮,按之漉漉有声,左胁下胀痛,便不畅,溺短热,舌苔后根白腻微黄,脉左弦滞,右弦滑。治以和胃蠲饮。

瓜蒌仁四钱　干薤白钱半　竹沥半夏三钱　上沉香片五分　络石藤三钱　宽筋草三钱　赤苓三钱　甘松七分　控涎丹七分拌滑石四钱

二诊　便已畅,左胁下痛减,惟心泛吐水或呕气,头晕自汗,脉舌同前。治以柔肝和胃。

竹沥半夏三钱　淡竹茹二钱　新会白一钱　泽兰二钱　青盐陈皮一钱　制香附二钱　广郁金三钱　甘松七分　左金丸七分拌海蛤粉三钱

三诊(七月五日)　气冲心跳均减,惟口苦胃钝,溺短数热,舌苔中淡黄腻,脉右滞,左弦数。治以清肝去湿。

冬桑叶二钱　淡竹茹二钱　焦山栀三钱　西茵陈三钱　佩兰叶二钱　淡竹叶二钱　佛手片钱半　灯心三帚　左金丸八分拌辰砂一钱　滑石三钱

四诊　头晕心摇,口苦恶心,惟胃渐动,溺渐利,脉舌同前。治以清肝镇心。

石决明一两　淡竹茹三钱　东白薇三钱　冬桑叶二钱　滁菊花二钱　明天麻钱半　佛手片钱半　灯心三帚　左金丸七分拌磁朱丸七分

五诊　头晕心摇、口苦均除,惟心泛溺数,膝脊酸痛,舌苔薄滑,脉两关尺弦。拟柔肝止痛。

石决明八钱　乌贼骨三钱　络石藤三钱　川断二钱　宽筋草三钱　丝瓜络三钱　春砂壳八分　甘松七分　淡竹茹二钱　芫蔚子三钱

案198　痰瘀阻肺咳痰吐血案

单氏,17岁,牛角湾头。

初诊　咳痰不爽,吐血,气急胸闷,苔腻薄黄,口腻胃钝,脉右滑数,左弦数。治活痰消瘀。

瓜蒌仁三钱　牛蒡子钱半　参三七一钱　紫菀三钱　白前三钱　海蛤壳钱半　生桑皮五钱　马兜铃钱半　安南子三枚　远志一钱

二诊　咳嗽痰喘,喉中如水鸡声,夜不得卧,舌淡红,脉右滑数左弦滞。顺气降痰。

光杏仁三钱　牛蒡子钱半　瓜蒌仁四钱　苏子三钱　代赭石四钱　海蛤壳六钱　前胡二钱　白前二钱　旋覆花二钱拌滚痰丸三钱

案199　肝气夹痧胸闷腰痛案

谢氏，52岁，观音桥。

初诊　肝气夹痧，胸膈气闷，腰腹串痛，咳痰，苔腻，脉右弦，左滞。治以调肝除痧，化痰止痛。

生延胡索钱半（打）　制香附二钱　苏叶梗钱半　甘松七分　生明乳香六分　广郁金三钱　络石藤三钱　赤苓三钱　生炒橘核二钱　橘络七分　玳玳花十朵

二诊　脘腰腹仍串痛，胸闷已宽，大便如痢，身仍摇，舌苔淡根黄腻，脉弦滞。治以止痛化滞，宽筋熄风。

蜜炙延胡索钱半　竹沥半夏三钱　络石藤三钱　宽筋草三钱　生明乳香六分　带壳春砂八分　明天麻钱半　甘松七分　越鞠丸三钱拌益元散三钱

三诊　痛泻较前减轻，腰络仍串腹痛，身仍摇，舌苔淡根渐薄，脉尚弦滞。仿前法加减。

蜜炙延胡索钱半　络石藤三钱　明天麻钱半　川断五钱　生明乳香七分　生白芍三钱　春砂壳八分　甘松七分　越鞠丸三钱拌益元散三钱

案200　肝阳呕酸吐苦案

莫氏，40岁，消金。

初诊（七月二十三日）　素因肝郁热伏，继因触动肝阳，呕酸吐苦，其色先青或紫或红，胸闷脘痛，酸呕或心跳或头晕，舌红苔黄腻，脉右浮尺搏数，左关尺极弦数。最防风动晕厥，病势甚为紧要，急急潜镇肝阳以止呕，酸苦泄热以除痛。

青龙齿三钱　左牡蛎四钱　海蛤壳八钱　石决明八钱　生白芍三钱　川楝子钱半　广郁金三钱　木蝴蝶十对　左金丸八分拌辰砂一钱　滑石四钱

先用母子酱油送服真狗宝三分，呕止后再服真猴枣二分。

二诊（七月二十五日）　此病仍未瘥。素因胆怯，现因肝阳上冲，连呕三日或胆汁或红水，时止时呕，呕后如有风动，晕晕厥厥状，舌嫩红似干，脉右浮大滑搏，左弦薄数。最防晕厥，急急潜镇摄纳，熄肝风以定心神。

先用羚角片一钱，金银手戒各两只，辰砂染灯心五十支，煎汤代水。

青龙齿四钱　左牡蛎六钱　石决明一两　代赭石四钱　冬桑叶四钱　淡竹茹三钱　抱木茯神四钱　戊己丸钱半拌磁朱丸六钱　真猴枣二分（药汤调下）

案201　湿火生疮案

余氏,30岁,新桥头。

初诊　湿火生疮,在右手中指节下,口腻胃钝,便如红酱,溺短热,脉洪数,兼有肝气。拟清湿火兼解毒法。

制香附二钱　青连翘三钱　蒲公英四钱　金银花钱半　广郁金三钱　鲜大青五钱　粉丹皮钱半　焦栀三钱　佩兰叶二钱　淡竹叶二钱

二诊　疮虽开毒,其势尚盛,口腻胃钝,便不畅,脉舌同前。仿前法加减。

制香附二钱　广郁金三钱　青连翘三钱　蒲公英四钱　鲜大青四钱　佛手片钱半　西茵陈三钱　桑梗二尺　清宁丸一钱拌辰砂一钱滑石四钱

三诊　据述胃口渐动,食则知味,手疮肿退,惟筋尚吊,便闭三日,夜少寐,舌苔边红中微黄厚腻。拟通络润肠,安神开胃。

忍冬藤三钱　络石藤三钱　天葵子四钱　淡竹茹三钱　鲜大青三钱　夏枯草二钱　新会皮钱半　连芽桑梗二尺(切寸)　槟榔丸三钱拌辰砂一钱　滑石四钱

案202　肝火夹痰头晕痛案

潘氏,25岁,黄霞池头。

初诊(七月六日)　肝火夹痰,头晕而痛,耳鸣酸呕,心跳胃钝,苔黄薄滑,脉弦软。拟熄风化痰。

池菊花二钱　明天麻钱半　石决明一两　海蛤壳八钱　茯神木四钱　夏枯草二钱　广郁金三钱　东白薇三钱　桑麻丸三钱拌磁朱丸六钱

二诊　头晕耳鸣,心跳发扬,夜少寐,胃渐动,脉舌同前。仿前加减。

滁菊花二钱　明天麻钱半　青龙齿四钱　辰砂染灯心二十支　茯神木四钱　生白芍四钱　东白薇三钱　石决明一两　桑麻丸三钱拌安神丸四钱

三诊(七月二十八日)　头风复发,右目视物模糊,头筋拘挛,舌苔薄滑,脉右浮弦。拟活血祛风。

冬桑叶二钱　滁菊花二钱　夏枯草二钱　清炙草五分　藏红花三分　谷精草二钱　络石藤三钱　炒蒺藜三钱　生白芍三钱　嫩桑芽三个

四诊(八月二日)　肝风上翔,头晕痛,忽寒忽热,手足麻木,甚或发抽,夜不能寐,脉舌如前。拟熄风安神。

滁菊花二钱　明天麻钱半　石决明一两　抱木茯神四钱　夏枯草二钱　双钩藤三钱　生白芍三钱　东白薇三钱　桑麻丸三钱拌磁朱丸三钱

五诊(八月六日)　湿热未净,肝风上翔,或头晕而痛,或心跳溺热,舌苔薄腻微黄,脉右弦滞,左弦搏数。拟熄风去湿。

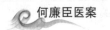
滁菊花二钱　明天麻钱半　广郁金三钱　西茵陈三钱　丝瓜络三钱　丝通草一钱　佩兰叶二钱　淡竹叶二钱　桑麻丸三钱拌辰砂一钱滑石四钱

案203　肺热咯血胸痛案

张氏,24岁,花家庄。

初诊(七月八日)　火咳无痰,咯血胸痛,头晕心摇,舌红紫苔,脉右滑数。拟润肺宁络。

瓜蒌皮二钱　牛蒡子钱半　马兜铃钱半　佛耳草三钱　滁菊花二钱　明天麻钱半　安南子三枚　灯心五帚　十灰丸二钱拌青蛤散三钱

二诊(七月十四日)　咳血已止,咯痰不爽,头晕心摇,时或胸痛,舌红润脉同前。拟清肺活痰。

冬桑叶二钱　瓜蒌仁四钱　紫菀三钱　青盐陈皮四钱　牛蒡子钱半　马兜铃钱半　白前三钱　安南子三枚　旋覆花二钱拌青蛤散三钱

案204　肺伏火咳痰案

赏女,16岁,马山。

初诊(七月十四日)　肺有伏火,单声咳逆,咯痰不爽,胸部觉热,便不爽,溺短热,苔薄滑,脉右滑数,左弦数。拟清肝活痰。

瓜蒌仁四钱　牛蒡子钱半　紫菀三钱　金星鱼鳖草①五钱　制月石五分真柿霜一钱　白薇三钱　青盐陈皮钱半　节斋化痰丸四钱拌青蛤散三钱

二诊(七月二十日)　胸热咳痰不爽,溺热,舌苔薄滑,脉同前。仿前法加减。

瓜蒌皮二钱　牛蒡子钱半　杜兜铃钱半　白前三钱　制月石五分　真柿霜钱半　生款冬三钱　紫菀三钱　节斋化痰丸四钱拌青蛤散三钱

三诊(八月四日)　肺有伏火,胸前热冲作嗽,便时腹痛,溺热,舌红,脉右滑数,左弦数。拟清肺透热。

冬桑叶二钱　淡竹茹二钱　瓜蒌皮二钱　香连丸六分拌益元散三钱　青连翘三钱　鲜竹叶三十片　鲜茅根五支　牛蒡子钱半

案205　风寒身痛咳血案

李氏,31岁,南街。

初诊(八月五日)　素因肺病,现受新感风寒,背寒身热,形身腰痛,气逆咳血,口干舌燥,脉右浮数而芤,左弦数。拟轻清疏解。

---

① 金星鱼鳖草:为水龙骨科植物抱石莲全草,味微苦,性平,归肝、胃、膀胱经。功效清热解毒,利水通淋,消瘀,止血。

冬桑叶二钱　滁菊花二钱　苏叶梗钱半　淡竹茹二钱　血见愁四钱　络石藤三钱　焦山栀三钱　广郁金三钱　秋梨皮一只　白茅根八十支

二诊(八月六日)　咳血止,风寒减,惟痰咳湿热尚重,头晕痰多,一身骨节痛,苔腻微黄,脉右滞,左仍弦数。拟清利湿热,兼通络止痛。

瓜蒌仁四钱　生薏苡仁四钱　焦山栀三钱　西茵陈三钱　淡竹茹二钱　络石藤三钱　丝瓜络三钱　嫩桑梗二尺　保和丸三钱拌飞滑石四钱

按　肺主治节,性喜宣发肃降,本例素有肺病,现受新感风寒,致肺失宣肃之能,其气上逆,故令气逆咳血。首诊以清解疏通肺气为治,方药切中肯綮,咳血得以速愈。后据证立法处方以清利湿热为主,兼以通络止痛,可供参考。

案206　肺痨咳血痰嗽案

陶氏,49岁,陶家堰。

初诊(七月二十六日)　先咳血后痰嗽,咳吐不爽,胃钝,神弱,四肢酸疼,舌嫩红,脉右浮滑,左弦数。此肺劳初期之候。拟清肺化痰,开胃宁络。

冬桑叶二钱　甜杏仁三钱　杜兜铃钱半　白薇二钱　川黄草三钱　金橘脯二枚　瓜蒌仁四钱　紫菀三钱　节斋化痰丸四钱拌青蛤散三钱

二诊(七月二十八日)　咳嗽白痰黏而不爽,口淡胃钝,舌淡红润,两足酸痛,脉同前。仿前法加减。

瓜蒌仁四钱　牛蒡子钱半　杜兜铃钱半　白前二钱　制月石五分　真柿霜钱半　款冬花二钱　紫菀三钱　节斋化痰丸四钱拌青蛤散三钱

案207　痰阻气喘案

叶氏,43岁,漓渚。

初诊(八月四日)　咳嗽痰多,气喘夜不得卧,内热胸闷,口淡胃钝,苔白厚腻,脉右浮滞沉数,左弦数。拟豁痰降气。

光杏仁三钱　瓜蒌仁四钱　苏子二钱　竹沥半夏三钱　牛蒡子钱半　马兜铃钱半　紫菀三钱　白前二钱　旋覆花二钱拌滚痰丸三钱

二诊(八月七日)　咳嗽气喘,痰壅而黏,坐不得卧,口淡胃钝,苔白厚腻,脉右滞,左弦滑。仿前法进一筹。

光杏仁三钱　苏子二钱　白前四钱　竹沥半夏三钱　瓜蒌仁四钱　前胡三钱　紫菀五钱　葶苈子三钱　旋覆花三钱拌控涎丹一钱

三诊(八月十一日)　痰嗽渐松,气喘略平,惟不得卧,口腻胃钝,脉舌同前。仿前法加减。

瓜蒌仁五钱　光杏仁三钱　旋覆花二钱　竹沥半夏三钱　白芥子六分　莱菔子三钱　牛蒡子钱半　蜜炙橘红一钱　控涎丹一钱　苏子二钱

案208 肝火犯肺痰血案

董氏,55岁,东头。

初诊(八月二日) 久嗽痰血,胸胁痛,头晕心摇,舌红,脉右滑数,左弦数,皆属肝火燥肺。拟清肝保肺。

青龙齿四钱　石决明一两　马兜铃钱半　青盐陈皮钱半　生白芍三钱　东白薇三钱　安南子三枚　海蛤壳八钱　桑麻丸三钱拌十灰丸三钱

二诊(八月七日) 咳血已止,咳嗽、胸胁痛均减,惟气急心跳头晕,舌红苔薄滑,脉数渐减。拟顺气熄风,镇心开胃。

滁菊花二钱　明天麻钱半　紫菀三钱　青盐陈皮一钱　川黄草三钱　海蛤壳八钱　白前二钱　瓜蒌仁四钱　桑麻丸三钱拌磁朱丸七钱

> **按** 此为木火刑金致咳案。此类咳嗽,病机多系肝郁化火,或水不涵木,木火上炎犯肺,咳嗽痰多,甚或痰中带血是其候也,治以清肝保肺为主。丹溪咳血方当更为适用。

案209 肝郁乘脾水泻案

华氏,45岁,水澄巷。

初诊(八月一日) 肝郁乘脾,脾虚水泻,腹或痛兼酸呕苦淡绿水,舌淡红无苔,脉软弱微数。治以调肝扶脾。

生白芍三钱　清炙草五分　怀山药四钱　南芡实三钱　川黄草三钱　甜石莲一钱　淡竹茹钱半　煨肉果六分　左金丸七分拌枳术丸一钱

二诊(八月四日) 水泻转溏,腹痛亦减,惟胃中嘈杂,时而气逆,舌嫩红干,脉浮弦虚弱。此肝乘脾虚之候,仿前法加减。

生白芍三钱　清炙草五分　煅牡蛎四钱　怀山药四钱　甜石莲钱半　川黄草三钱　煨肉果六分　春砂壳五分　左金丸七分拌枳术丸钱半

三诊(八月八日) 水泻转溏,惟肠鸣夜甚,胃中嘈杂,或呕清水或吐痰涎,口燥渴,脉同前。拟柔肝健脾。

生白芍三钱　清炙草五分　煅牡蛎三钱　淡竹茹二钱　甜石莲钱半　川黄草三钱　夏枯草二钱　玫瑰瓣三朵　左金丸八分拌枳术丸一钱

四诊(八月十一日) 胃中嘈杂、吐痰呕酸均减,大便或溏或泻,舌淡红润,脉右沉弱,左略起。仿前法加减。

清炙草八分　煨肉果八分　南芡实三钱　生炒白芍各钱半　扁豆花三十朵　甜石莲钱半　川黄草三钱　玫瑰瓣三朵　香连丸六分拌枳术丸一钱

五诊(八月十九日) 痰饮咳喘,气逆面浮,夜间尤甚,舌淡红润,脉沉滞,仿小青龙法,消痰降气。

光杏仁三钱　姜半夏三钱　浙茯苓三钱　紫菀三钱　生款冬三钱　金橘脯二枚　新会皮钱半　白前二钱　干姜五分拌捣北五味二十粒

六诊(八月二十五日)　咳痰稀稠相兼,气喘略减,兼或头晕便溏,舌淡红嫩而碎,脉弦软。仿前法加减。

仙露夏三钱　浙茯苓三钱　新会皮一钱　化龙骨三钱　左牡蛎五钱　生款冬二钱　寒水石六钱　金橘脯三枚　紫菀三钱　干姜四分拌捣北五味二十粒

七诊(九月三日)　咯痰稀多稠少,时而气喘,头晕便溏,舌淡红润,脉仍弦软。拟蠲饮止嗽。

光杏仁三钱　仙露夏三钱　浙茯苓三钱　紫菀三钱　左牡蛎四钱　新会皮钱半　生薏苡仁四钱　白前二钱　远志一钱　炙草五分

案210　肝气腹痛心跳案

谢氏,52岁,观音桥。

初诊(七月二十五日)　肝气下迫,脘腹串痛,上冲则心跳耳鸣,头晕咯痰,苔腻白厚,脉右弦滑左浮弦。此属肝风挟痰湿,拟调肝止痛,镇心熄风。

制香附二钱　辰茯神四钱　赤苓三钱　生炒白芍各钱半　明天麻钱半　茯神木四钱　甘松七分　竹沥半夏三钱　磁朱丸六钱拌越鞠丸三钱

二诊(七月二十七日)　脘腹痛减,惟头晕耳鸣,咯痰少寐,嗳气,腰筋拘挛,舌苔白腻渐退,脉同前。仿前法加减。

卷川朴一钱　明天麻钱半　赤苓四钱　竹沥半夏二钱　络石藤三钱　宽筋草三钱　远志一钱　双钩藤三钱　越鞠丸三钱拌磁朱丸六钱

三诊(七月三十日)　腰筋拘挛渐减,夜渐能寐,惟冲气上逆,头晕耳鸣,咯痰如前,苔仍白腻,脉右滞,左浮弦。仿前法注重纳冲。

竹沥半夏二钱　明天麻钱半　宽筋草三钱　远志钱半　抱木茯神五钱　青龙齿四钱　左牡蛎五钱　白前二钱　磁朱丸六钱拌孔圣枕中丹四钱

四诊　阵痛阵泻,肠鸣脘满,舌苔白腻,脉弦滞。拟止泻除痛。

带壳春砂八分　杜藿梗三钱　卷川朴六钱　六和曲三钱　生明乳香六分　广木香七分　煨肉果一钱　浙茯苓三钱　枳术丸钱半拌越鞠丸三钱

五诊(七月九日)　胸脘痞满,阵痛阵泻,昼夜约六七次,舌苔较前退薄,胃纳如常,脉右弦滞左弦而微数。仿前法加减。

带壳春砂八分　制香附二钱　卷川朴一钱　川芎六分　生明乳香六分　广郁金三钱　茄南香三分　甘松七分　越鞠丸三钱拌飞滑石三钱

六诊(八月十一日)　痛泻已减,腹筋有时连腰拘挛,时或上冲胸满,苔腻退薄,脉弦已减软而微滞。拟活络宽筋,调肝健脾。

姜半夏三钱　卷川朴一钱　春砂壳八分　赤苓三钱　络石藤三钱　宽筋草

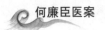

三钱　茄南香二分　甘松七分　越鞠丸三钱拌牡蛎粉三钱

七诊（九月二日）　肝冲上逆心跳，头晕耳鸣，腰筋拘挛，胃痛肠鸣，苔薄腻，脉右滞，左弦。拟潜镇熄降。

青龙齿三钱　左牡蛎五钱　紫石英六钱　抱木茯神四钱　沉香片五分　络石藤三钱　宽筋草三钱　代赭石四钱　磁朱丸六钱拌越鞠丸三钱

案211　肝阳上冲神经错乱案

钱氏，31岁，漓渚。

初诊（八月二日）　肝阳上冲，神经错乱，时或笑哭，便闭五六日，苔黄腻，脉浮弦搏数。拟潜镇清降。

青龙齿三钱　石决明一两　合欢皮二钱　莲子心三十支（冲）　川楝子钱半　广郁金三钱　夏枯草二钱　青盐陈皮一钱　磁朱丸六钱拌当归龙荟丸三钱

二诊（八月五日）　语言颠倒，时哭时笑，心惊胆怯，夜仍不寐，胃钝便闭，经水适来，舌红润，脉弦数，右兼滑实。拟清润通便。

瓜蒌仁五钱　光桃仁十粒　小枳实钱半　竹叶卷心四十支　青泻叶一钱　广郁金三钱　远志肉一钱　连翘心一钱　安神丸二钱拌当归龙荟丸三钱

三诊（八月六日）　便已通，甚干坚，咳嗽痰多，咯吐不爽，夜静睡一句钟，醒后神经复乱，烦躁不寐，脉舌同前，经水仍行。仿前法加减。

瓜蒌仁六钱　辰茯神三钱　益母草三钱　竹沥半夏二钱　广郁金三钱　夜合花二钱　夏枯草三钱　夜交藤三钱　安神丸四钱拌控涎丹一钱

四诊（八月十日）　神经错乱，心神不足，言语无伦，心惊胆怯，口燥干燥，烦躁不寐，便闭五日，舌苔黄腻，脉左寸浮数关弦数。拟平肝清肺，镇心安神。

滁菊花二钱　明天麻钱半　石决明一两　辰灯心三十支　瓜蒌仁五钱　柏子仁三钱　广郁金三钱　川贝二钱　朱砂安神丸四钱拌节斋化痰丸三钱　砂仁二分拌捣郁李净仁二钱

五诊（八月十三日）　据述便略通，夜亦能寐，惟咳痰不爽，午后身热，口渴胃钝，溺短，心惊胆怯，自言自语，脉舌未详。拟清热安神，泻肝定心。

瓜蒌仁四钱　牛蒡子钱半　杜胆星一钱　青连翘三钱　石决明一两　川楝子钱半　鲜竹叶三十片　灯心五十帚　安神丸四钱拌滚痰丸三钱

案212　积癥干呕胃钝案

叶氏，47岁，真谛山。

初诊（七月二十日）　胃中积癥已有三年，现块上攻气塞，干呕胃钝，舌苔白腻，脉右弦搏，左弦涩。治以通络化癥。

蜜炙延胡索钱半　生鳖甲三钱　光桃仁十粒　姜炒川连七分　生明乳香七

分 瓦楞子八钱 代赭石五钱 广郁金三钱 䗪虫丸三钱拌木香槟榔丸二钱

二诊(七月二十六日) 前进通络化癥,上则咯痰,下则泻瘀,块仍攻痛,苔腻微黄,脉右弦,左弦涩。仿前法加减。

竹沥半夏三钱 新会皮钱半 瓦楞子八钱 生明乳香七分 蜜炙延胡索钱半 紫降香一钱 娑婆子三钱 代赭石五钱 鳖甲煎丸钱半拌保和丸三钱

三诊(七月二十八日) 块顶气逆,心泛口渴,舌苔黄腻已退,脉弦而急。平肝降气。

石决明一两 海蛤壳八钱 淡竹茹三钱 代赭石三钱 寒水石五钱 广郁金三钱 生白芍三钱 东白薇三钱 旋覆花二钱拌左金丸八分

🌿案213 肝郁痰饮胸腹坚硬案

沈氏,31岁,柯山下。

初诊(七月二十五日) 肝郁痰饮,咯吐痰涎,胸腹日渐坚硬,脾胃消化力薄,自汗无力,舌润淡红,脉左坚搏,右沉滑兼弦。拟蠲饮调肝,以宽胸腹。

卷川朴钱半 制香附二钱 瓜蒌仁四钱 广橘白络各八分 广郁金三钱 娑婆子三钱 路路通七个 竹沥半夏三钱 宽膨散钱半拌竹沥滚痰丸三钱

🌿案214 风热犯肺咳痰胸痛案

姜氏,42岁,观音弄。

初诊(七月二十三日) 风热犯肺,咳吐稠痰,胸微痛,口苦苔白滑,胃口如常,脉右寸滑搏,余则缓和。拟疏肺化痰。

冬桑叶二钱 光杏仁三钱 紫菀三钱 白前二钱 浙茯苓三钱 清炙草五分 前胡二钱 桔梗一钱 新会皮钱半 竹沥半夏三钱

🌿案215 肝热犯肺胃案

田氏,后观苑。

初诊(八月二日) 肝郁生热,冲肺则咯痰,下注大肠则便或溏或泻或肠鸣,舌微干苔甚薄,脉右寸关浮而微滑,左关尺微弦兼数。治以清肺柔肝,养胃安神。仍请政定。

毛西参七分 北沙参三钱 川黄草三钱 左牡蛎四钱 南芡实四钱 京川贝二钱 玳玳花八朵 金橘脯一枚 夏枯草二钱 夜合花钱半 干荷叶包嫩锅巴四钱

🌿案216 肝脾不和脘腹胀满案

刘氏,19岁,杭州。

初诊 肝脾不和,中焦郁滞,偶然发气即脘腹胀满,便亦不畅,舌苔薄腻,最防酿成胀满。拟调气宽中。

制香附二钱　炒枳壳钱半　莱菔子三钱拌捣春砂仁七分　大腹皮二钱　卷川朴钱半　檀香木四分拌炒生谷芽二钱　广郁金三钱　地蛄蝼四钱

二诊(八月十日) 肝脾不和,脘闷嗳气,腹膨,大便不畅,胃纳不健,舌苔薄腻,脉右滞,左弦。拟疏肝调脾。

制香附二钱　卷川朴钱半　炒枳壳钱半　炒白芍钱半　广郁金三钱　大腹皮二钱　陈香橼皮八分　带壳春砂八分　玫瑰瓣五朵　生谷芽钱半　生鸡金两钱

三诊(八月十二日) 肝经伏有湿热,身发红块而痒,口淡胃钝,腹胀痛,便不畅,舌红苔白薇黄,脉仍弦滞。清肝以化湿。

冬桑叶二钱　粉丹皮钱半　瓜蒌仁四钱　蜜炙延胡索钱半　大腹皮三钱　小青皮一钱　卷川朴钱半　陈香橼皮一钱　越鞠丸三钱拌飞滑石四钱

四诊(八月十四日) 肠鸣水泻,腹尚胀痛,口淡胃钝,苔仍白腻,脉左弦大,右软滞。此肝横乘脾,防转脾胀,拟辛通芳淡。

杜藿梗三钱　卷川朴钱半　煨防风一钱　带壳春砂八分　广木香六分　浙茯苓三钱　炒白芍三钱　新会皮钱半　越鞠丸三钱拌枳术丸钱半

案217　肝胃气痛案

朱氏,39岁,朱家湾。

初诊(八月十六日) 肝胃气痛,痛甚欲厥,食即呕吐,二便尚利,苔腻微黄,脉右弦滞,左弦数。拟平肝止痛,和胃止呕。

姜炒川连七分　淡竹茹二钱　代赭石四钱　娑婆子三钱　蜜炙延胡索钱半　墨鱼骨三钱　海蛤壳六钱　石决明一两　生明乳香六分　上沉香片五分

二诊(八月十八日) 呕止痛减,胃尚不健,舌苔薄腻微黄,脉数已减,滞而微弦。拟开胃为君,佐以柔肝。

淡竹茹二钱　新会皮一钱　川黄草三钱　生白芍二钱　扁豆皮三钱　木蝴蝶十对　生藕肉二两　金橘脯两个　茯神木四钱　石决明八钱

三诊(八月二十二日) 肝胃气夹湿热,脘满呕酸,饥不欲食,胸腹胀痛,苔白腻,脉弦滞。拟平肝和胃。

姜炒川连七分　蜜炙延胡索钱半　淡竹茹二钱　娑婆子三钱　生明乳香七分　上沉香片六分　石决明一两　代赭石四钱　蔻末二分拌研瓦楞子八钱

四诊(八月二十四日) 呕酸腹痛均止,心跳冲气,有时上逆,胃气渐动,舌苔后根黄腻,脉左弦急,右浮弦。仿前法加减。

淡竹茹二钱　小川连四分　瓜蒌仁四钱　海蛤壳六钱　鲜石斛四钱　石决

明六钱　鸭梨皮一个　玫瑰瓣三朵　蔻末二分拌研瓦楞子六钱

五诊(八月二十七日)　冲逆已平,惟头晕,胃不甚健,脉舌未详。拟熄风健胃。

白池菊二钱　明天麻钱半　鲜石斛四钱　石决明八钱　茯神木四钱　生白芍四钱　淡竹茹二钱　新会皮钱半　鸭梨皮一枚　玫瑰瓣三朵

按　肝为风木之脏,内寄相火,气分之郁热,阻于肝胃之络,致肝胃气痛,呕吐酸水,乃是患病理症结之所在。治以平肝和胃,止呕定痛,药用延胡索、乳香、沉香疏肝理气止痛,川连、石决明、海蛤壳、墨鱼骨清泄肝火,制酸止痛,娑婆子、竹茹、代赭石和胃降逆,得以呕止痛减。

案218　脾胃湿火手背肿痛案

方氏,58岁,方前。

初诊(八月六日)　脾胃湿火炽盛,旁达右手背,红肿热痛,不食不便已有三日,苔黄腻,脉右洪盛搏数,左弦滞。拟泻湿火以解毒。

紫花地丁四钱　瓜蒌仁五钱　小枳实钱半　忍冬藤二钱　青盐陈皮钱半西茵陈三钱　鲜大青五钱　青连翘三钱　槟榔丸三钱拌滑石六钱

二诊(八月九日)　大便仅通一次,湿火渐从下降,手背红肿略退,舌苔厚腻渐薄,溺热,脉右洪数渐减,左关尺弦数。拟苦辛通降。

瓜蒌仁五钱　小枳实钱半　鲜大青四钱　青连翘三钱　蒲公英三钱　紫花地丁三钱　木香槟榔丸三钱拌滑石六钱

先用忍冬藤一两,鲜冬瓜皮子一两,桑枝二两,煎汤代水。

三诊(八月十一日)　肿热略减,便通而燥,乍寒乍热,舌苔黄腻渐薄,脉右洪盛搏数略减,左同前。仿前法加减。

忍冬藤三钱　青连翘三钱　蒲公英三钱　紫花地丁四钱　鲜大青四钱　瓜蒌皮三钱　佩兰叶二钱　野甜菜一两　槟榔丸三钱拌辰砂一钱　滑石四钱

四诊(八月十三日)　手背红肿渐退,湿热已减十之四五,苔尚黄腻而糙,脉数渐减。拟降火解毒。

瓜蒌仁五钱　新会皮钱半　肥知母四钱　槟榔丸三钱拌辰砂一钱滑石六钱紫花地丁四钱　鲜大青五钱　淡竹茹二钱

先用鲜冬瓜皮子四两,野甜菜二两,桑梗二两,煎汤代水。

五诊(八月十五日)　湿火日渐轻减,惟便不畅,溺短热,苔腻微黄,脉浮部数象虽减沉按搏数。拟清利湿火为君,佐以解毒宽筋。

忍冬藤三钱　青连翘三钱　杜赤小豆五钱　带子丝瓜络三钱　冬葵子四钱西茵陈三钱　连芽桑梗二尺　瓜蒌皮三钱　导滞丸四钱拌辰砂一钱　滑石六钱

六诊(八月十七日)　毒热渐归原处,大便间日一解,尚不甚畅,胃气略动,舌苔中后白腻,溺热渐减,脉右浮洪沉按搏数。仿前法加减。

冬桑叶二钱　池菊花二钱　瓜蒌皮二钱　带子丝瓜络三钱　青连翘三钱佛手片钱半　杜赤小豆五钱　桑梗二尺　槟榔丸三钱拌辰砂一钱　滑石四钱

七诊(八月二十日)　毒势虽减,湿热未净,胃气渐动,惟头重,苔腻,大便间二日解,尚不甚畅,脉右浮洪。仿前法加减。

冬桑叶二钱　杭池菊二钱　郁李净仁钱半拌捣春砂仁二分　青连翘三钱薄荷梗一钱　槟榔丸三钱拌益元散三钱　明天麻钱半　焦山栀三钱　炒香蒌皮三钱

八诊(八月二十五日)　胃动便通,头重已减,毒势亦轻,舌润无苔,间有微咳,脉右微数。拟养阴健胃。

北沙参三钱　原麦冬三钱　鲜石斛三钱　鲜生地四钱　生白芍三钱　生甘草五分　淡竹茹二钱　新会白一钱　鸭梨皮一枚　金橘脯二枚

九诊(八月二十九日)　遍身怪痒,腹痛便不畅,胃气尚钝,舌苔薄腻,脉软滞微数。拟清化芳淡。

生桑皮四钱　浙苓皮四钱　扁豆皮二钱　猪苓二钱　佛手片钱半　新会白一钱　冬瓜皮三钱　甘松五分　越鞠丸三钱拌滑石四钱

十诊(九月三日)　身痒、腹痛均减,胃渐动,便不畅,面略浮,苔退净,脉渐流利。拟芳淡疏利。

新会皮钱半　浙苓皮三钱　冬瓜皮三钱　猪苓二钱　大腹皮三钱　生谷芽钱半　扁豆衣二钱　甘松七分　保和丸三钱拌滑石四钱

十一诊(九月十三日)　头重面浮,两足肿,左甚于右,苔白薄腻,脉同前。拟祛湿退肿。

杜赤豆五钱　炒车前四钱　生桑皮四钱　白芷一钱　浙苓皮三钱　冬瓜皮四钱　地蛄蝼四钱　甘松七分　新会皮钱半　丝通草一钱

案219　喉痧初发案

周女,16岁,顾公园。

初诊(八月十二日)　喉痧初发,先寒后热,身发红,咽阻喉痛,胸闷心泛,呕酸吐苦,舌红苔黄,脉右浮数,左浮弦数。治以轻清疏达。

苏薄荷钱半　牛蒡子钱半　青连翘三钱　玉枢丹三颗(磨冲)　苏叶梗钱半淡竹茹二钱　粉重楼三钱　紫花地丁四钱　鲜葱白五个　冬桑叶二钱

二诊(八月十四日)　肠胃热盛,口燥渴,下午至夜热甚,便闭溺热,舌红中心苔黄,脉右洪数,左弦数。拟清润通降。

瓜蒌仁五钱　小枳实钱半　肥知母四钱　青蒿子一钱　西茵陈三钱　青子芩钱半　鲜竹叶三十片　灯心五小帚　槟榔丸三钱拌辰砂一钱滑石四钱

三诊（八月十七日）　身热轻减,惟脘满胃钝,二便不利,夜少寐,舌红中后苔黄,脉右滞,左弦数。拟缓下清利。

瓜蒌仁五钱　小枳实钱半　陆氏润字丸三钱拌辰砂一钱滑石四钱　肥知母四钱　青蒿子钱半　广郁金三钱　西茵陈三钱　鲜竹叶三十片　灯心五小帚

案220　心肝火盛头晕胸闷案

李氏,70岁,西郭门。

初诊（八月二十二日）　心肝火盛,头或晕,胸或闷,嗳气始快,胃钝肢懈,舌尖红夜间痛,舌根起粒,脉左寸关弦数,右浮弦。拟清润通降。

淡竹茹二钱　广郁金三钱　鲜石斛三钱　鲜生地三钱　冬桑叶三钱　池菊花二钱　新会白一钱　玫瑰瓣三朵　安神丸三钱拌青蛤散三钱

二诊（八月二十六日）　肝热生风,少劳头晕,夜卧则鼻塞齿浮作痛,或筋骨痛,舌红淡紫,脉同前。拟柔肝养胃。

石决明八钱　鲜生地四钱　鲜石斛三钱　生白芍三钱　白池菊二钱　冬桑叶二钱　鸭梨皮一枚　金橘脯二枚　安神丸三钱拌青蛤散三钱

三诊（九月二日）　素有鼻渊,夜卧枕低,鼻仍塞,口干舌燥,牙痛串头,脉左弦数,右浮弦数。拟清肝宣肺。

冬桑叶二钱　池菊花二钱　肥知母四钱　鲜石斛三钱　苍耳子钱半　北细辛三分　佛手片六分　鸭梨皮一枚　左金丸七分拌青蛤散三钱

案221　肝阳犯胃胸闷脘痛案

刘氏,40岁,惠兰桥。

初诊（八月二十六日）　肝阳犯胃,胸闷脘痛,呕吐酸苦,背筋拘挛,苔厚腻,脉左弦数,右弦滞。拟疏肝和胃运气。

制香附二钱　广郁金三钱　新会白钱半　甘松八分　海螵蛸四钱　川楝子二钱　佛手片六分　砂壳八分　姜炒竹茹三钱　左金丸一钱拌碧玉散三钱

二诊（九月二日）　肝气犯胃,脘痛串背,胃钝,舌苔黄腻且厚,脉右弦滞,左浮弦。拟清化泄降。

瓜蒌仁四钱　干薤白钱半　佩兰叶二钱　生延胡索钱半(打)　川楝子钱半　广郁金三钱　西茵陈三钱　甘松七分　左金丸七分拌辰砂一钱滑石四钱

三诊（九月五日）　脘痛串背,下午夜间为甚,口苦而燥,胃钝,黄腻苔渐薄,脉同前。拟止痛和胃。

生延胡索钱半(打)　瓜蒌仁四钱　干薤白钱半　泽兰二钱　生明乳香七分　广郁金三钱　川楝子钱半　佩兰二钱　左金丸八分拌辰砂一钱滑石四钱

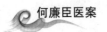

案222　秋凉咳嗽痰喘案

阮氏,40岁,黄家河。

初诊(八月十三日)　素因咳嗽痰喘,现遇秋凉复发,咳痰稀白,夜不得卧,胸闷胃钝,舌苔白腻微黄,脉右弦滞,左微弦,拟豁痰降气。

竹沥半夏三钱　白芥子七分　莱菔子三钱　苏子二钱　蜜炙橘红一钱　瓜蒌仁四钱　代赭石四钱　白前二钱　抱木茯神三钱　紫菀三钱

二诊(八月十五日)　咳痰稀白,喘不得卧,口腻胃钝,舌苔白腻,脉右弦滑,左弦滞,仿前法进一筹。

光杏仁三钱　广皮红一钱　姜半夏三钱　前胡二钱　白芥子七分　莱菔子三钱　浙茯苓三钱　远志一钱　控涎丹一钱拌保和丸四钱

三诊(八月十七日)　痰松喘减,夜能平卧,惟口腻胃钝,苔已退薄,脉同前。拟化痰开胃。

光杏仁三钱　新会皮钱半　姜半夏三钱　生款冬二钱　白芥子七分　牛蒡子钱半　制月石五分　佛手片钱半　控涎丹七分拌保和丸四钱

案223　湿热胃痛下痢案

陈氏,55岁,新弄。

初诊(八月二十四日)　干呕虽止而胃疼,腹痛下痢,赤多白少,里急后重,舌苔淡根黄厚,脉弦滞。止痛导滞。

蜜炙延胡索钱半　小枳实钱半　苦桔梗钱半　青子芩钱半　生明乳香七分　净楂肉二钱　炒车前四钱　佛手片钱半　槟榔丸三钱拌飞滑石六钱

二诊(八月二十六日)　干呕胃钝心跳,夜不能寐,腹痛,舌红中心脱液,脉弦滞。拟清润开降。

蜜炙延胡索钱半　生枳壳钱半　佛手片钱半　广郁金三钱　生明乳香七分　瓜蒌皮二钱　鸭梨皮一枚　桔梗一钱　槟榔丸钱半拌辰砂一钱滑石四钱

三诊(八月二十七日)　肝风上翔,木土不和,头晕耳鸣,胸闷呕酸,心跳少寐,舌红苔白,脉左弦,右滞,治以清肝熄风,佐以和中。

冬桑叶二钱　滁菊花二钱　明天麻钱半　钩藤四钱　淡竹茹二钱　新会白一钱　石决明八钱　广郁金三钱　左金丸一钱拌辰砂一钱滑石四钱

案224　面浮少寐案

袁氏,34岁,长桥头。

初诊(九月四日)　面浮水肿,心摇少寐,便溏溺热,经适来而舌红苔腻,脉左弦滑,右浮数。拟清气活络。

冬桑叶二钱　夜合花三钱　牡丹皮钱半　抱木茯神四钱　益母草三钱　紫葳花三钱　泽兰二钱　玫瑰瓣三朵　辰砂一钱拌滑石四钱

二诊(九月六日)　面身均发白瘖,头痛胃钝,口淡心泛,舌中心脱液,两边淡红,脉仍浮数。拟达膜退肿。

生桑皮四钱　浙苓皮四钱　扁豆皮二钱　冬瓜皮三钱　冬桑叶二钱　白池菊二钱　川黄草三钱　玫瑰瓣三朵　辰砂七分拌滑石四钱

三诊(九月九日)　头痛已减,惟面浮足肿,腹大溺短热,口淡胃钝,便泻或不泻,舌苔同前,脉软滞。拟化湿退肿。

浙苓皮三钱　新会皮钱半　生于术钱半　生白芍三钱　煨防风一钱　扁豆衣三钱　大腹皮三钱　炒车前三钱　广木香八分　带壳春砂八分

案225　肝风头晕耳鸣案

董氏,32岁,溏湾。

初诊(八月十一日)　肝风头晕,耳鸣心跳,气逆干呕,筋惕肉瞤,夜少寐,舌淡红,苔黄滑,脉浮弦搏数。拟柔肝熄风。

青龙齿三钱　左牡蛎四钱　淡竹茹二钱　明天麻钱半　广郁金三钱　石决明一两　冬桑叶二钱　茯神木四钱　左金丸七分拌磁朱丸五钱

二诊(八月十三日)　头晕耳鸣,心跳,遍身腰筋痛,经水来色红而紫,舌苔黄腻,脉右弦搏,左关尺滑搏。治以柔肝熄风。

青龙齿四钱　左牡蛎四钱　淡竹茹二钱　青盐陈皮一钱　络石藤三钱　丝瓜络三钱　紫葳花三钱　玫瑰瓣三朵　左金丸八分拌桑麻丸三钱

案226　肝风头晕心跳案

金氏,54岁,里木栅。

初诊(八月十五日)　头晕心跳,心烦呕酸,胃气不健,舌苔白腻,脉右浮软,左弦软。拟柔肝熄风,和胃止呕。

滁菊花二钱　明天麻钱半　石决明一两　淡竹茹三钱　制香附二钱　广郁金三钱　新会白一钱　冬桑叶二钱　左金丸七分拌磁朱丸六钱

二诊(八月十七日)　呕酸略减,惟头晕心跳,口淡胃钝,舌苔中后厚腻,脉仍软滞,左沉弦而软。仿前法加减。

姜半夏三钱　明天麻钱半　辰茯神四钱　新会白一钱　杜藿梗二钱　佩兰叶二钱　瓜蒌仁四钱　佛手片四钱　左金丸七分拌磁朱丸六钱

案227　痰阻气急咳吐案

陆氏,72,鹅行街。

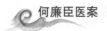

初诊（八月二十六日） 痰涌气急,咳吐不爽,便闭四日,口干舌燥,脉右滑。治以豁痰降气,以急救之。

瓜蒌仁四钱　牛蒡子钱半　马兜铃钱半　紫菀三钱　真柿霜钱半　制月石七分　海蛤壳六钱　白前二钱　旋覆花二钱拌滚痰丸三钱

二诊（八月二十八日） 痰喘渐减,便仍不畅,口干舌燥,腹热溺亦短热,尚有昏语,脉软滑。拟辛润通降。

瓜蒌仁四钱　牛蒡子钱半　春砂仁三分拌捣郁李净仁钱半　制月石六分真柿霜钱半　旋覆花二钱拌控涎丹八分　生桑皮五钱　蜜炙延胡索钱半

案228　湿热瘾疹案

宗氏,58岁,府山后。

初诊（九月一日） 身发瘾疹,皮肤怪痒,面浮。此湿热从里达表,舌红两边薄滑,脉浮数。治以祛湿达表。

白鲜皮钱半　紫荆皮钱半　生桑皮三钱　前胡二钱　焦栀皮二钱　新会皮钱半　冬瓜皮四钱　桔梗一钱　绿豆皮三钱　扁豆衣三钱

二诊（九月八日） 瘾疹虽已发透,腠理湿热未净,面浮肤痒,溺热,乍寒乍热,舌苔微黄薄滑,脉仍浮数。拟轻清疏化。

冬桑叶二钱　生桑皮四钱　焦栀皮二钱　白池菊花二钱　冬瓜皮三钱　绿豆皮二钱　西茵陈三钱　连芽桑梗二尺　鸭梨皮一枚　丝通一钱

案229　肺火咳痰带血案

陈氏,40岁,东窦酱。

初诊（八月二十二日） 肺有伏火,咳嗽稠痰,痰中带血色鲜红,心跳头晕,舌苔薄滑而厚,夜热络热,脉右滑数,左弦数。治以清肺火以除痰,泻伏火以降平肝。

生桑皮五钱　地骨皮四钱　青蒿子钱半　蜜炙甘草七分　石决明八钱　真柿霜钱半　东白薇三钱　青盐陈皮钱半　十灰丸三钱拌青蛤散三钱

二诊（八月二十六日） 咳减血止,惟心跳口燥,入夜腹胀胃钝,苔腻,脉右浮数,左搏数。拟调肝清肺。

生白芍三钱　东白薇三钱　石决明八钱　海蛤壳六钱　生桑皮四钱　地骨皮四钱　鸭梨皮一枚　甘松七分　青蛤散三钱拌益元散三钱

案230　湿热肝气胸闷呕酸案

陶氏,58岁,新弄。

初诊（八月十七日） 湿热夹肝气,胸闷呕酸,口淡胃钝,便不畅,溺短热,舌红苔薄,脉弦滞。拟芳淡清利。

制香附二钱　广郁金三钱　瓜蒌仁四钱　小枳实钱半　石决明一两　木蝴蝶十对　西茵陈三钱　玫瑰瓣三朵　左金丸七分拌辰砂一钱滑石四钱

二诊(八月十九日)　呕酸已减,惟头晕心跳,胸闷胃钝,口干舌燥,脉同前。拟熄风清肝。

池菊花二钱　明天麻钱半　瓜蒌仁四钱　广郁金三钱　淡竹茹二钱　东白薇三钱　鸭梨皮一枚　玫瑰瓣三朵　桑麻丸三钱拌辰砂一钱滑石四钱

案231　湿热肝气口腻胃钝案

俞氏,28岁,南门。

初诊(八月九日)　湿热夹肝气,口腻胃钝,肢懈头晕,心摇,舌红苔薄腻,脉右滞,左弦软。拟化湿熄风。

佩兰叶二钱　淡竹叶二钱　冬桑叶二钱　桂枝七分　池菊花二钱　夏枯草二钱　明天麻钱半　桑梗二尺　左金丸七分拌辰砂一钱滑石四钱

二诊(八月十五日)　头晕减,胃渐动,惟夜不能寐,便闭已八九日,苔薄黄,脉弦软。拟安神开胃,佐以润肠。

抱木茯神三钱　夜合花二钱　青泻叶七分　竹沥半夏三钱　青盐陈皮一钱　瓜蒌皮三钱　佛手片一钱　甘松七分　安神丸三钱拌保和丸三钱

案232　血热生风上逆心惊案

邵氏,50岁,斜桥。

初诊(八月十八日)　血热生风,冲气上逆,心惊胆怯,头晕耳鸣,舌红苔白腻,脉右浮弦,左弦搏数。治以平肝纳冲,熄风镇怯。

青龙齿三钱　左牡蛎五钱　桑麻丸三钱拌磁朱丸六钱　辰茯神四钱　生白芍五钱　东白薇三钱　紫石英六钱

先用金银戒各一个,灯心五帚,煎汤代水。

案233　肝气湿热胃痛案

孙右,58岁,盐仓桥。

初诊(八月二十三日)　肝气挟湿热,胃痛或呕,时而气逆,口淡胃钝,舌苔白腻,脉右弦滞,左弦急。治以化湿平肝,止痛和胃。

生延胡索钱半(打)　制香附三钱　广郁金三钱　赤苓三钱　生明乳香六分　苏叶梗钱半　沉香片六分　甘松七分　左金丸七分拌飞滑石四钱

案234　肝胃不和脘痛呕酸案

沈右,41岁,木莲桥。

初诊（八月二十五日）　肝胃旧病，突发脘痛，呕酸气逆，胸闷，便不畅，苔黄薄腻，脉右浮弦，左弦数。治以止痛除呕。

姜炒川连七分　淡竹茹二钱　代赭石四钱　石决明八钱　蜜炙延胡索钱半广郁金三钱　瓜蒌仁四钱　沉香片五分　蔻末三分拌研瓦楞子八钱

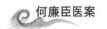 案235　肝风头晕心跳案

周右，47岁，下皋。

初诊（八月二十六日）　肝热生风，头晕心跳，身热微寒，肢懈咳嗽，脱肛腰痛，口淡舌干，脉左弦数，右浮数兼滑。治以清肝熄风。

白菊花二钱　明天麻钱半　白头翁三钱　前胡二钱　苏叶梗钱半　牛蒡子钱半　茯神木四钱　桔梗钱半　桑麻丸三钱拌磁朱丸四钱

案236　痧夹肝气腹痛案

李右，26岁，探花门。

初诊（九月一日）　痧夹肝气，腹痛甚剧，有块攻起，呕苦，胸膈气闷，舌淡红润，脉左弦紧，右弦搏。拟止呕除痛。

生延胡索钱半（打）　淡竹茹二钱　泽兰二钱　红灵丹一分（冲）　生明乳香六分　代赭石四钱　甘松七分　净楂肉三钱　吴茱萸一分拌炒小川连六分

案237　肝脾不和寒热呕酸案

徐右，23岁，宝珠桥。

初诊（九月三日）　肝脾不和，寒热呕酸，口腻胃钝酒热，舌苔黄腻，脉右弦滞，左弦数。拟和解清降。

淡竹茹二钱　新会皮钱半　草果仁五分　肥知母三钱　广郁金三钱　石决明一两　制香附二钱　苏叶梗钱半　左金丸八分拌半□丸一钱

案238　肝郁食后脘痛案

孟右，48岁，独树。

初诊（九月七日）　肝气郁于胃中，食后脘痛，腰脊酸疼，头略痛，苔白微燥，脉右弦搏，左弦急。治以调肝和胃以止痛。

瓜蒌仁四钱　干薤白钱半　小枳实钱半　蜜炙延胡索钱半　制香附二钱墨鱼骨三钱　络石藤三钱　生明乳香七分　宽筋草三钱　白池菊二钱

案239　肝气犯胃脘中刺痛案

周右，34岁，利济桥。

初诊(九月十日)　肝气犯胃,脘中刺痛,呕酸吐苦,苔薄白滑,脉右弦搏,左弦数。拟平肝和胃,止痛除呕。

蜜炙延胡索钱半　淡竹茹二钱　小枳实钱半　泽兰二钱　生明乳香六分　代赭石四钱　石决明一两　甘松七分　左金丸八分拌滑石四钱

案240　肝郁胃阴大伤案

史右,31岁,酒务桥。

初诊(八月十二日)　肝郁犯胃脘痛,久呕酸苦,胃阴大伤,舌绛嫩干,脉左弦数,右浮弦而软。治以潜镇清润。

石决明一两　代赭石三钱　鲜生地六钱　鲜石斛四钱　生白芍五钱　淡竹茹三钱　鸭梨肉一两　鲜茅根八十支　甘蔗两节　铁树叶二十一片

案241　肝热冲肺咳痰气急案

陈右,29岁,脂□洄头。

初诊(八月二十三日)　肝热冲肺,咳痰气急,间吐酸苦,左胁下痛,头晕而痛,带下腰痛,形寒,舌嫩红带干,脉右浮滑,左浮弦数。拟清解肃降。

池菊花二钱　苏薄荷钱半　冬桑叶二钱　白前二钱　广郁金三钱　苏叶梗钱半　牛蒡子钱半　紫花三钱　旋覆花二钱拌青蛤散三钱

案242　痰阻气滞咳嗽胃钝案

陈右,60岁,□珠前。

初诊(八月二十七日)　咳痰少,语声低,胃钝,舌苔中心薄。拟化痰开胃。

新会皮钱半　菖蒲根一钱　远志肉一钱　桂枝木五分　生枳壳钱半　桔梗一钱　竹沥半夏三钱　败叫子七个　干荷叶一钱拌炒生谷芽钱半

案243　肝胃不和头痛脘满案

周右,49岁,漓渚。

初诊(八月二十九日)　头晕痛形寒,脘满胃钝,小腹急痛,便不畅,舌苔微黄,脉弦滞。拟调肝和胃,宽筋止痛。

蜜炙延胡索钱半　明天麻钱半　双钩藤三钱　甘松七分　生明乳香七分　络石藤三钱　宽筋草三钱　赤苓三钱　桑麻丸三钱拌磁朱丸四钱

案244　肝胃不和痉挛胃痛案

沈右,21岁,府横街。

初诊(八月二十九日)　胃筋痉挛,脘痛气滞,气逆呕酸,苔微黄而滑,脉右弦急,左弦滞。治以调肝和胃,宽筋止痛。

蜜炙延胡索三钱　制香附三钱　苏叶梗钱半　甘松七分　生明乳香七分　络石藤三钱　宽筋草三钱　泽兰五钱　左金丸七分拌越鞠丸三钱

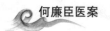案245　肝火烁肺咳痰带血案

姚右,49岁,亭后。

初诊(八月九日)　肝火烁肺,咳痰带血,或纯血,红紫不一,胸胁痛,舌红苔薄滑,腰脊筋挛,脉右尪,左弦搏数。拟清肝保肺。

瓜蒌仁四钱　马兜铃钱半　淡竹茹二钱　青盐陈皮一钱　络石藤三钱　参三七一钱　血见愁三钱　蜜炙甘草八分　十灰丸三钱拌辰砂一钱滑石四钱

案246　阴虚火旺牙痛案

程右,49岁,留下陈。

初诊(八月十二日)　右口牙起一块,淡红而肿微痛,腰亦酸痛,带下,心摇头晕,舌淡红脉弦小数。拟清滋肝肾。

北沙参三钱　原麦冬二钱　玄参心三钱　络石藤三钱　桑寄生三钱　宽筋草三钱　南芡实二钱　甜石莲钱半　春砂壳八分　新会白一钱

案247　湿阻面浮足肿案

王女,16岁,本坊。

初诊(八月十七日)　面浮足肿,胃钝便泻,溺短热,舌苔白腻,脉软滞。拟利湿退肿。

生桑皮五钱　新会皮钱半　浙苓皮三钱　大腹皮三钱　五加皮三钱　冬瓜皮四钱　焦栀子二钱　地蛄蝼四钱　炒车前三钱　嫩桑梗二尺

案248　风燥咳喘不得卧案

陈右,41岁,观音桥。

初诊(九月八日)　素因痰饮咳嗽,现因风燥咳多浓痰,喘不得卧,夜间为甚,口苦而燥,苔糙白,脉右滑数,左浮弦数。拟清燥肃肺。

冬桑叶二钱　光杏仁三钱　马兜铃钱半　青盐陈皮钱半　瓜蒌仁四钱　牛蒡子钱半　海蛤壳八钱　鸭梨皮一枚　旋覆花三钱拌竹沥达痰丸三钱

二诊(九月十五日)　肝火烁肺,咳痰带红,夜间喘不得卧,舌红润,便燥,溺热,脉左弦数,右滑搏。拟清润通降。

瓜蒌仁四钱　海蛤壳八钱　石决明一两　白前二钱　寒水石四钱　生莱菔

二两　鸭梨肉一两　紫菀三钱　左金丸七分拌滚痰丸三钱

案249　风热目赤肿痛案

李右,41岁,板地里。

初诊(九月十日)　目赤肿痛,形酸胸闷,乍寒乍热,口腻胃钝,苔白腻,脉右滞,左浮弦数。拟辛散泄热。

冬桑叶二钱　滁菊花二钱　苏薄荷钱半　生枳壳钱半　广郁金三钱　杜红花五分　鲜大青四钱　夏枯草二钱　瓜蒌皮二钱　桔梗一钱

案250　风热头目痛案

彭右,47岁,横街。

初诊(九月九日)　先寒后热,头胀痛,眼红肿痛,苔腻微黄,脉浮弦数。拟辛散清解。

苏薄荷钱半　苏叶梗钱半　冬桑叶二钱　白池菊二钱　谷精草三钱　木贼草一钱　青葙子二钱　夏枯草二钱　鲜葱白四个　鲜竹叶三十片

案251　积瘀化火腰痛案

杨右,50岁,南门。

腰络积瘀化火,发热刺痛甚剧,便不畅,苔白腻,脉左弦涩右弦滞。拟通络止痛。

蜜炙延胡索钱半　光桃仁十粒　藏红花六分　络石藤三钱　生明乳香七分　川续断二钱　九香虫五只　甘松七分　䗪虫丸二钱拌麻仁脾约丸三钱

案252　湿热夹肝气胸胁痛案

沈氏,31岁,小皋埠。

初诊(九月二十日)　湿热夹肝气,从右胁下痛起,按之则向左行,胸腹痞闷,便不畅,溺短,苔黄腻,脉右弦滞,左弦数。拟清润通降。

瓜蒌仁四钱　小枳实钱半　川楝子钱半　蜜炙延胡索钱半　制香附三钱　广郁金三钱　西茵陈三钱　甘松七分　木香槟榔丸三钱拌滑石四钱

二诊(九月二十三日)　脐旁块冲攻痛,心跳呕酸,苔黄带焦腻而且厚,脉左弦数,右弦滞。拟苦辛通降。

代赭石四钱　石决明八钱　广郁金三钱　玄胡钱半　沉香片五分　淡竹茹二钱　泽兰二钱　甘松七分　吴茱萸一分拌炒小川连七分

案253　肝风湿热头晕心跳案

凌右,33岁,贵巷。

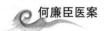

初诊（九月二十日） 肝风夹湿热，头晕心跳，口苦胃钝，夜少寐，苔薄微黄，脉右滞，左浮弦。拟熄风祛湿。

白滁菊二钱　明天麻钱半　佩兰叶二钱　抱木茯神四钱　制香附二钱　广郁金三钱　西茵陈三钱　甘松七分　桑麻丸三钱拌磁朱丸六钱

二诊（九月二十三日） 头晕胸闷，口苦胃钝，夜寐已安，腰酸痛，苔薄滑，脉同前。仿前法加减。

白滁菊二钱　明天麻钱半　络石藤三钱　丝瓜络三钱　制香附二钱　广郁金三钱　川黄草三钱　新会白一钱　桑麻丸二钱拌青蛤散三钱

三诊（九月二十七日） 据述腰痛头晕未除，胃气动而不健，脉舌未详。拟熄肝风壮腰肾。

白滁菊二钱　明天麻钱半　川杜仲二钱　络石藤三钱　川黄草三钱　新会白一钱　原麦冬二钱　金橘脯二枚　桑麻丸三钱拌牡蛎粉三钱

案254　肝风窜络心跳胆怯案

王氏，38岁，横街。

初诊（九月二十九日） 肝风窜络，心跳胆怯，舌筋吊，手痉筋脉拘挛，色红润，脉右浮弦数，左弦数。熄风宽筋。

白池菊二钱　明天麻钱半　络石藤三钱　宽筋草三钱　石决明一两　淡竹茹三钱　丝瓜络三钱　汉防己钱半　桑麻丸三钱拌磁朱丸六钱

二诊（十月二日） 心跳手痉均减，口腻胃钝，苔白薄腻，脉弦滞左兼数。拟化湿开胃，仍佐活络。

佩兰叶三钱　淡竹叶二钱　保和丸三钱拌飞滑石四钱　淡竹茹二钱　络石藤三钱　丝瓜络三钱　宽筋草三钱　生薏苡仁四钱　汉防己钱半

案255　风湿夹肝胃气案

邵右，33岁，阮江。

初诊（九月二十九日） 风湿夹肝胃气，头身痛寒热，口淡胃钝，胃痛呕酸，舌红苔薄，脉弦数右甚于左。拟疏和清降。

生延胡索钱半（打）　制香附三钱　苏叶梗钱半　甘松七分　生明乳香七分　新会皮钱半　淡竹茹二钱　白芷一钱　左金丸七分拌滑石四钱

二诊（十月二日） 遍身胁胸串痛，自汗胃钝，渴不欲饮，苔腻，脉右浮滑左弦数。拟通络止痛。

蜜炙延胡索钱半　淡竹茹二钱　丝瓜络三钱　络石藤三钱　生明乳香七分　瓜蒌仁四钱　广郁金三钱　川楝子钱半　泽兰二钱　甘松七分

案256 肝风发痉神昏案

吴氏,20岁,会稽县前。

初诊(十月二日) 肝风发痉,心跳神昏,头晕不语,舌红润,脉右弦数,左弦滑。拟熄风镇痉,顺气豁痰。

石决明一两 青龙齿四钱 老竺黄二钱 鲜石菖蒲一钱 双钩藤三钱 冬桑叶二钱 瓜蒌仁四钱 远志一钱 白金丸钱半拌磁朱丸六钱

二诊(十月四日) 伏热动风,胸腹灼热,痰迷清窍,身摇神昏,便秘二日,舌红苔白腻,脉右弦滑,左弦数。熄风豁痰,清热醒神。

池菊花二钱 双钩藤六钱 瓜蒌仁六钱 生枳壳钱半 青泻叶七分 蜜炙皂角六钱 远志一钱 白金丸钱半拌辰砂一钱 滑石四钱 至宝丹二颗(研细先用药汤调下)

案257 肝风上翔挟痰晕厥案

周右,40岁,监狱署。

初诊(十月一日,夜拔) 肝风上翔挟痰上涌,刺激脑经,先头晕心跳,继则晕厥口噤不语,神识尚清,脉左弦搏,右弦滑。此《内经》所谓"血菀于上则为薄厥也"。治以熄风豁痰,顺气宁神以醒厥。

双钩藤三钱 池菊花三钱 明天麻钱半 青龙齿三钱 石决明八钱 东白薇三钱 老竺黄三钱 蜜炙橘红八分 远志一钱 厥症返魂丹二颗

二诊(十月二日) 昏厥虽醒,风痰未除,头晕心跳,舌苔微黄而腻,口酸胃钝,脉右寸尚滑,左弦小数。拟柔肝熄风,消痰调胃。

青龙齿三钱 石决明一两 海蛤壳八钱 紫菀三钱 老竺黄三钱 辰茯神三钱 淡竹茹二钱 白薇三钱 瓜蒌仁四钱 青盐陈皮二钱

三诊(十月四日) 头晕已除,尚微痛,心跳亦止,夜少寐,胃气已动,舌淡红胖嫩,脉右虚浮,左寸虚数,关尺微弦。拟镇心安神,参以熄风。

青龙齿三钱 石决明八钱 夜交藤三钱 抱木茯神三钱 淮小麦三钱 川黄草三钱 冬桑叶二钱 白池菊二钱 磁朱丸六钱拌孔圣枕中丹四钱

四诊(十月六日) 头晕心跳均减,胃气渐动,夜尚少寐,苔腻微黄,脉弦象已除,但软而滞。拟清余热安心神。

生薏苡仁四钱 淡竹茹二钱 新会白一钱 抱木茯神三钱 石决明一两 黄干菊二钱 川黄草三钱 灯心三十支 安神丸三钱拌滑石四钱

案258 惊伤神志心悸胆怯案

徐右,29岁,九曲弄口。

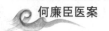

初诊(十月二日,此症发病后) 惊伤神志,陡然晕厥一次,心悸胆怯,夜间少寐,舌红嫩润,脉两寸浮搏,关尺弦软。拟镇心安神,平肝壮胆。

青龙齿三钱　左牡蛎四钱　淡竹茹钱半　抱木茯神三钱　夜合花二钱　川黄草三钱　金橘脯两枚　玫瑰瓣三朵　安神丸三钱拌磁朱丸四钱

二诊(十月三日) 腹痛作呕,大便欲解不解,舌苔后半微黄而腻,溺热且痛,脉左弦数,右弦实。拟以除呕止痛,润肠导滞为治。

蜜炙延胡索钱半　淡竹茹二钱　小枳实钱半　冬葵子三钱　生明乳香六分　石决明八钱　青泻叶八分　甘松六分　左金丸六钱拌木香槟榔丸二钱

三诊(十月四日) 大便两次,腹痛渐减,惟胃中嘈杂,食则脐中作痛,苔腻微黄,脉右弦搏,左弦软,此由积热未净,肝火内扰使然。拟清泄肝火,参以导滞。

蜜炙延胡索钱半　淡竹茹二钱　川楝子钱半　冬瓜子五钱　生明乳香六分　广郁金三钱　生橘核三钱　甘松七分　左金丸六分拌木香槟榔丸三钱

四诊(十月六日) 鼻唇干痛,胸脘似塞非塞,咽酸胃钝,心摇神烦,腹胃痛,溺短热,苔腻微黄,脉右滑,左弦小数。拟调肝和胃,兼清湿热。

制香附钱半　广郁金二钱　淡竹茹钱半　瓜蒌皮三钱　冬瓜子三钱　西茵陈钱半　佛手片八分　丝瓜络三钱　左金丸五分拌辰砂七分滑石四钱

案259　肝火夹湿干呕胃钝案

单右,62岁,西街。

初诊(九月二十八日) 肝火夹湿,干呕胃钝口苦,身刺痛如火灼,二便不利,舌前半红后半苔腻,脉右弦数左弦滞。治以潜镇清润。

石决明一两　海蛤壳八钱　淡竹茹二钱　川楝子钱半　络石藤三钱　丝瓜络三钱　玳玳花十朵　西茵陈三钱　左金丸七分拌麻仁脾约丸三钱

二诊(十月一日) 气逆干呕,胃钝,腹热身刺痛如火灼,便闭三日,溺甚热,舌前半鲜红后半黄腻,脉弦数,右甚于左。拟清泄潜降。

淡竹茹二钱　广郁金三钱　石决明一两　生延胡索钱半(打)　络石藤三钱　川楝子钱半　木通一钱　寒水石六钱　嫩桑梗二尺　淡竹沥二瓢(冲)　左金丸八分拌槟榔丸三钱

三诊(十月三日) 大便一次,色如红酱,胸闷气逆、干呕身痛均减,惟口燥胃钝,腹灼溺热,舌前半红后半苔腻而黄,脉弦象减,尚沉数。治以清润通降。

石决明一两　寒水石六钱　淡竹茹三钱　瓜蒌皮二钱　广郁金三钱　安南子三枚　汉木通一钱　鸭梨皮一枚　左金丸七分拌导滞丸三钱

四诊(十月五日) 伏热已减,身痛气逆干呕均除,便通溺热,舌前半红后半苔尚黄腻,六脉弦象已减,按之软弱微数。拟清余热以复胃钝。

淡竹茹二钱　瓜蒌皮二钱　丝通草一钱　佛手片五分　冬瓜子四钱　西茵

陈三钱　淡竹叶二钱　鸭梨皮一枚　鲜草果四片　桑叶二钱

案260　湿热肝胃气胸闷脘痛案

陈右,29岁,宋家溇。

初诊(九月二十六日)　湿热夹肝胃气,胸闷脘痛,呕酸吐苦,胃钝,苔腻,脉右弦滞,左弦数。拟苦辛通降。

生明乳香七分　制香附二钱　广郁金三钱　左牡蛎三钱　蜜炙延胡索钱半　小枳实钱半　川楝子钱半　代赭石四钱　甘松七分

案261　肝风上翔头晕心跳案

何右,50岁,大西山。

初诊(十月六日)　肝风上翔,头晕心跳,耳鸣,咳痰带血,舌红嫩,脉浮滞滑数,左弦小数。拟熄风宁络。

池菊花二钱　明天麻钱半　石决明一两　青盐陈皮一两　淡竹茹二钱　血见愁四钱　白茅根三十支　海蛤壳八钱　桑麻丸三钱拌磁朱丸五钱

二诊(十月十一日)　头晕心跳耳鸣均减,咳血已止,痰亦少,尚有干呕,舌中心嫩红苔滑。仿前法加减。

淡竹茹二钱　石决明八钱　生白芍三钱　冬虫夏草二钱　海蛤壳六钱　生桑皮四钱　东白薇三钱　川黄草三钱　桑麻丸四钱拌磁朱丸六钱

三诊(十月十五日)　久嗽白痰,喉痛,脘满,舌苔退薄,寒热头痛已除,脉右滑数,左弦滞。拟清肺化痰。

冬桑叶二钱　光杏仁三钱　瓜蒌仁四钱　竹沥半夏三钱　淡竹茹二钱　制月石五分　紫菀三钱　白前二钱　旋覆花二钱拌竹沥达痰丸四钱

四诊(十月十九日)　痰饮久嗽,胸脘痞满,胃钝,舌苔白滑,脉弦软。拟小青龙汤加减。

光杏仁三钱　姜半夏二钱　桂枝木五分　生白芍钱半　杜藿梗三钱　薄川朴一钱　生桑皮四钱　北细辛六分　干姜四分拌捣北五味二十粒

五诊(十月二十五日)　咯痰渐减,音低胸闷,口矤胃钝,苔腻微黄,脉右转滑,左弦软。拟肃肺止嗽,调中开胃。

光杏仁三钱　生薏苡仁四钱　瓜蒌仁四钱　紫菀三钱　佩兰叶二钱　款冬花二钱　安南子三枚　白前二钱　芦衣纸六张　竹沥半夏三钱

六诊(十月二十九日)　湿热酿痰,音低胸闷,食则脘满,胃气尚钝,舌苔板滞不化,脉右滑数,左弦滞。仿前法加减。

光杏仁三钱　新会皮钱半　瓜蒌仁四钱　竹沥半夏三钱　北细辛六分　牛蒡子钱半　莱菔子二钱　蜜炙麻黄三分　前胡二钱

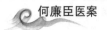案262　肝肾两亏足痿案

张右,23岁,城隍庙前。

初诊　肝肾两亏,虚风内动,心跳头晕,干呕胸闷,口淡胃钝,两足痿软不能步履,苔腻微黄,脉弦滞。拟熄风活络,壮筋健骨。

明天麻二钱　茯神木四钱　广郁金三钱　姜炒川连六分　络石藤三钱　骨碎补三钱　五加皮三钱　汉防己钱半　桑麻丸三钱拌磁朱丸六钱

二诊(十月十三日)　胸闷胁痛,呕吐酸水,夜不安寐,两足痿软,苔腻微黄,脉右弦滞,左关尺弦数。拟活络祛风,清肝宽筋。

淡竹茹二钱　小枳实二钱　代赭石四钱　小川连七分　广郁金三钱　川楝子钱半　汉防己钱半　嫩桑枝二尺　左金丸七分拌辰砂一钱　滑石四钱

三诊　呕吐已止,惟胸闷胁痛,夜不安寐,足尚痿软,苔腻略化,脉两关尺弦数。治以止痛安神调中。

生枳壳钱半　苦桔梗钱半　生薏苡仁四钱　汉防己钱半　广郁金三钱　络石藤三钱　宽筋草三钱　嫩桑梗二尺　安神丸三钱拌二妙丸钱半

四诊　足软除,夜寐不安,惟形寒腹痛,口腻胃钝,或胸闷,苔黄薄腻,脉弦滞。拟和解疏通。

制香附二钱　苏叶梗钱半　新会皮钱半　生白芍三钱　生薏苡仁四钱　佩兰叶二钱　淡竹叶二钱　鲜葱白四个　淡香豉三钱　生延胡索钱半(打)

案263　寒饮阻肺咳喘案

何右,55岁,清苔桥。

初诊(十月十一日)　咳痰稀白而喘不得卧,背寒胸痛,苔白滑,脉右弦滑,左弦急。仿小青龙汤加减。

光杏仁三钱　姜半夏三钱　川桂枝五分　生白芍三钱　北细辛五分　清炙草五分　生桑皮五钱　苏子二钱　干姜五分拌捣五味三十粒

二诊(十月十三日)　稀痰转浓,喘减得卧,背寒除,胸痛止,苔尚白滑,胃钝,脉右浮滑,左弦滞。治以辛淡宣化。

光杏仁三钱　姜半夏二钱　新会皮钱半　紫菀三钱　浙茯苓三钱　款冬花三钱　生桑皮四钱　白前二钱　生薏苡仁四钱　苏子二钱

案264　痰阻肾虚咳喘足软案

钱右,70岁,漓渚。

初诊(十月十日)　咳嗽痰喘,两足浮软,胃气不健,舌淡红微干,脉右浮滑,左软弱。拟肃肺滋肾。

生桑皮五钱　杜兜铃钱半　海蛤壳八钱　黄草川斛三钱　款冬花三钱　白石英四钱　左牡蛎四钱　冬虫夏草二钱　紫菀三钱　白前二钱

二诊(十月十四日)　喘咳痰多,口淡胃钝,肢懈无力,舌苔白腻,脉软滞。拟顺气化痰,祛湿开胃。

姜半夏三钱　浙茯苓四钱　新会皮钱半　生薏苡仁四钱　佩兰叶二钱　海蛤壳六钱　川黄草三钱　金橘脯三枚　紫菀三钱　苏子钱半

🌿 案265　肝阳头痛呕酸案

王右,16岁,新试前。

初诊(十月十四日)　肝阳上冲,头痛胸闷,吐苦呕酸,口腻胃钝,便闭,苔黄腻,脉弦滞。拟平肝和胃。

石决明八钱　代赭石三钱　白池菊二钱　赤苓三钱　淡竹茹三钱　广郁金三钱　冬桑叶二钱　甘松七分　青泻叶八分　旋覆花二钱拌左金丸七分

二诊　便通,胸闷除,惟头痛吐苦,胃钝、溺少,苔白薄腻,脉同前。拟平肝止呕。

姜炒川连七分　淡竹茹二钱　青子芩钱半　冬桑叶二钱　竹沥半夏三钱　广郁金三钱　代赭石四钱　白池菊二钱　赤苓三钱　甘松七分

🌿 案266　肝火挟湿胸闷胃钝案

沈右,24岁,马山。

初诊(十月六日)　肝火挟湿,胸闷胃钝,脘痛溺黄热,舌紫红,后根苔黄腻,脉左浮弦数。拟清肝调胃。

川楝子钱半　桑叶二钱　竹茹二钱　蜜炙延胡索钱半　石决明一两　白芍三钱　白薇三钱　郁金三钱　左金丸七分拌青蛤散三钱

二诊(十月十日)　胸闷脘痛已减,胃动,溺清利,惟气逆干咳,两胁略痛,舌红润,脉右滑数,左浮弦。拟清肺止咳。

冬桑叶二钱　光杏仁三钱　淡竹茹二钱　紫菀三钱　海蛤壳六钱　瓜蒌仁四钱　安南子三枚　白前二钱　马兜铃钱半　青盐陈皮一钱

三诊(十月十四日)　两胁痛止,惟中脘略痛,气急干咳,舌嫩红无苔,脉同前。拟柔肝和胃,润肺止咳。

石决明八钱　海蛤壳六钱　瓜蒌仁四钱　牛蒡子钱半　野百合二钱　款冬花三钱　安南子三枚　真柿霜钱半　甘松七分　蜜枣二枚

四诊(十月十八日)　脘中痛止,气急渐平,惟干咳鼻衄,舌淡红润,脉右浮数,左虚弱。拟润肺止咳。

野百合二钱　款冬花三钱　瓜蒌仁四钱　冬桑叶二钱　甜杏仁三钱　海蛤

壳六钱　安南子三枚　真柿霜钱半　金橘脯两枚　蜜枣两颗

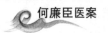

案267　肝胃气痛案

谢右,49岁,探花桥。

初诊(十月十七日)　肝胃气痛,气逆胸闷,呕酸吐苦,便不畅,苔腻微黄,脉弦滞。拟平肝止痛。

姜炒川连七分　淡竹茹三钱　石决明一两　蜜炙延胡索钱半　生明乳香七分　代赭石四钱　小枳实二钱　广郁金三钱　旋覆花二钱拌木香槟榔丸三钱

二诊(十月十八日)　身发瘾疹,胸闷气塞,口腻胃钝,心摇神烦,二便不利,舌红苔薄腻,脉浮弦数。拟达表清表。

生枳壳钱半　广郁金三钱　瓜蒌皮三钱　蜜炙延胡索钱半　青连翘三钱　淡竹茹二钱　丝瓜络三钱　嫩桑梗二尺　左金丸七分拌辰砂一钱　滑石四钱

案268　肝热消烁胃阴案

童右,55岁,谢公桥。

初诊(十月十八日)　肝经伏热,消烁胃阴,吐吐两月有余,津枯液涸,口苦不能纳食,舌碎绛干,脉左细弦无神右沉按搏数。此亢龙有晦之象,为今之计只有潜肝阳救胃阴以预防。

石决明六钱　珍珠母六钱　鲜生地五钱　鲜石斛三钱　广郁金两匙　甘蔗汁鸭梨汁各两瓢(冲)

二诊(十月十九日,此症未瘥)　胃阴垂涸,肝阳上亢,食脘枯槁,虚风时将内动,舌绛胖嫩且碎,脉右寸高浮关尺弦急,左沉细无神且有歇止。病势甚为可虑,拟潜肝阳救胃阴,兼清伏热,预防动风,以维持现状为首要。

石决明八钱　珍珠母八钱　鲜生地八钱　鲜石斛四钱　淡竹茹二两　鲜茅根八十支　蔗汁两瓢　梨汁两瓢　真狗宝二分(药汤调下)

案269　肝火上升呕血案

李右,70岁,西郭。

初诊(十月二十四日)　素有肝火失血,现因悲哀激动,陡然呕血,肝火上升,鼻塞胸闷,舌鲜红,脉右洪数滑搏,左弦数。拟清肝宁络,平气止血。

冬桑叶二钱　广郁金三钱　玫瑰瓣三朵　盐水炒牡丹皮四钱　淡竹茹二钱　血见愁四钱　生侧柏叶三钱　清童便两酒盅　左金丸七分拌十灰丸三钱

二诊(十月二十五日)　咯血已止,惟重感外寒,身热脘痛,鼻塞胸闷,口干而苦,舌红,脉左弦数,右滑数。治以疏解清泄。

苏叶梗钱半　广郁金三钱　瓜蒌皮二钱　焦山栀三钱　淡竹茹二钱　京川

贝三钱　东白薇三钱　玳玳花十朵　青盐陈皮一钱　左金丸七分拌青蛤散三钱

　　三诊(十月二十五日)　胃脘积瘀,痛而且胀,最防血厥,舌红润,脉右弦涩,左弦数。拟通瘀止痛,顺气宽胸。

　　蜜炙延胡索钱半　制香附二钱　苏丹参三钱　瓜蒌仁四钱　生明乳香六分　广郁金三钱　东白薇三钱　紫降香一钱　麻仁脾约丸三钱拌青蛤散三钱

　　四诊(十月二十六日)　大便一次而色黑,脘痛已减,惟咯痰不爽,胸闷干呕,舌红苔薄滑,脉右滑数,左弦数。拟宽胸活痰,平肝止呕。

　　淡竹茹一钱　广郁金三钱　海蛤壳八钱　白前二钱　东白薇三钱　玫瑰瓣三朵　京川贝三钱　紫菀三钱　旋覆花二钱拌左金丸七分

　　五诊(十月二十六日)　肝火上冲干呕,心神烦躁,咯痰不爽,舌红左边苔滑,脉左弦数,右滑搏。拟平肝宁心,润肺活痰。

　　石决明二两　东白薇三钱　瓜蒌仁五钱　青盐陈皮一钱　淡竹茹二钱　京川贝三钱　广郁金三钱　紫菀三钱　辰砂染灯心二十支　左金丸七分拌青蛤散三钱

　　六诊(十月二十七日)　肝热渐减,痰火未除,咯痰黏而不爽,口干舌燥,忽寒忽热,便闭,脉右滑数,左弦数。拟议清火活痰,润燥宣肺。

　　石决明一两　东白薇三钱　瓜蒌仁五钱　京川贝三钱　安南子三枚　生桑皮五钱　淡竹茹二钱　鸭梨皮一枚　辰砂染灯心二十支　左金丸六分拌青蛤散三钱

　　七诊(十月二十八日)　胸闷、痰嗽较昨渐减,惟舌尖燥,夜少寐,略恶寒,便仍闭,六脉滑数较减。仿前法加减。

　　光杏仁三钱　苏叶梗钱半　瓜蒌仁四钱　广郁金三钱　石决明二两　生桑皮五钱　瓜蒌皮三钱　鸭梨皮一枚　辰砂染灯心二十支　安神丸三钱拌青蛤散三钱

案270　肝风入络腹滞案

　　刘右,49岁,校汤沿。

　　初诊(十月二十三日)　肝风入络,络郁腹滞,二便不利,舌润无苔,脉弦滞。治以活络润肠。

　　络石藤三钱　宽筋草三钱　炒瓜蒌皮三钱　路路通六个　青泻叶一钱　冬葵子三钱　杜赤小豆四钱　紫菀三钱　春砂仁二分拌捣郁李净仁三钱

　　二诊(十月二十四日)　便虽通而水泻,溺短少,一身筋脉拘挛,苔黄厚腻,脉弦滞。拟祛风活络,调气导滞。

　　左秦艽钱半　络石藤三钱　生薏苡仁四钱　甘松七分　白蒺藜二钱　宽筋草三钱　炒车前三钱　泽兰二钱　木香槟榔丸三钱拌滑石四钱

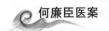

三诊（十月二十五日） 据述内热微寒，腰脊筋脉仍挛，便秘溺少，脉舌同前。仿前法进一筹。

蜜炙延胡索钱半　制香附二钱　苏叶梗钱半　冬葵子四钱　生明乳香七分　络石藤三钱　宽筋草三钱　甘松七分　麻仁脾约丸三钱拌控涎丹八分

四诊（十月二十七日） 风湿尚郁，夜间形寒内热，胃钝便不畅，腰脊筋挛略松，苔黄微滑，脉尚弦滞。拟芳淡宣透，疏中导滞。

蜜炙延胡索钱半　制香附二钱　苏叶梗钱半　大腹皮二钱　生明乳香七分　络石藤三钱　煨甘遂七分　路路通七个　川桂枝五分拌飞滑石四钱

五诊（十月二十九日） 夜间发冷已除，腰脊痉挛亦减，胃气减动，便略畅，苔白转黄，脉弦滞减转流利。仿前法加减。

蜜炙延胡索钱半　络石藤三钱　独活八分　煨甘遂七分　生明乳香七分　路路通七个　防风一钱　泽兰二钱　七厘散七分拌飞滑石四钱

案271　肝热秋燥咳痰案

田右，61岁，观巷。

初诊（十月二十三日） 素因肝热，现因微感秋燥，鼻塞有涕，咯痰黏而不爽，肛门热急，口苦舌燥，脉右寸独滑，左关尺弦数。拟清燥润肺，柔肝泄热。

瓜蒌皮钱半　京川贝三钱　海蛤壳六钱　淡竹茹二钱　夏枯草二钱　安南子三枚　真柿霜钱半　鸭梨皮一枚　金橘皮一枚　蜜炙桑叶一钱

二诊（十月二十四日） 秋燥渐减，惟肝气尚盛，颧赤神烦，口苦胃略减，痰积喉阻，小腹仍热，肛门亦热且急，夜少寐，舌燥转润，脉右浮滑数，左仍弦数。治以育阴潜阳，参以清化上焦。

生白芍四钱　地骨皮四钱　细生地三钱　左牡蛎四钱　鲜石斛四钱　淡竹茹二钱　京川贝三钱　安南子三枚　真柿霜一钱　玳玳花十朵　南北沙参各钱半

三诊（十月二十五日） 肝阴不足，肝阳内扰，下午至夜颜赤神烦，咯痰黏，便时急，舌红嫩干，脉左弦数，右滑数。仿前法加减。

左牡蛎四钱　生白芍三钱　地骨皮四钱　淡天冬钱半　鲜石斛二钱　北沙参三钱　鸭梨皮一枚　熟地露一两　青海粉八分　建兰叶三片　玳玳花十朵

四诊（十月二十六日） 胸微闷，痰中兼有黑点，颜仍赤，生气后夜少寐，大便多解而急，溺短热，舌红润，脉右软弱左尚弦数，总属肝经伏热，气不宣畅，议以潜肝安神，调气和胃。

左牡蛎四钱　珍珠母四钱　辰茯神三钱　北沙参三钱　毛西参六分　生白芍三钱　川黄草三钱　淡竹茹钱半　盐水炒春砂壳五分　盐水炒橘络三分　磨汁广郁金一小匙　鲜茅根五十支

五诊(十月二十九日)　便不解已二夜,腹灼肛热减而不除,痰仍吐,下午颜仍红,舌红润,脉尚弦数。仿前法加减。

毛西参七分　淡天冬钱半　细生地三钱　生白芍三钱　女贞子二钱　海蛤壳六钱　地骨皮三钱　鲜石斛三钱　熟地露一两　木蝴蝶七对　盐水炒竹茹二钱

案272　痰壅气喘案

陈右,61岁,府直街。

初诊(十月二十四日)　痰壅气喘,咳吐不出,便闭约六七日,舌燥苔黄,脉右沉滑左弦滑。拟降痰平气。

瓜蒌仁五钱　生桑皮五钱　紫菀三钱　蜜炙苏子二钱　生莱菔二两　鸭梨肉二两　白前二钱　海蛤壳一两　旋覆花二钱拌滚痰丸三钱

二诊(十月二十五日)　内热上冲,气急胸闷,咳痰黏而不爽,口渴便闭,苔腻微黄,脉右滑数,左弦数。拟顺气导痰,泻火清热。

瓜蒌仁五钱　生枳壳钱半　寒水石四钱　蜜炙苏子二钱　牛蒡子二钱　肥知母四钱　青泻叶八分　紫菀三钱　滚痰丸三钱拌青蛤散三钱

案273　肝气夹湿热案

詹右,20岁,府横街。

初诊(十月二十六日)　肝气夹湿热郁于中下二焦,口苦胃钝,小腹痛,便溏溺热,略有痰嗽,舌红微干,脉左细数,右弦软。拟调肝止痛,开胃清肺。

淡竹茹钱半　新会白八分　生白芍三钱　生延胡索钱半(打)　鲜石斛二钱　生桑皮三钱　鸭梨皮一枚　甘松六分　左金丸六分拌飞滑石二钱

二诊(十月二十八日)　小腹痛虽渐减,而便溏或泻依然,胃仍不开,舌起腐苔,脉左细弱无神,右软弱,病久元虚,胃阴已涸,势甚可畏。姑拟益气增液,去腐开胃以挽救之。

北沙参三钱　鲜石斛二钱　扁豆花二十朵　川黄草三钱　南芡实三钱　春砂壳七分　建兰叶三片　甘蔗四节　戊己丸钱半拌牡蛎粉三钱

案274　肝热夹痰上冲心肺案

王右,20岁,东咸欢河沿。

初诊(一月七日)　寒郁化热夹以肝气,气郁化痰,上冲肺经,身发热且有谵语,面目浮肿,音低胃减,夜间少寐,舌淡红苔薄黄,脉右浮滑,左弦数,防转昏厥,切勿藐视,议以平肝豁痰,宁心安神。以预防动风。

珍珠母八钱　石决明八钱　海蛤壳六钱　辰茯神四钱　远志肉一钱　柏子

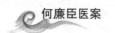
仁二钱　白池菊二钱　明天麻钱半　淮小麦三钱　灯心三帚

二诊（一月八日）　交寅卯时肝热上冲，神烦谵语，手足躁扰，咳痰稀而带黏，便通溺短微热，苔滑微黄，脉右弦滑，左弦数。仿前法加减。

珍珠母八钱　石决明八钱　海蛤壳六钱　抱木茯神三钱　淮小麦三钱　冬桑叶二钱　生藕肉二两　金橘脯一枚　安神丸二钱拌益元散三钱

三诊（一月九日）　肝风挟痰上冲心脑，心跳晕厥，痰涎少吐，舌淡红苔薄黄滑，脉左寸虚数关尺弦软，右滑搏。最防由厥转脱，急急镇心平脑、熄风化痰以急救之。

珍珠母一两　青龙齿四钱　淮小麦三钱　抱木茯神四钱　左牡蛎四钱　生藕肉二两　东白薇三钱　莲子心二十支　桑麻丸三钱拌磁朱丸六钱　厥症返魂丹一颗　金箔镇心丹三颗

四诊（一月十日）　晕厥已止，头眩心跳亦减，惟血虚胃弱，略吐痰涎，舌苔薄滑，六脉弦象已减，尚软弱少神。仿前法，参以养胃。

珍珠母八钱　青龙齿三钱　生藕肉二两　抱木茯神四钱　左牡蛎四钱　川黄草四钱　淮小麦三钱　小京枣三枚　桑麻丸三钱拌磁朱丸五钱

五诊（一月十一日）　晕厥虽止，而虚阳不潜，面浮脸红，耳鸣心跳，便如红酱，夜少寐，舌红胖嫩苔薄微黄，脉右浮数，左细弱。潜阳安神，滋液开胃。

珍珠母一两　龟甲心三钱　鲜石斛四钱　辰砂染麦冬钱半　川黄草三钱　金橘脯二枚　生藕肉二两　抱木茯神四钱　桑麻丸三钱拌磁朱丸五钱

六诊（一月十二日）　头不晕，心不跳，夜能安眠，胃气渐动，惟目畏灯光，舌淡红苔薄滑，脉右浮搏，左细弱，仿前法注重开胃。

北沙参三钱　原麦冬二钱　生玉竹钱半　辰茯神四钱　鲜石斛四钱　川黄草三钱　龟甲心四钱　生藕肉二两　金橘脯二枚　桑麻丸三钱拌磁朱丸六钱

七诊（一月十四日）　头晕心跳已止，夜寐、胃气尚困，大便尚赤，舌苔嫩红薄黄，脉左寸搏数余软滞。拟柔肝养胃，和中健脾。

珍珠母六钱　石决明六钱　北沙参三钱　玫瑰瓣三朵　新会皮七分　生谷芽钱半　小京枣二枚　金橘脯二枚　抱木茯神四钱　桑麻丸三钱拌磁朱丸六钱

八诊（一月十六日）　阴虚火亢，肝阳上升，交后半夜心跳耳鸣，颜赤唇红，神烦少寐，胃气渐动，舌淡红无苔，脉右浮搏，左弦小数。拟潜阳育阴，安神开胃。

珍珠母一两　青龙齿三钱　北沙参三钱　抱木茯神三钱　川黄草三钱　生玉竹钱半　小京枣三枚　金橘脯二枚　辰砂染灯心二十支　桑麻丸三钱拌磁朱丸五钱

九诊（一月十八日）　心跳虽减，头晕未除，交半夜时少寐，胃气不健，肛肿溺热，舌胖嫩淡红，脉右浮软微弦，左弦小微数。此阴虚而兼伏热外达之候，拟养阴开胃，安神清营。

北沙参三钱　原麦冬钱半　霍石斛三钱　鲜茅根一两　冬桑叶二钱　明天麻钱半　淡竹茹三钱　生谷芽钱半　葡萄干二十粒　抱木茯神三钱

十诊(一月二十四日)　诸证虽轻,胃尚不健,交卯寅时心跳少寐,舌胖嫩淡红,脉软弱左微弦。拟益气开胃,柔肝安神。

米炒西潞党一钱　炒麦冬一钱　姜半夏一钱　炒橘白七分　抱木茯神四钱　夜合花二钱　春砂仁五分　金橘脯二枚

先用霍石斛三钱,生谷芽八钱,煎汤代水。

案275　气阻痰喘案

劳右,16岁,善发弄。

初诊(二月四日)

光杏仁三钱　生薏苡仁四钱　苏子二钱　远志一钱　新会皮钱半　浙茯苓四钱　前胡二钱　桂枝一钱　佛手片钱半　竹沥半夏三钱

二诊　咳嗽有痰,气急渐减,胃气不健,舌苔薄白,脉右浮滑。拟顺气开达。

光杏仁三钱　牛蒡子钱半　瓜蒌仁四钱　桔梗一钱　浙茯苓三钱　生款冬二钱　炙百部钱半　前胡二钱　竹沥半夏三钱　蜜炙橘红一钱

案276　水亏木旺发颐案

谢女,16岁,丁家弄。

初诊(二月六日)　病后干脚气起,本属水亏木旺,今春木火上升,左颐中项而痛,咳吐黏痰,便不畅,溺觉热,舌红苔白薄滑,脉右关搏数,左关尺弦数,病在肝胃肾三经。治以潜肝清胃,豁痰消肿请政。

夏枯草二钱　白池菊二钱　双钩藤三钱　白蒺藜二钱　忍冬藤三钱　青连翘三钱　京川贝三钱　天葵子五钱　海藻二钱　昆布二钱　青盐陈皮一钱

二诊(二月九日)　发颐十小其七,扪之不热,惟脚尚红肿,有时气冲胸闷,上气不接下气,便尚不畅,舌红润,脉右缓而软弱,左关尺仍弦数。仿王孟英潜镇泄化法。

石决明一两　生鳖甲三钱　生白芍五钱　东白薇三钱　鲜生地五钱　鲜石斛三钱　龙荟丸一钱拌二妙丸一钱

先用淡海蜇四两,大地栗四个,煎汤代水。

案277　肝火烁肺咳痰带血案

莫右,22岁,则水牌。

初诊(二月七日)　肝火烁肺,咳痰带血,寒热带下,不得右卧,胃钝,苔腻,脉右浮芤,左弦急数。拟潜镇摄纳。

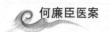

化龙骨三钱　左牡蛎四钱　淡竹茹三钱　冬虫夏草二钱　参三七一钱　川黄草三钱　血见愁四钱　青盐陈皮一钱　十灰丸三钱拌当归龙荟丸钱半

二诊(二月十一日)　据述痰嗽轻减,仍吐狂血,气急自汗,热从脚起,足痛,胃钝,脉舌未详,此症最防虚脱。拟议固脱收汗,纳气止血。

化龙骨四钱　左牡蛎五钱　石决明一两　乌玄参五钱　广郁金三钱　寒水石六钱　鲜生地八钱　淡秋石一钱　十灰丸三钱拌知柏六味丸三钱

案278　胃筋抽痛案

方右,59岁,方前。

初诊(二月七日)　胃筋抽痛,始从背筋而起,胃纳如前,大便甚热,苔黄薄腻,脉左弦数右浮弦。拟和胃清肝,通络止痛。

蜜炙延胡索钱半　制香附二钱　苏嫩枝钱半　络石藤三钱　生明乳香七分　宣木瓜一钱　川楝子钱半　宽筋草三钱　当归龙荟丸钱半拌益元散三钱

二诊(二月九日)　胸痹硬痛串背,大便坚燥,舌苔薄腻,脉弦滞。拟辛滑通降。

瓜蒌仁五钱　干薤白钱半　白芥子三分拌捣海蛤壳八钱　小枳实钱半　广郁金三钱　龙荟丸钱半拌导滞丸三钱　蜜炙延胡索钱半　生明乳香六分

案279　肺中伏火咳嗽案

骆右,46岁,塔山下。

初诊(二月十三日)　肺中伏火,咳嗽夜甚,外寒内热,溺热,右胁痛,口有生辛气。舌红无苔,脉右滑数,左弦数。拟清轻疏达。

冬桑叶二钱　淡竹茹三钱　旋覆花二钱拌青蛤散三钱　生桑皮五钱　瓜蒌仁四钱　金银花钱半　连翘三钱　淡竹叶两钱　安南子三枚

二诊(二月十六日)　肝火冲肺,喉痒,咳嗽,胃口不开,心跳,舌红无苔,脉右滑数,左弦数。拟清燥救肺。

冬桑叶二钱　甜杏仁三钱　马兜铃钱半　海蛤壳六钱　瓜蒌仁四钱　鲜生地六钱　旋覆花钱半拌益元散三钱　淡竹茹三钱　枇杷膏一两

案280　肝气上翔头痛案

娄右,21岁,昌安门外。

初诊(二月七日)　头痛而晕,气上冲即头大,腰脊酸痛,舌淡红无苔,脉浮弦且数。此肝气上翔也,拟柔肝熄风,宁心和胃。

石决明八钱　左牡蛎三钱　桑麻丸二钱拌磁朱丸五钱　生白芍三钱　宣木瓜一钱　抱木茯神四钱　柏子仁两钱　川黄草三钱　甘松七分

二诊（二月十五日）　头晕耳鸣，心跳气冲，腰脊酸痛，胃气不健，乍寒乍热，舌同前。仿前法，注重寒热。

池菊花二钱　明天麻钱半　桑麻丸三钱拌磁朱丸五钱　青蒿子一钱　东白薇三钱　淡竹茹两钱　新会白一钱　石决明八钱　青龙齿三钱

三诊（三月三日）　寒热渐减，惟头晕耳鸣，腰腹串痛，舌红润苔薄腻，脉右浮搏兼弦，左弦急。拟柔肝镇冲，通络止痛。

青龙齿四钱　左牡蛎四钱　越鞠丸三钱拌磁朱丸六钱　生白芍四钱　络石藤三钱　川黄草三钱　生谷芽钱半　蜜炙延胡索钱半　生明乳香七分

🌿 案281　耳鸣且聋案

沈右，19岁，杭州。

初诊（二月七日）　经停两月，现已通行，较前略少，耳鸣且聋，苔薄腻，脉两关尺小数。拟通窍复聪。

骨碎补四钱　石决明八钱　耳聋左慈丸四钱拌磁朱丸六钱　北细辛四分　苏梗通一钱　远志肉一钱　鲜石菖蒲八分　青龙齿三两　春砂仁六分

二诊（二月十四日）　耳鸣失聪，略有咳嗽，苔黄薄腻，脉右微滑，左关尺浮弦。拟通窍聪耳。

北细辛四分　丝通草一钱　越鞠丸二钱拌磁朱丸五钱　鲜石菖蒲一钱　远志肉一钱　连翘心一钱　瓜蒌皮两钱　前胡两钱　桂枝一钱

三诊（二月十七日）　两耳失聪，右甚于左，食后腹痛，苔薄微黄。此由脑气不足，听神经麻痹所致，脉同前。拟以刺激神经以聪耳。

鲜石菖蒲一钱　远志肉一钱　越鞠丸三钱拌磁朱丸六钱　北细辛五分　苏梗通一钱　瓜蒌皮两钱　苦桔梗一钱　连翘心一钱　竹叶卷心四十支

🌿 案282　痰湿遏热案

余右，75岁，南门头。

初诊（一月二十九日）　痰湿遏热，头痛咳嗽，胸闷胃钝，腹左块痛，便闭四日，口腻，舌苔厚腻微黄，脉右寸滑关滞，左弦滞。拟豁痰导滞，化湿泻热。

苏薄荷钱半　池菊花两钱　滚痰丸三钱拌辰砂八分　滑石四钱　枳实钱半　瓜蒌仁五钱　广郁金三钱　淡竹叶两钱　莱菔子三钱拌捣春砂仁五分

二诊（二月一日）　咳痰不爽，胸闷气塞，腹块仍痛，大便不畅，苔腻渐化，脉同前。仿前法进一筹。

瓜蒌仁五钱　小枳实钱半　滚痰丸三钱拌辰砂八分　滑石四钱　光杏仁三钱　广郁金三钱　鲜竹叶三十片　白芥子五分拌捣海蛤壳八钱　蔻末三分拌研瓦楞子六钱

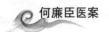

三诊(二月二日) 胸闷、气塞、块痛均减,咳痰渐松,溺短微热,舌苔化薄,脉右滑搏,左细弦。拟化痰开胃,参以平肝止痛。

瓜蒌仁五钱 广郁金三钱 保和丸二钱拌辰砂八分滑石三钱 络石藤三钱 宽筋藤三钱 淡竹茹三钱 新会皮钱半 佛手片一钱 金橘脯二枚

四诊(二月十日,食后复发) 咳嗽痰喘,喉有痰声,胃脘热痛,胃口不开,口燥渴,舌上乏津,脉右浮弦滑数,左沉细无神。病值高年,甚为可虑,急议清燥救肺,顺气降痰,兼止胃痛。

石决明八两 海蛤壳八钱 毛西参一钱 鲜石斛三钱 瓜蒌仁四钱 京川贝三钱 紫菀三钱 白前二钱 梨肉二两 枇杷膏一两 真伽楠香二分(冲)

五诊(二月十一日) 痰喘已减,大便已通,惟脘中作痛,一身筋骨串痛,口干舌燥而不喜饮,脉同前。此气液两亏之候,仿前法加减。

石决明八两 海蛤壳八钱 毛西参钱半 鲜石斛三钱 生白芍三钱 蜜炙玄胡钱半 瓜蒌仁四钱 老竺黄二钱 雅梨肉二两 枇杷膏一两 真伽楠香二分(冲)

六诊(二月十二日) 痰喘渐减,便溏不爽,脘仍大痛,腰疼带多,口干舌燥,脉右弦数,左关尺细弦而长。拟顺气降痰,平肝止痛。

石决明八两 左牡蛎四钱 海蛤壳六钱 生白芍三钱 东白薇三钱 南芡实四钱 毛西参一钱 川黄连三钱 盐水炒白果三颗 墨鱼骨三钱 辰砂染麦冬钱半 络石藤三钱

七诊(二月十六日) 脘痛、白淋较前略减,咳痰白黏,气逆胸热,一身筋骨及腰脊均痛,便通溺少。

脉右滑数,左细微数,拟清燥救肺,柔肝止痛。

冬桑叶两钱 瓜蒌仁四钱 左金丸七分拌海蛤粉三钱 毛西参钱半 鲜石斛三钱 络石藤三钱 生白芍三钱 盐水炒白果三颗 蜜炙玄胡钱半 丝瓜络三钱 金橘脯二枚

八诊(二月十八日) 咳痰甚多,气喘胃痛,惟腰脊楚,带下渐减,胃尚钝,苔化松,脉右滑数,左弦小,拟顺气化痰,开胃止痛。

瓜蒌仁四钱 老竺黄钱半 左金丸八分拌越鞠丸三钱 杜兜铃钱半 海蛤壳六钱 蜜炙玄胡钱半 青盐陈皮八分 紫菀三钱 白前两钱 川黄连三钱 金橘脯二枚

案283 肺中伏火案

沈右,44岁,大云桥。

初诊(二月十六日) 肺有伏火,咳嗽黏痰,一身腰脊均痛,心跳头晕痛,舌红无苔,脉右滑数,左浮弦数。拟清燥救肺。

冬桑叶二钱　瓜蒌仁四钱　马兜铃钱半　海蛤壳八钱　款冬花二钱　辰茯神四钱　桑麻丸三钱拌磁朱丸五钱　安南子三枚　牛蒡子钱半

二诊(二月十八日)　头晕咳嗽略减,惟喉痛、腰疼、心跳,舌红燥,苔薄黄,脉右浮数,左弦数。仿前法加减。

冬桑叶二钱　瓜蒌仁四钱　海蛤壳八钱　马兜铃钱半　淡天冬钱半　安南子三枚　桑麻丸三钱拌磁朱丸五钱　淡竹茹三钱　雅梨肉二两

三诊(二月二十一日)　咽痛、腰疼已减,惟咳痰多而且黏,心跳头痛,舌红,黄苔退净,脉右浮滑,左浮弦。拟肃肺化痰,清肝宁心。

瓜蒌仁四钱　马兜铃钱半　旋覆花钱半拌辰砂一钱滑石四钱　淡天冬钱半海蛤壳八钱　冬桑叶二钱　池菊花二钱　安南子三枚　青盐陈皮钱半

案284　跌打损伤案

金右,35岁,朱家沃。

初诊(二月十六日)　跌打损伤,一身筋骨作痛,胸闷气塞,便闭,舌红燥,脉弦缓,病势甚重。拟活络止痛,疏中润肠。

全当归钱半　苏丹参三钱　广郁金三钱　蜜炙延胡索钱半　生明乳香六分生净没药六分　光桃仁三钱　片红花五分　青泻叶一钱　小枳实钱半

二诊(二月十八日)　胸脘痞满,便闭已五六日,舌前半红后半苔黄而腻,脉实滞。拟清润通降。

瓜蒌仁四钱　小枳实钱半　玄明粉三钱拌捣小青皮八分　青泻叶一钱　生鸡金二钱　冬葵子四钱　佛手片钱半　蜜炙玄胡钱半　片红花五分

三诊(二月十九日)　大便通而不畅,中脘尚满,舌苔黄糙,一身筋骨尽痛,脉尚实滞。仿前法加减。

瓜蒌仁五钱　广郁金三钱　玄明粉三钱拌捣小枳实钱半　青泻叶一钱　小青皮一钱　知母三钱　白芷一钱　蜜炙延胡索钱半　川楝子钱半

案285　肝阳湿阻牙痛串头案

骆右,48岁,尚巷。

初诊(二月十六日)　肝阳上升,湿热阻中,牙痛串头,形寒发热,口腻胃钝,二便不利,苔腻微黄,脉左浮弦,右弦滞。拟清肝疏风,和胃止痛。

冬桑叶二钱　白菊花二钱　左金丸七分拌辰砂八分滑石四钱　瓜蒌皮三钱肥知母三钱　谷精草钱半　苏薄荷钱半　鲜竹叶三十片　青箬叶两片

二诊(二月十九日)　寒热牙痛已除,左边头痛,喉亦痛,口腻胃钝,舌苔退薄,脉同前。拟清肝泻热,开胃止痛。

冬桑叶二钱　池菊花二钱　左金丸七分拌辰砂八分　滑石四钱　瓜蒌皮三

钱　冬瓜子四钱　淡竹茹三钱　辰茯神四钱　生鸡金钱半　玳玳花十朵（冲）

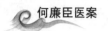 案286　肝热生风案

娄右，36岁，檀渎。

初诊（二月十八日）　肝热生风，头眩心跳，冲气作痛故胃疼串腰，湿热入络故足筋拘挛，口淡胃钝，溺热便燥，苔腻微黄，脉弦滞。拟柔肝熄风，止痛舒筋。

池菊花二钱　明天麻钱半　左金丸七分拌辰砂一钱　滑石四钱　石决明八钱　东白薇三钱　络石藤三钱　宽筋草三钱　生玄胡一钱（打）　桑枝二尺　玳玳花十朵

二诊（二月十九日）　脘痛较减，筋脉仍挛，头晕心跳，口腻而淡，胃气不健，便转溏，溺或热或不热，苔腻微黄较前松，脉仍滞，弦象略减。拟熄风化湿，安神健胃。

池菊花二钱　明天麻钱半　左金丸八分拌磁朱丸五钱　络石藤三钱　丝瓜络三钱　辰茯神三钱　生薏苡仁三钱　石决明六钱　生玄胡钱半（打）　玫瑰瓣三朵

三诊（二月二十四日）　头痛已减，惟心跳腹痛，手足筋脉拘挛，胃口如前，舌苔退薄，脉弦软。拟调肝止痛，宁心活络。

青龙齿三钱　左牡蛎五钱　越鞠丸三钱拌海蛤壳粉三钱　生白芍三钱　生明乳香七分　络石藤三钱　丝瓜络三钱　宽筋草三钱　嫩桑枝二尺　川黄草二钱

四诊（三月十五日）　经带色淡，诸症如前，舌苔淡腻尚厚，胃气不健，脉左软滞，右浮弦兼数。仿前法加减。

全当归三钱　生白芍三钱　越鞠丸三钱拌益元散三钱　络石藤三钱　宽筋草三钱　辰茯神四钱　夜交藤三钱　川黄草三钱　净楂肉二钱　蜜炙延胡索钱半

五诊　胃尚不健，夜不安寐，腰酸痛，腿筋拘疼，舌苔前半松化后半尚腻，溺尚热，脉弦软带滞。拟化湿健胃，安神止痛。

抱木茯神四钱　生薏苡仁四钱　越鞠丸三钱拌辰砂一钱　滑石四钱　生鸡金二钱　西茵陈二钱　丝瓜络三钱　络石藤三钱　甘松七分　广橘白络各七分　生玄胡钱半（打）

六诊（三月十八日）　肝风挟湿，头晕心跳，嗳气胃钝，腰腿筋挛作痛，舌苔薄腻，脉右软滞，左弦软。拟柔肝熄风，通络祛湿，以健胃而止痛。

石决明八钱　青龙齿三钱　明天麻钱半　桑叶二钱　川断二钱　络石藤三钱　薏苡仁四钱　鸡金钱半　川黄草三钱　嫩桑枝二尺　甘松七分

七诊(三月二十三日) 头晕心跳,嗳气均减,胃纳渐增,惟腰腿筋尚串痛,腹微满,舌苔退薄,脉右弦软,左微弦浮数。活络舒筋,宽中健胃。

络石藤三钱　丝瓜络三钱　宽筋草三钱　川断二钱　杜仲二钱　五加皮三钱　川黄草三钱　生鸡金二钱　甘松七分　桑枝二尺

案287　肝火烁肺久嗽案

车右,鱼化桥河沿。

初诊(二月十一日) 久嗽两月,咳吐白痰,气逆胸脘痛,面浮足肿,溺短热,舌淡红中心黄苔,脉右浮滑数,左弦数。此由肝火烁肺,防变肺痨。拟潜镇泄化。

石决明八钱　海蛤壳八钱　生桑皮五钱　地骨皮五钱　瓜蒌仁四钱　京川贝三钱　紫菀三钱　白前两钱　络石藤三钱　丝瓜络三钱　金橘脯二枚

二诊(二月十九日) 面浮、脘痛已减,惟咳痰气喘,日轻夜重,足仍肿,溺短热,脉舌同前。仿前法加减。

生桑皮五钱　地骨皮四钱　节斋化痰丸三钱拌益元散三钱　石决明一两海蛤壳八钱　生白芍三钱　东白薇三钱　丝瓜络三钱　汉防己钱半

案288　肝火内扰案

余右,35岁,南门头。

初诊(二月二十日) 肝火内扰,冲肺则咳痰不爽,犯胃则脘痛胃钝,逼下则腰脊滞骨痛,舌红嫩,苔黄松化,脉浮弦搏数,左细弱微数。治以清肝开胃,润肺活痰,参以止痛。

碎羚角一钱　海蛤壳六钱　瓜蒌仁四钱　鲜生地六钱　鲜石斛三钱　毛西参一钱　生白芍三钱　络石藤三钱　雅梨肉二两　安南子三枚

案289　肝风头晕痛案

陈右,20岁,新试前。

初诊(二月十六日) 肝风头晕痛,干咳心跳,手足冷,身发夜热,舌淡红,脉左浮弦,右弦软。拟熄风通络。

池菊花二钱　明天麻钱半　桑麻丸三钱拌磁朱丸五钱　石决明八钱　东白薇三钱　络石藤三钱　宽筋草三钱　桂枝木四分　嫩桑枝二尺

二诊(二月十八日) 头晕夜热均减,干咳心跳依然,一身筋骨痛,舌淡红无苔,脉同前。仿前法加减。

络石藤三钱　宽筋草三钱　桑麻丸三钱拌磁朱丸五钱　青龙齿三钱　左牡蛎四钱　生白芍三钱　东白薇三钱　淡竹茹三钱　桑枝二尺

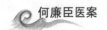

案290　肝热冲肺案

金右,29岁,南门头。

初诊(二月十八日)　肝热冲肺,咳痰不爽,头晕心跳,舌红无苔,脉左弦数,右浮滑。拟清肝肃肺,熄风止嗽。

石决明八钱　海蛤壳六钱　瓜蒌仁四钱　牛蒡子二钱　淡天冬钱半　清炙草四分　安南子三枚　辰茯神四钱　左金丸七分拌辰砂一钱滑石三钱

二诊(二月二十日)　头晕减,心仍跳,咳痰不爽,舌淡红而碎,脉同前。仿前法,注重活痰。

冬桑叶二钱　甜杏仁三钱　怀山药三钱　牛蒡子钱半　淡天冬钱半　清炙草四分　杜兜铃钱半　海蛤壳六钱　安南子三枚　紫菀三钱

案291　咳嗽气急案

宋右,36岁,王家封。

初诊(二月十六日)　咳嗽气急,喘不得卧,便坚胸闷,苔滑,脉右滑数。拟顺气开降。

光杏仁三钱　生薏苡仁四钱　旋覆花二钱拌滚痰丸三钱　瓜蒌仁四钱　小枳实钱半　牛蒡子钱半　苏子钱半　淡竹茹三钱　紫菀三钱

二诊(二月十八日)　久嗽气逆,喘不得卧,外寒内热,舌淡红微干,脉右沉滑,左弦数。拟顺气开痰。

光杏仁三钱　瓜蒌仁四钱　旋覆花二钱拌滚痰丸三钱　代赭石四钱　小枳实钱半　牛蒡子钱半　苏子钱半　姜半夏二钱　生石膏六钱

三诊(二月二十日)　久嗽痰多,形寒气喘,大便不畅,舌苔黄腻,脉右滑数。拟豁痰降气。

光杏仁三钱　广皮红一钱　旋覆花二钱拌滚痰丸四钱　瓜蒌仁六钱　小枳实钱半　前胡二钱　苏子钱半　海蛤壳八钱　瓦楞子六钱

四诊(二月二十二日)　痰喘较减,外寒内热,胃尚不健,舌苔退薄,脉同前。仿前法加减。

瓜蒌仁四钱　光杏仁三钱　旋覆花二钱拌滚痰丸三钱　杜兜铃钱半　海蛤壳八钱　紫菀三钱　白前二钱　冬瓜子四钱　蜜炙橘红一钱

案292　肝风上翔眩仆案

刘右,71岁,辛弄内。

初诊(十二月二十九日)　肝风上翔,头晕眩,跌仆,左目受伤,呕吐黄水,腹痛胸闷,便溏不爽,口干舌燥色红,脉右浮弦,左弦数。病在高年,最防晕厥,拟柔肝熄风,清营润燥以挽救之。

石决明二两　池菊花二钱　明天麻钱半　鲜生地五钱　生白芍三钱　玄参心三钱　淡竹茹三钱　广郁金三钱　甘松七分　青箬叶一片

案293　气逆昏厥案

王右,48岁,小包殿。

初诊(十二月二十九日)　怒则气逆,挟痰上涌,陡然昏厥,牙关紧闭,舌红苔腻,脉右滑搏,左沉弦而滞。病势正在紧要之际。拟宣气豁痰,平肝醒厥以急救之。

制香附二钱　广郁金三钱　苏子二钱　光杏仁三钱　瓜蒌仁五钱　远志肉钱半　鲜石菖蒲一钱　石决明一两　牛蒡子钱半　厥症返魂丹两颗药汤调下

案294　心肾两亏肝火独旺案

高右,78岁,绸缎弄。

初诊(十二月二十八日)　心肾两亏,肝火独旺,经水断而复来,精神衰弱,胃气渐减,脉左弦大,右浮大,按之虚数。拟柔肝养胃,交济心肾。

青龙齿三钱　左牡蛎四钱　真西参钱半　鲜石斛四钱　生白芍三钱　东白薇三钱　柏子仁二钱　辰茯神四钱　葡萄干一钱　金橘脯两枚

按　此案高龄老妇,经水断多年而复来,恐为妇科肿瘤所致。

案295　蓄血误作胎治案

谢右,18岁,窦疆。

初诊(十二月一日)　先因蓄血误作胎治,热瘀在内,饮食即呕,胸闷胃钝,二便尚利,舌干红,脉弦数。拟清营泄热,调肝和胃。

淡竹茹二钱　广郁金三钱　左金丸八分拌辰砂七分　滑石三钱　石决明六钱　海蛤壳六钱　生白芍三钱　东白薇三钱　炒黄枇杷叶三片　青盐陈皮一钱

案296　休息痢案

孙右,77岁,东咸欢河沿。

初诊(十二月一日)　中医所谓休息痢,即西医所谓慢性赤痢也。其病原病理证候脉舌在周翁案已详言之,兹不赘述。议清透血分之伏热,调畅肠胃之气机。

鲜茅根三两(去皮)　生藕肉三两(去节)　淡竹茹四钱　青蒿脑钱半　升麻五分　炖鳖甲胶一钱(煎取清汤重汤)　玉枢丹三颗(研细冲)

另用苦参子二十一粒(敲去外壳不可损破),外用益元散为衣,用桂圆肉包吞,每次七颗。

案297　肝郁犯胃案

王右，20岁，东咸欢河。

初诊(二月十八日)　肝郁犯胃，脘痞胃钝，舌红润，苔薄滑，便不畅，脉弦滞。拟疏肝调胃。

广郁金三钱　生鸡金二钱　紫苏嫩枝一钱　淡竹茹三钱　新会白一钱　池菊花二钱　川黄草三钱　生谷芽钱半　瓜蒌皮二钱　玳玳花十朵

二诊(二月十九日)　肝热生风，昨下午痉厥一次，交夜间时欲厥不厥，心跳头晕，痰呛，眼目红，颧赤齿垢，苔胖嫩，脉右浮弦，左弦数。拟潜镇清泄。

珍珠母八钱　石决明八钱　桑麻丸三钱拌磁朱丸五钱　明天麻钱半　辰茯神三钱　东白薇三钱　淡竹茹三钱　玳玳花十朵

三诊(二月二十五日)　晕厥除，肝阳平，惟胃气不健，便黄黑，带红色，舌苔胖嫩薄滑，脉软弱无力。治以调中开胃，佐以健脾。

炒麦冬钱半　生玉竹钱半　新会白一钱　川黄草三钱　生鸡金二钱　浙茯苓三钱　生谷芽钱半　小京枣两枚　金橘脯二枚　玳玳花十朵

案298　肝火湿热喉烂案

许右，31岁，南寺。

初诊(二月二十七日)　素因喉烂已逾四月，现值肝火上升，蒸腾湿热，旧病加重，咽下维艰，舌苔厚腻如腐，脉左浮弦搏数，右浮数。拟清喉去腐。

瓜蒌仁六钱　京川贝四钱　粉重楼二钱　青泻叶一钱　尿浸石膏三钱　郁李净仁二钱　青海粉一钱　陈金汁一两　鲜万年青根三钱　小枳实钱半

二诊(二月二十九日)　咽烂较减，便解二次，咯痰或稀或黏，苔薄微黄而腻，脉右滑数，左小数。拟宣气豁痰，清喉退腐。

杜兜铃钱半　瓜蒌仁三钱　京川贝三钱　粉重楼二钱　玄参心四钱　珠儿参削粗皮钱半　青蛤散三钱　陈金汁一两　晚蚕沙三钱　金银花露一两

按　肝火上升，蒸腾湿热，邪不外达，炽盛于里，燎原之势，不可向迩。药以宣上、清中、涤下，使邪毒顿挫，火从下泄而喉腐渐去。虑及久患喉烂，阴虚难免，二诊佐用味苦、甘，性寒之玄参、珠儿参蠲余热而养阴液以善其后。方中金汁即粪清，功擅清热解毒、凉血消斑，现因其不卫生，已摒弃不用。

案299　脘腹痛连腰腿案

谢右，33岁，观音桥。

初诊(二月二十七日)　脘腹串痛或连腰腿，胃口不健，舌苔微黄而腻，脉弦急。拟柔肝和胃，通络止痛。

制香附二钱　墨鱼骨三钱　旋覆花钱拌戊己丸钱半　生玄胡钱半（打）　生明乳香六分　络石藤三钱　宽筋草三钱　苏叶梗钱半　甘松七分

二诊（二月二十九日）　脘腹痛缓，腰尚串疼，步履不健，胃亦如常，舌苔薄腻，脉弦软。仿前法加减。

制香附二钱　墨鱼骨三钱　戊己丸钱半拌越鞠丸三钱　生玄胡钱半（打）生明乳香六分　络石藤三钱　宽筋草三钱　泽兰二钱　甘松七分

案300　肝阳上冲头晕心跳案

谢右，53岁，观音桥。

初诊（一月二十四日）　肝阳上冲，内风上翔，头晕心跳，干咳心泛，胃气不健，舌苔微黄薄腻，脉浮弦，右弦滞。拟平肝熄风，开胃镇冲。

石决明一两　青龙齿三钱　磁朱丸六钱拌牡蛎粉三钱　抱木茯神四钱　生薏苡仁四钱　淡竹茹三钱　新会白八分　冬桑叶二钱　明天麻钱半

二诊（二月九日）　脘痛胃钝，形寒腰痛，间吐稀痰，苔腻微黄，脉弦滞。拟平肝和胃，调气止痛。

石决明一两　墨鱼骨三钱　旋覆花钱半拌左金丸七分　生延胡索钱半（打）生明乳香六分　络石藤三钱　丝瓜络三钱　赤苓三钱　甘松七分

案301　脾虚肝郁久泻案

何右，74岁，峡山。

初诊（十月二十八日）　久泻两月有余，迄今昼夜四五次，肠鸣腹痛，舌红微干，脉弦而虚数。拟健脾止泻，柔肝固肠。

于毛术钱半　白芍三钱　新会白八分　山药四钱　川芎六分　煨葛根一钱煅龙骨三钱　煅牡蛎四钱　小京枣四枚　荔枝壳五颗

案302　脾虚晨泄案

陈右，24岁，马鞍。

初诊（十月二十九日）　晨泄肠鸣水泻，胃钝日困，小便短少，舌红无苔，脉软弱。健脾敛肝以止泻。

于术钱半　白芍三钱　新会白八分　山药三钱　南芡实三钱　扁豆花二十朵　乌梅炭三分　白僵蚕钱半　小京枣四枚　金橘脯二枚

案303　肝阳犯胃案

徐右，34岁，下方桥。

初诊（十月二十九日）　病本肝阳犯胃，心泛吐苦，因食荸荠冷物以致胃中顶

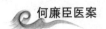

痛,舌红苔白腻,脉沉弦滞。拟苦辛通降。

姜炒川连七分　淡竹茹三钱　蜜炙延胡索钱半　生明乳香七分　上上沉香片五分　紫降香一钱　蔻末三钱拌研瓦楞子六钱　广郁金三钱　甘松七分

案304　肝风夹湿热案

阮右,45岁,泗水楼下。

初诊(十月二十八日)　肝风夹湿热,头晕咳血,腰痛下痢,苔黄厚腻,脉右洪数,左弦滞。拟熄肝风祛积滞,宁络止痛。

冬桑叶二钱　天麻钱半　香连丸七分拌滑石四钱　络石藤三钱　丝瓜络三钱　生鸡金二钱　炒车前四钱　白池菊二钱　春砂壳八分

案305　肝气夹湿热案

钱右,46岁,府桥。

初诊(十月二十七日)　肝气夹湿热,口淡,腹痛,便泄不爽,溺热,苔腻微黄,脉左弦数,右弦滞。拟调肝止痛。

焦栀三钱　牡丹皮钱半　香连丸八分拌碧玉散三钱　全当归二钱　生白芍三钱　白头翁三钱　青蒿脑钱半　白薇三钱　甘松七分

案306　中土形寒吐饭案

傅右,17岁,傅岭。

初诊(十月二十六日)　中土后先形寒,继则吐饭,间有瘀血,气味酸苦,舌红润,脉右浮弦滑数,左弦数。拟柔肝和胃。

石决明八钱　代赭石四钱　左金丸六分拌海蛤粉三钱　淡竹茹三钱　苏叶梗钱半　广郁金三钱　东白薇三钱　宽筋草三钱　甘松七分

案307　肝郁伤中两目失明案

金右,57岁,阮港。

初诊(十月十七日)　肝郁伤中,呕久伤胃,两目失明,眼睑络脉均红,头痛口苦,胃钝,苔腻微黄,脉左沉涩,右浮弦。拟清肝明目,调中和胃。

碎羚角　钱　白池菊二钱　桑麻丸三钱拌磁朱丸六钱　淡竹茹二钱　鲜大青三钱　石决明一两　鲜石斛三钱　新会白一钱　鲜茅根二两

案308　肝阳犯胃结瘕上攻案

高右,52岁,昌安。

初诊(十月十七日)　肝阳犯胃,脘痛串背,呕酸带苦,胃中结瘕上攻,舌苔中后白腻,脉右弦搏,左弦滞。拟平肝和胃以止痛呕。

淡竹茹二钱　代赭石四钱　旋覆花二钱拌左金丸七分　瓜蒌仁四钱　广郁金三钱　蔻末五分拌研瓦楞子粉三钱　石决明八钱　上上沉香片五分

案309　心肝血虚耳鸣心跳案

朱右,41岁,东咸欢河沿。

初诊(十月十六日)　心肝血虚,肝风上翔,头痛耳鸣,心跳筋惕肉瞤,夜不寐安,便燥,舌润苔薄滑,脉虚弦。拟养血熄风,柔肝安神。

陈阿胶一钱　生白芍三钱　天王补心丹三钱拌磁朱丸六钱　石决明八钱龟甲心四钱　青龙齿四钱　左牡蛎四钱　川黄草三钱　新会白一钱

案310　肝气络瘀下利白积案

吴右,29岁,昌安。

初诊(十月十四日)　肝气络瘀,下利白积,少腹痛极,带下,口淡胃钝,苔腻黄厚,脉弦滞,左甚于右。拟辛润通降。

蜜炙延胡索钱半　生明乳香七分　香连丸一钱拌辰砂四钱　瓜蒌皮三钱川楝子钱半　生白芍六钱　金银花炭钱半　净楂肉二钱　甘松七分

案311　风火上受乍寒乍热案

姚右,35岁,香桥。

初诊(十月十三日)　风火上受,乍寒乍热,耳后颈粗且痛,咳嗽胸闷,喉旁略红肿,舌红苔微黄,脉右浮数,左浮弦数。拟辛凉散风。

薄荷钱半　桑叶二钱　菊花二钱　夏枯草二钱　金银花钱半　青连翘三钱瓜蒌皮二钱　广郁金三钱　青蒿脑钱半　安南子三枚

案312　肝木侮金咳血胁痛案

谢右,33岁,窦江。

初诊(十月九日)　先吐血色紫有块,继则痰嗽胁痛,咳痰稠黏,舌红苔薄滑,脉右浮芤,左弦数。拟肃肺宁嗽,柔肝止痛。

冬桑叶二钱　杏仁三钱　款冬花二钱　瓜蒌仁四钱　杜兜铃钱半　海蛤壳六钱　紫菀三钱　白前二钱　安南子三枚　青盐陈皮一钱

案313　肝火犯胃案

金右,59岁,偏门外。

肝火犯胃,胸高而闷,口燥胃钝,心泛欲呕,便不畅,舌碎苔糙微黄,脉右搏

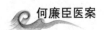

数,左弦软数。拟清肝和胃。

石决明一两　海蛤壳八钱　旋覆花钱半拌左金丸七分　瓦楞子六钱　寒水石四钱　桑叶二钱　淡竹茹三钱　瓜蒌仁四钱　青泻叶八分

案314　口祸肋痛窜背案

黄右,29岁,平章弄。

初诊(十月八日)　口祸,肋骨痛由后窜背,舌鲜红,脉左浮弦,右浮数。拟活络熄风。

桑叶二钱　竹茹三钱　丝瓜络三钱　蜜炙延胡索钱半　川楝子钱半　生明乳香七分　络石藤三钱　宽筋草三钱　桑枝二尺　甘松七分

案315　肝火冲肺喉热痰多案

田右,70岁,观巷。

初诊(十月八日)　肝火冲肺则喉热痰多,冲心则懊憹,乘脾则便溏,苔白微干,脉右寸关滑数,左关尺微弦兼数,左尺虚数。此木火刑金之候,治以柔肝清肺为君,佐以调胃运脾。

石决明六钱　海蛤壳六钱　桑叶二钱　竹茹钱半　川贝三钱　白芍三钱川黄草三钱　北沙参三钱　焦锅巴二钱(绢包)　春砂壳五分　建兰叶三片

案316　肝热伤胆口苦呕绿案

潘右,25岁,曲屯。

初诊(十月一日)　肝热伤胆,口苦呕绿,心跳头晕,舌红无苔,脉右浮数,左弦数。治以平肝清胆。

石决明一两　竹茹三钱　左金丸七分拌辰砂一钱滑石四钱　青龙齿三钱左牡蛎四钱　明天麻钱半　池菊二钱　杜胆星一钱　东白薇三钱

案317　肝郁冲肺入胃嗽胀案

郭右,21岁,栅溪。

初诊(十月七日)　肝气郁结,冲肺作嗽,入胃作胀,二便不利,苔白薄滑,脉弦滞。拟调气疏肝,宣肺豁痰。

制香附二钱　广郁金三钱　旋覆花二钱拌滚痰丸三钱　大腹皮三钱　薄川朴一钱　苏叶梗钱半　地骷髅四钱　甘松七分　路路通六钱

案318　白喉案

许右。

初诊(十月七日)　白喉咳嗽稠痰,喉间两边痛而白腐,舌淡红微干,脉右浮滑兼数,左弦小数。拟肃肺化痰,清喉除腐,外吹锡类散以去腐。

北沙参四钱　天冬钱半　玄参三钱　瓜蒌仁四钱　京川贝二钱　粉重楼二钱　安南子三枚　建兰叶三片　制月石五分　真柿霜钱半研匀冲

案319　肝风夹痰头晕咳嗽案

王右,22岁,王街衙。

初诊(二月四日)　肝风夹痰,头晕耳鸣,心跳胃钝,咳嗽稠痰,舌苔黄腻,脉右浮滑,左弦数。拟平肝熄风,豁痰宁心。

石决明八钱　明天麻钱半　旋覆花二钱拌辰砂一钱滑石四钱　桑叶二钱　池菊二钱　马兜铃钱半　蛤壳六钱　淡竹叶二钱　青盐陈皮一钱

案320　肝风挟湿案

蒋右,57岁,白里坂。

初诊(二月二十二日)　肝风挟湿,头晕心跳,筋惕肉瞤,舌苔微黄薄腻,脉浮弦兼数。拟柔肝熄风,参以调胃。

池菊二钱　天麻钱半　桑麻丸三钱拌磁朱丸五钱　青龙齿四钱　石决明一两　抱木茯神四钱　生薏苡仁四钱　川黄草三钱　夏枯草三钱

案321　肝厥案

章右,62岁,金斗桥。

初诊(二月二十四日)　素因肝厥,现因情志感触,旧病复发,陡然晕厥一次,舌苔中心黄滑,脉左弦坚,右弦滑。此由肝风挟痰所致,拟柔肝熄风,顺气降痰。

石决明八钱　左牡蛎四钱　左金丸八分拌磁朱丸四钱　池菊二钱　天麻钱半　香附二钱　郁金三钱　竹沥半夏二钱　青盐陈皮八钱

案322　肝虚生风案

姜右,56岁,檀渎。

初诊(二月十六日)　肝虚生风,血不养筋,头晕耳鸣心跳,胃筋拘挛,手足筋亦绷急,步履艰难,舌中心脱液,苔微黄,脉弦软小数。拟养血熄风,宽筋活络。

全当归钱半　细生地一钱　桑麻丸三钱拌磁朱丸四钱　络石藤三钱　宽筋草三钱　生白芍三钱　怀牛膝三钱　淡竹茹二钱　丝瓜络二钱　广橘络六分淡竹沥两瓢冲

案323　肝火烁肺已成肺痨初期案

杨右,36 岁,田天。

初诊(三月四日)　肝火烁肺,先咳血后痰嗽,夜间气急,坐不得卧,舌苔厚腻,脉左弦数,右浮滑数,病已半年,已成肺痨初期之候。拟清肝保肺。

石决明一两　左牡蛎四钱　海蛤壳八钱　生桑皮五钱　地骨皮五钱　生薏苡仁四钱　紫菀三钱　白前三钱　款冬花三钱　青盐陈皮一钱

案324　内热生风挟痰中络案

朱右,76 岁。

初诊(三月六日)　内热生风,挟痰中络,左半身筋脉拘挛,伸缩不能自由,便通而燥,溺短热,舌苔黄燥,脉右寸独滑,左弦数。拟潜肝阳以熄风,清痰热以润肠。

碎羚角一钱　冬桑叶二钱　白菊花二钱　瓜蒌仁五钱　海蛤壳八钱　京川贝三钱　天花粉三钱　肥知母四钱　淡竹茹三钱　络石藤三钱　淡竹沥二瓢梨汁两瓢冲

案325　痉厥案

章右,42 岁,阮社。

初诊(三月七日)　痉厥难平,肝风未静,头晕心跳,胃尚不健,便不畅,舌淡红薄腻,脉左弦涩,右浮弦。拟潜镇摄纳。

石决明一两　青龙齿四钱　桑麻丸三钱拌磁朱丸七钱　生白芍三钱　广郁金三钱　池菊二钱　天麻钱半　泽兰二钱　甘松七分

案326　久嗽痰喘转肿化胀案

陶右,62 岁,横街。

初诊(二月十七日)　素因久嗽痰喘,现在转肿化胀,二便不利,咳痰不爽,舌苔薄腻,脉右沉滑,左沉弦滞。拟定喘消肿,活痰宽胀。

光杏仁三钱　苏子二钱　牛蒡二钱　瓜蒌仁五钱　生鸡金三钱　腹皮二钱　地骷髅四钱　淡竹茹三钱　淡竹叶二钱　宽膨散一钱拌滑石四钱

案327　食积脘腹大痛案

王右,27 岁,吊河。

初诊(二月十一日)　食后胸闷,脘腹大痛,舌苔厚微腻,脉弦滞。拟导滞止痛。

枳壳钱半　桔梗一钱　郁金三钱　延胡索钱半　香附二钱　生乳香七分
莱菔子三钱拌捣春砂仁六分佛手片钱半　甘松七分

案328　肝火上升胸胁串背刺痛案

劳右,22岁,劳家埠。

初诊(二月十三日)　肝火上升,气急胸闷,左胸胁串背刺痛,便秘五日,舌红
苔焦黄,脉弦数,左甚于右。拟清肝泻火,润肠止痛。

枳壳钱半　郁金三钱　龙荟丸二钱拌左金丸七分　瓜蒌仁五钱　竹茹二钱
蜜炙玄胡钱半　川楝子钱半　带子丝瓜络三钱　青盐陈皮一钱

案329　阴气两伤足底生疮案

张右,65岁,大青桥。

初诊(二月二十八日)　足底生疮,流涎太多,阴气两伤,虚汗自头项至胸而
止,舌边红苔少津,脉虚数。拟增液益气以收虚汗。

玄参三钱　生地三钱　麦冬二钱　淡竹茹三钱　淮小麦三钱　稽豆衣二钱
生绵芪一钱　左牡蛎四钱　骨碎补四钱　陈南枣二枚

案330　肺燥咳痰带血案

邓右,23岁,天王寺前。

初诊(二月十四日)　咳痰带血,胸痛串背,两足微肿,舌红燥苔微黄,脉右浮
数,左弦数。拟清燥救肺,宁络柔肝。

冬桑叶二钱　瓜蒌仁四钱　马兜铃钱半　蛤壳六钱　石决明一辆　东白薇
三钱　竹茹三钱　血见愁三钱　安南子三枚　青龙齿三钱

案331　气郁痰阻面浮足肿案

吴右,58岁,斗门。

初诊(二月二十五日)　咳嗽稠痰,面浮足肿,脘满腹大,小便短热,胸痛,舌
红无苔,脉弦滞。拟顺气开痰,退肿消胀。

杏仁三钱　瓜蒌仁五钱　旋覆花二钱拌宽膨散一钱　鸡金二钱　枳壳钱半
郁金三钱　大腹皮三钱　生桑皮五钱　炒车前四钱

案332　肺燥痰阻气急胸闷案

王右,63岁,新郎桥。

初诊(二月二十二日)　咳嗽稠痰,气急胸闷,口干舌燥,苔黄腻,脉右滑数,
左弦数。拟清燥救肺,顺气开痰。

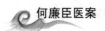

瓜蒌仁五钱　牛蒡二钱　马兜铃钱半　蛤壳八钱　生石膏八钱　生甘草五分　薄荷钱半　杏仁三钱　紫菀三钱　白前二钱

案333　肺阻脾虚案

陈右,25岁,五中。

初诊(二月二十三日)　咳嗽稠痰已将一月,大便水泻,有时肠鸣,舌苔中心开一直裂,脉右浮滑沉弱,左弦软。拟肃肺化痰,健脾止泻。

怀山药四钱　牛蒡钱半　百合二钱　款冬三钱　茯苓三钱　新会白八分前胡二钱　桔梗一钱　生薏苡仁三钱　带壳春砂八分

案334　肺热干咳伴胃不健案

王右,7岁,南街。

初诊(三月十日)　肺热干咳,声音渐底,胃亦不健,舌红无苔,脉右浮数,左微数。拟清燥救肺。

桑叶二钱　甜杏仁三钱　马兜铃钱半　蛤壳四钱　瓜蒌仁三钱　款冬二钱蜜炙百部钱半　蜜炙桑皮三钱　紫菀三钱　安南子三枚

案335　食道气阻如噎非噎案

潘右,62岁,边沙头。

初诊(三月四日)　食道气阻,如噎非噎,胸闷不舒,甚或食即吐出,口苦而腻,舌红润,脉弦滞。拟通气宣上。

竹茹三钱　新会皮一钱　瓜蒌皮二钱　生枳壳钱半　桔梗一钱　广郁金三钱　蔻末四分拌滑石三钱　炒黄枇杷叶五钱　玳玳花十朵

二诊(三月七日)　饮食后胃气益塞,咯吐黏涎,舌苔微干,脉左微数兼滑。拟清燥宣上。

生枳壳钱半　桔梗一钱　瓜蒌皮二钱　马兜铃钱半　丝通一钱　知母四钱竹茹三钱　炒黄枇杷叶五钱　佛手片钱半　玳玳花十朵

案336　肺燥干咳案

毛右,26岁,五荣。

初诊(二月十三日)　肺燥喉痒,干咳无痰,胃筋串痛,心跳头胀,苔黄薄腻,脉右浮滑数。拟清燥救肺。

桑叶二钱　甜杏仁三钱　款冬三钱　瓜蒌仁四钱　天冬二钱　清炙草四分山药四钱　牛蒡钱半　安南子三枚　金橘脯三枚　枇杷膏一两

二诊(三月二日)　头胀心跳,干咳无痰,胃筋串痛,舌红润,脉同前。仿前法加减。

桑叶二钱 杏仁三钱 旋覆花钱半拌益元散三钱 瓜蒌仁四钱 天冬三钱
马兜铃钱半 蛤壳八钱 竹茹三钱 枇杷膏一两 蜜炙玄胡钱半

案337 肝胃气夹食案

王右,36 岁,邵家坂。

初诊(三月四日) 肝胃气夹食,下午微发寒热,脘满吐酸,腰腹串痛,下痢,舌苔厚腻,脉弦滞。拟苦辛通降。

子芩钱半 枳实钱半 左金丸一钱拌滑石四钱 蜜炙延胡索钱半 生明乳香七分 络石藤三钱 丝瓜络三钱 郁金三钱 冬瓜子四钱

二诊(三月六日) 呕酸及脘腹痛均减,惟胸尚闷,腰窜痛,口腻胃钝,舌苔退薄,脉弦象减,右少滞。拟宣上疏中。

枳壳钱半 郁金三钱 左金丸八分拌滑石四钱 淡竹茹三钱 新会白一钱
络石藤三钱 宽筋草三钱 木蝴蝶五分 玳玳花十朵

案338 腑实痰瘀互阻案

林右,34 岁,笔架桥。

初诊(三月六日) 咳嗽痰多,胸闷善呕,左小腹抽痛,便秘六日,舌苔后根白滑,脉右弦滑,左弦数。拟消痰宽胸,通络止痛。

淡竹茹三钱 小枳实钱半 旋覆花二钱拌飞滑石六钱 蜜炙玄胡钱半 青泻叶八分 代赭石五钱 小川连七分

先用玄明粉三钱,净白蜜一两,煎汤代水。

二诊(三月七日) 咳嗽痰多,胸闷欲呕,便略通,少腹抽痛略减,溺短热,苔黄腻,脉同前。仿前法进一筹。

淡竹茹三钱 小川连七分 旋覆花二钱拌木香槟榔丸三钱 海蛤壳八钱
代赭石四钱 瓜蒌仁四钱 青薄叶一钱

先用玄明粉三钱,净白蜜一两,煎汤代水。

三诊(三月八日) 大便宿垢色黑,咳痰渐减,少腹仍痛,口苦胃钝,舌苔后根薄腻微黄,脉弦滞。拟豁痰开胃,通络止痛。

光杏仁三钱 瓜蒌仁五钱 旋覆花二钱拌滚痰丸三钱 蜜炙玄胡钱半 生明乳香七分 络石藤三钱 宽筋草三钱 藏红花六分 竹茹三钱

四诊(三月十日) 痰瘀互结,痛虽渐减,而背筋腰络拘挛,便不畅,舌苔中后微黄厚腻,脉弦软而滞。拟消痰祛瘀,活络止痛。

杏仁三钱 桃仁九粒 春砂仁三分拌捣郁李净仁三钱 松子仁四十粒 瓜蒌仁四钱 蜜炙玄胡钱半 生乳香六分 络石藤三钱 宽筋草三钱

五诊(三月十五日) 脘腹痛止,腰背筋挛均减,口苦胃钝,心跳少寐,舌苔中后黄腻,手足酸痛,脉弦软而滞。拟开胃安神,活络止痛。

淡竹茹三钱　新会白一钱　左金丸七分拌辰砂一钱滑石四钱　丝瓜络三钱　络石藤三钱　生鸡金二钱(打)　川黄草三钱　苏梗一钱　玫瑰瓣三朵　嫩桑枝二尺

案339　咳嗽黏痰寅卯时更甚案

田右,18岁,湖塘。

初诊(三月九日) 咳嗽黏痰,交寅卯时更甚,约有三月,胸胁或痛或不痛,胃不健,大便溏,苔腻微黄,脉右弦滑,左弦数。拟清肝涵肺,调中和胃。

决明五钱　蛤壳六钱　枳术丸钱半拌牡蛎粉三钱　怀山药四钱　牛蒡子钱半　天冬钱半　清炙草五分　黄草三钱　金橘脯三枚　紫菀三钱

二诊(三月二十六日) 咳痰渐少,交寅卯时嗽亦减,惟头痛而晕,胁仍窜通,苔黄薄腻,脉右滑数,左弦数。清肝涵肺以除劳嗽。

桑叶二钱　甜杏仁三钱　决明一两　蛤壳八钱　山药四钱　牛蒡子钱半　左牡蛎四钱　菊花二钱　天冬二钱　清炙草四分

案340　肝热夹湿头晕少寐案

骆右,48岁,上杭。

初诊(三月七日) 肝风上翔,头晕或痛,心跳少寐,胃气不健,舌淡红,苔薄腻,脉右浮弦,左弦小兼数。拟柔肝熄风,开胃安神。

菊花二钱　天麻钱半　安神丸三钱拌磁朱丸五钱　石决明八钱　青龙齿四钱　竹茹三钱　新会白一钱　川黄草三钱　玳玳花十朵

二诊(三月十五日) 肝热挟湿,内风上翔,头晕颧赤,心跳少寐,口淡胃钝,苔黄薄糙,脉浮弦带热。拟清肝熄风,化湿健胃。

决明六钱　菊花二钱　左金丸八分拌磁朱丸四钱　冬桑叶二钱　天麻钱半竹茹三钱　白薇三钱　生薏苡仁四钱　玳玳花十朵

三诊(三月十九日) 头晕颧赤略减,寐亦少安,惟心仍跳,口淡胃钝,苔黄厚腻,脉同前。仿前法加减。

石决明八钱　龙齿四钱　桑麻丸三钱拌磁朱丸四钱　菊花二钱　夏枯草二钱　竹茹三钱　白薇三钱　鲜竹叶三十片　桑枝二尺

案341　血分热毒外溃身发风块案

倪右,39岁,宣化坊。

初诊(三月十三日) 血分热毒外溃,身发风块,扪之热而痛,背寒体热,舌红无苔,脉浮弦数。拟清血疏达。

金银花钱半　连翘三钱　桑叶二钱　牡丹皮钱半　老紫草钱半　紫花地丁五钱　天葵子五钱　蒲公英三钱　淡竹叶三钱　丝瓜络三钱

二诊(三月十六日)　风热穿络,手足骨节皆痛,间发红点,舌红无苔,脉弦数。拟清解透络。

竹茹三钱　丝瓜络三钱　宽筋草三钱　白蒺藜三钱　苦丁茶钱半　青连翘三钱　生明乳香七分　蜜炙玄胡钱半　青箬叶二张　桑枝二尺

三诊(三月十八日)　红点已退,两足酸痛亦减,惟两足仍痛,步履维艰,舌边尖红中后黄腻,脉沉弦滞。拟活络止痛,兼清湿热。

络石藤三钱　宽筋草三钱　丝瓜络三钱　生薏苡仁四钱　宣木瓜一钱　西茵陈三钱　淡竹茹三钱　新会白一钱　五加皮三钱　桑枝二尺

四诊(三月二十日)　血虚风痛,两足麻木,履步酸痛,便溏,舌淡红润,脉弦软。拟养血祛风,通络止痛。

全当归三钱　生白芍三钱　细生地三钱　络石藤三钱　宽筋草三钱　丝瓜络三钱　木瓜一钱　怀牛膝三钱　五加皮三钱　嫩桑枝二尺

案342　肝风上翔头目眩晕案

谢右,53岁,观音桥。

初诊(四月二日)　肝风上翔,头目眩晕,心跳身跳,筋骨或痛或止,舌白苔腻,六脉浮弦,左甚于右。拟柔肝熄风。

青龙齿四钱　左牡蛎五钱　桑麻丸四钱拌磁朱丸六钱　生怀牛膝三钱　生白芍三钱　辰茯神四钱　柏子仁二钱　竹茹二钱　薏苡仁三钱　西茵陈三钱

二诊(四月二日)　冲气上逆,胸闷气塞,冲平则止,舌苔薄腻,脉弦滞。拟潜镇摄纳。

左牡蛎四钱　石决明一两　海蛤壳八钱　代赭石六钱　抱木茯神四钱　上沉香六分　制香附三钱　广郁金三钱　明天麻钱半　池菊花二钱

三诊(四月六日)　冲动渐减,心跳气塞渐轻,两足犹冷,脉舌同前。仿前法加减。

石决明一两　海蛤壳八钱　珍珠母四钱　代赭石四钱　抱木茯神四钱　生薏苡仁四钱　制香附二钱　广郁金三钱　明天麻钱半　新会白一钱

四诊(四月十日)　气塞已除,时或头晕,时或心跳,舌苔退薄,脉弦软。拟潜镇摄纳。

青龙齿三钱　珍珠母一两　磁朱丸六钱拌牡蛎粉三钱　石决明一两　代赭石四钱　明天麻钱半　辰茯神四钱　制香附二钱　川黄草三钱

五诊(四月二十日)　冲气上逆,呕吐痰涎,气塞胸闷,舌苔白腻,脉右浮滑,

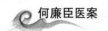

左浮弦。拟平肝降痰,熄风除呕。

石决明八钱　珍珠母八钱　竹沥半夏三钱　沉香片五分　磁朱丸六钱拌海蛤壳三钱　左牡蛎五钱　东白薇三钱　淡竹茹三钱　新会白一钱

六诊(四月二十二日)　头晕胃钝,脘中时痛时止,时而气逆,苔仍白腻,脉弦滑。拟熄风纳冲,开胃止痛。

竹沥半夏三钱　明天麻钱半　磁朱丸六钱拌牡蛎粉三钱　石决明八钱　珍珠母八钱　淡竹茹三钱　东白薇三钱　上上沉香片钱半　抱木茯神四钱

七诊(四月二十五日)　头晕脘痛较前略减,惟气仍上逆,脉舌同前。仿前法加减。

竹沥半夏三钱　明天麻钱半　磁朱丸六钱拌牡蛎粉三钱　制香附二钱　带壳春砂八分　珍珠母八钱　石决明八钱　川黄草三钱　生鸡金二钱　甘松七分

八诊(四月二十七日)　气仍上逆,头仍发晕,胃口尚佳,苔白薄腻,脉浮弦而大。拟潜镇摄纳。

左牡蛎四钱　珍珠母八钱　桑麻丸三钱拌磁朱丸六钱　代赭石五钱　紫石英六钱　川黄草三钱　茯神木三钱　明天麻钱半　沉香片五分

九诊(五月九日)　肝风上翔,时而气逆,时而头眩耳鸣,脉舌同前。仍用潜镇摄纳。

左牡蛎四钱　珍珠母八钱　桑麻丸三钱拌磁朱丸六钱　代赭石五钱　紫石英六钱　寒水石六钱　制香附二钱　茯神木四钱　东白薇三钱

案343　肿胀且喘案

袁右,35岁,长桥下。

初诊(四月十七日)　肿而且胀,胀而且喘,心跳胃钝,便不畅,溺短热,舌嫩绛,脉右滑数,左沉滞。病势已达极点,五子五皮饮加减。

光杏仁三钱　瓜蒌仁六钱　牛蒡子二钱　苏子二钱　冬瓜子四钱　冬葵子四钱　旋覆花二钱拌控涎丹八分　生桑皮五钱　路路通七钱　紫菀一钱　蜜炙蜣螂一对　焙蝼蛄五只

二诊(四月十九日)　肿胀气喘,脘腹痞痛,大便水泻三次,溺仍短热,舌绛略淡,脉同前。仿前法进一筹。

生桑皮五钱　光杏仁三钱　旋覆花二钱拌控涎丹一钱　瓜蒌仁六钱　炒牛蒡二钱　紫菀五钱　白前二钱

先用冬瓜皮子各一两,地骷髅一两,焙蝼蛄十只,三味煎汤代水。

案344　肝阳犯胃胃钝呕酸案

王右,黄霞弄。

初诊(三月二十八日)　肝阳犯胃,湿热阻中,胃钝呕酸,便溏溺热,肢懈微冷,苔腻微黄,脉浮滞沉弦。拟调肝和胃,兼化湿热。

淡竹茹三钱　新会皮一钱　左金丸八分拌飞滑石四钱　桂枝木五分　浙茯苓四钱　大腹皮二钱　生麦芽钱半　制香附二钱　杜藿香三钱

二诊(四月三日)　饮食即吐,两肩觉重,胸闷肢冷,胃钝便不畅,苔腻微,脉弦滞。拟苦辛通降。

淡竹茹三钱　广郁金三钱　导滞丸三钱拌飞滑石四钱　姜炒川连七分　小枳实钱半　赤苓三钱　猪苓二钱　杜藿梗二钱　石决明八钱

案345　面目手足一身尽肿案

袁右,35岁,双井头。

初诊(四月二十三日)　面目手足一身尽肿,脘腹胀满,喘不得卧,小便短热,大便亦热且红,心跳,无苔,脉沉弦数。拟降气逐水,消肿退胀。

生桑皮五钱　光杏仁三钱　旋覆花二钱拌控涎丹一钱　瓜蒌皮五钱　汉防己二钱　紫菀五钱　白薇三钱

先用冬瓜皮一两,丝通草三钱,焙蝼蛄五只,桑枝三尺,四味煎汤代水。

案346　肝火郁下少腹胀痛案

钱右,32岁,漓渚。

初诊(三月十八日)　肝火郁下,少腹胀痛且热,食后脘满,胸膈痞闷,苔白薄腻,脉右弦滞,左沉弦数。拟清肝止痛,调气宽膨。

生玄胡钱半(打)　川楝子钱半　青皮一钱　焦山栀三钱　西茵陈三钱　广郁金三钱　淡竹叶二钱　丝通草一钱　夏枯草二钱　东白薇三钱

案347　肝火烁肺颈项起核案

陈右,33岁,大路。

初诊(三月二十六日)　肝火烁肺,咳痰带血,头巅刺痛,两足酸疼,舌红苔淡黄,脉右滑数,左浮弦数。颈项起核。此肺劳初期之候,清血保肺,化痰宁络。

桑叶二钱　竹茹三钱　十灰丸三钱拌青蛤散三钱　生白芍三钱　东白薇三钱　紫菀三钱　白前二钱　安南子三枚　真柿霜钱半

案348　肝热上冲颈后两旁起核案

钱右,9岁,漓渚。

初诊(三月二十三日)　肝热上冲,颈后两旁起核,喉虽痛未红肿,胃口如常,舌红润,脉浮数。拟轻清润降。

桑叶钱半　淡竹茹钱半　池菊钱半　瓜蒌皮二钱　金银花钱半　青连翘钱半　杜兜铃钱半　乌玄参三钱　淡竹叶钱半　安南子三枚

案349　肝气挟痰上逆状如梅核气案

杨右,36 岁,沥海所。

初诊(三月二十三日)　肝气挟痰上逆,状如梅核气,阻塞咽喉,胸闷不舒,或心跳,舌淡红无苔,脉右浮滞沉滑,左浮弦沉数。拟宣气活痰,平肝和胃。

前胡二钱　桔梗一钱　橘红一钱　竹沥半夏三钱　浙茯苓四钱　广郁金三钱　石决明一两　海蛤壳八钱　杜兜铃钱半　玳玳花十朵

案350　肝风挟痰冲激脑经案

徐右,61 岁,古贡院前(此症不及服药而去)。

病因怒则气上激动,肝风挟痰,冲激脑经,陡然体痉语蹇,初期自觉头晕,舌红带紫微灰,脉左浮弦滑数,右浮软沉滑。议以平肝熄风豁痰镇痉。

珍珠母一两　石决明一两　明天麻钱半　双钩藤四钱　老竺黄三钱　瓜蒌仁四钱　鲜竹石菖一钱　远志筒一钱　连芽桑枝一两　毛西参钱半

案351　肝风上翔遍身筋骨作痛案

谢右,55 岁,观音桥。

初诊(三月十八日)　肝风上翔,心跳头晕,遍身筋骨作痛,舌苔白薄腻而滑,脉浮弦。拟平肝熄风。

青龙齿四钱　石决明一两　桑麻丸三钱拌磁朱丸六钱　左牡蛎四钱　紫石英六钱　抱木茯神四钱　柏子仁三钱　新会白钱半　明天麻钱半

案352　肝风内扰头晕手麻案

倪右,50 岁,湖州菱湖。

初诊(四月十九日)　肝风内扰,头晕手麻,口臭脚痛,腹中气聚,如痉非痉,舌淡红,苔薄滑,脉左弦软。拟柔肝熄风,安神调气。

珍珠母六钱　石决明一两　安神丸三钱拌磁朱丸四钱　抱木茯神四钱　丝瓜络三钱　制香附二钱　明天麻钱半　池菊花二钱　广橘白络各七分

案353　久嗽由肺及脾、手足皆肿案

陈右,50 岁,九梧山头。

初诊(四月一日)　久嗽伤肺,由肺及脾,面浮气逆,动则喘息,手足皆肿,两足尤甚,便溏泄泻,溺略短,苔白滑厚,脉右浮滑沉弱,左软弱。拟调中益气以健

肺脾。

台参须八分　生芪皮一钱　炒于术钱半　清炙草五分　炒橘白一钱　生薏苡仁四钱　杜赤小豆四钱　五加皮三钱　左牡蛎四钱　带壳春砂八分

案354　肝气夹食痛泻案

何右,75岁,昌安。

初诊(五月三日)　肝气夹食化泻,泻即腹痛,舌苔白腻微黄,脉弦滞。仿刘草窗痛泻要方例。

生于术钱半　生白芍三钱　新会皮钱半　煨防风一钱　炙草四分　青木香五分　带壳春砂仁八分　赤苓三钱　鲜荷叶一钱拌炒生谷芽钱半

二诊(五月六日)　痛泻大减,胃气亦动,苔尚薄腻微黄,脉弦滞已减,转为流利。拟和中调胃。

青木香六分　带壳春砂八分　竹沥半夏三钱　浙茯苓三钱　新会皮钱半生薏苡仁四钱　鲜荷叶一钱拌炒生谷芽二钱　小京枣二枚　金橘脯二枚

案355　肝风夹痰湿案

周右,52岁,中正弄。

初诊(七月二十一日)　肝风上翔,又夹痰湿,头目晕眩,呕吐苦水,便秘溺短,苔腻微黄,右边更厚,脉右弦滞,左弦搏,熄风定晕。以止呕化痰去湿以健胃。

石决明一两　海蛤壳八钱　左金丸一钱拌指迷茯苓丸四钱　竹沥半夏三钱明天麻钱半　桑叶二钱　池菊二钱　白薇三钱　广郁金三钱

案356　肝风夹痰陡然眩晕案

初诊(七月九日)　素体肝热,现因肝风夹痰,陡然眩晕,呕吐黄水,口苦胸闷,头出冷汗,舌红润中后白滑,脉弦软,防变薄厥。治以熄风降痰,开膈定晕。

明天麻钱半　菊花二钱　左金丸一钱拌磁朱丸六钱　化龙骨三钱　牡蛎四钱　石决明一两　广郁金三钱　竹茹三钱　竹沥半夏三钱

案357　水亏木旺少寐案

吴右,55岁,龙尾山。

初诊(十月十四日)　水亏木旺,阴虚阳亢,干呕咯吐痰涎,夜少寐,交寅卯时自觉口干舌燥,伏热上潮,矢臭肛痛,小腹微疼,胃气不健,舌嫩绛兼干,脉右浮软而大,左虚数兼弦。拟育阴潜阳,交济心肾为君,参以养胃。

石决明一两　海蛤壳六钱　桑麻丸三拌朱砂安神丸三钱　生白芍四钱　夜交藤三钱　鲜石斛三钱　茯神木三钱　南芡实三钱　陈南枣一枚　熟地露二两

二诊（十月二十七日） 夜尚少寐，呕吐黏涎，心微摇，头微晕，胃纳不旺，矢气肛热如前，大便溏，溺尚利，舌胖嫩红而碎，间有糜点，或沉或浮，脉右浮大而软，左微弦软数。拟养阴液以开胃，潜肝阳以安神，佐以制腐去糜。

细生地三钱　生白芍三钱　原麦冬钱半　珍珠母八钱　石决明八钱　海蛤壳八钱　鲜石斛四钱　淡竹茹三钱（鲜刮）　鲜茅根二两　鲜建兰叶三大片　熟地露二两

按 木气不舒，阴血亦因而耗损，既不能上润于心，势必下而取给于肾，久则肾水亦穷于供给，更难上交于心，坎离失济，心肾不交，是以不能成寐。治以生白芍、鲜石斛、熟地露、陈南枣养血滋阴，石决明入肝、海蛤壳入肾以重镇潜阳，桑麻丸（桑叶、黑芝麻、白蜜）、朱砂安神丸（朱砂、黄连、炙甘草、生地黄、当归）、夜交藤、茯神木养心安神，芡实配以陈南枣补脾养胃。二诊因夜尚少寐加入生地、麦冬增强滋补肾水之力。

案358　肝风挟痰上冲肺脑陡然晕厥案

周右，41岁，监狱署。

初诊（七月二日） 肝风挟痰，上冲肺脑，陡然晕厥，两手发痉，牙关紧闭，双目斜视或上视，六脉浮弦右兼滑，左兼数。拟熄风豁痰，宣肺醒厥。

石决明一两　珍珠母一两　琥珀七分拌研飞滑石六钱　瓜蒌仁五钱　广皮红一钱　广郁金三钱　东白薇三钱　鲜石菖蒲四钱　远志一钱　厥症返魂丹二颗

案359　胃阴大亏肝阳独亢案

毛右，42岁，钱清。

初诊（四月十二日） 胃阴大亏，肝阳独亢，饮即呕吐，吐出色绿，是为胆汁，便如红酱，溺热，胃阴大困，舌绛而干，脉右弦细坚，左细涩。病势甚危，急急救阴止呕，清降肝热。

甜酱油一瓢　羚角汁四瓢　梨汁二瓢（重汤炖匀调下）　真狗宝三分徐徐调下

案360　肝阳犯胃不受汤药案

沈右，54岁，驸马楼。

初诊（八月六日） 肝阳犯胃，呕吐极甚，不受汤药，便秘已有八日，溺短热，舌红后根黄腻，脉右浮弦，左弦数。拟甘润盐降，止呕润肠。

旋覆花露一两　枇杷叶露一两　金银花露二两　地骨皮露二两　荷花露一两（五露重汤炖调下）　真狗宝三分

🌿 案361 热毒内蕴上腭连喉肿痛案

程右,50岁,楼下陈。

初诊(八月十二日) 七月中旬,右上腭连喉间肿痛,形如杏仁核,故牙环穿耳根亦痛如刀刺,口不能张大,右鼻时塞,或两鼻并塞,大府时痛时闭,便下溏热,胃气日困,咯出痰涎中带脓血,舌起脓腐苔,六脉素体亦阴,左三部略兼浮热。治以退肿排脓,消腐止烂。

天葵子六钱　瓜蒌仁五钱　生桑皮五钱　京川贝三钱　海蛤壳八钱　白银花钱半　粉重楼钱半　陈金汁二两

先用野茭白根二两,鲜甘蔗一两,鲜竹叶四十片,煎汤调下。

🌿 案362 冲任伏热激动肝风案

骆右。

二诊 冲任伏热,激动肝风,头晕心跳,筋惕肉眴,肢痒手痉,甚至有欲厥之状,幸而大便下泄,冲任脉动渐缓,小便短热,舌绛起刺中后黄苔,起瘰,脉右弦滞,左关尺弦数。议仿前法进一筹。

羚角片一钱　石决明一两　生白芍五钱　冬白薇四钱　冬桑叶二钱　瓜蒌仁四钱　牡丹皮钱半　莲心二十支　广郁金三钱拌捣鲜生地八钱

先用漂淡海蜇四两,大地栗六个,煎汤代水。

三诊(五月二十六日) 头晕心跳、筋惕肉眴、肢痒、身痉冲动,均已渐减,惟大便不通已有二日,溺仍短热,舌苔前半仍绛,脉左关尺弦数略减,右转软滞。仿前法注重镇冲润肠。

羚角片八分　石决明一两　鲜生地八钱　鲜石斛三钱　生白芍五钱　冬白薇四钱　瓜蒌仁四钱　石决明一两　当归龙荟丸一钱拌辰砂一钱滑石四钱　广郁金三钱拌捣鲜生地一两

先用淡海蜇一两,松子仁四十粒,大地栗六个,灯心五帚,四味煎汤代水。

四诊 肝冲伏热较前渐减,大便略通,惟舌尖尚嫩绛而紫,扪之觉痛,冲脉时动时缓,动则神烦,缓则神缓静,溺尚短热,五心烦热,左关尺脉尚数略兼热,右脉软弱按之微数。议以养阴泄热,清镇肝冲为治。

羚角片五分　生玳瑁钱半　生白芍五钱　东白薇四钱　鲜石斛三钱　瓜蒌仁四钱　石决明一两　当归龙荟丸一钱拌辰砂一钱滑石四钱　广郁金三钱拌捣鲜生地一两

先用淡海蜇五两,松子仁四十粒,大地栗六个,灯心五帚,煎汤代水。

五诊 顷诊六脉右虚弱少神,左手弦数亦减,舌尖仍嫩色转淡红,惟症现虚,里穴大动,上气不接下气,乍寒乍热,头出黏汗,遍身筋惕肉眴,脉症合参,最防虚脱。议仿仲景龙牡救逆合千金生脉散加减,预防其脱以急救之。

化龙骨三钱　左牡蛎四钱　生白芍五钱　太子参一钱　绵芪皮一钱　抱木茯神三钱　辰砂染麦冬二钱　北五味二十粒

先用金银戒指(洗去油腻)各一只,辰砂染灯心二十支,煎汤代水。

若身冷过腕,再以川姜八分,黑附块八分,黑锡丹二十粒煎入。

六诊　昨进固脱救逆一剂,胸中大气渐能接续,乍寒乍热略减,胃气渐动,虚里跳动亦静,惟神不寐,黏汗仍出,五心时热时退,舌尖乍红乍淡,小便多而不热,脉虽较昨略有神气,按之虚而不数,总属厥少两经并亏。拟以仿前法加减。

化龙骨三钱　左牡蛎四钱　龟甲心四钱　太子参一钱　淡竹茹三钱　淮小麦三钱　生白芍五钱　东白薇三钱　绵芪皮一钱　生藕肉一两　大红枣四枚　辰砂染麦冬二钱　抱木茯神四钱

七诊　乍寒乍热、虚里穴动、肉瞤均瘥,胸中火气亦减,五心烦热及黏汗冲动等皆减,惟头目昏眩,神烦少寐,舌本嫩红而痛,二寸数象虽减,尚较余部高浮,总属阴不敛阳、虚火上浮之候。拟介潜摄纳,平肝阳以安心神。

左牡蛎四钱　石决明六钱　龟甲心四钱　生白芍五钱　东白薇三钱　鲜石斛三钱　淮小麦三钱　淡竹茹三钱　真西洋参一钱　抱木茯神三钱　辰砂染麦冬二钱　熟地露四碗　自加生藕肉四两　红枣四枚

八诊　诸症轻减,胃渐复元,每餐一碗,惟血液未复,心神独虚,一闻响声心即跳动,甚则连冲亦动,舌尖嫩红而淡,六脉左寸虚数,皆其明征可见。冲脉为十二经之海,诸脉皆属于心者,经旨显然可证也。仿前法注重补血镇心。

陈阿胶一钱　鸡子黄二枚　生白芍五钱　大生地四钱　青龙齿四钱　真西参一钱　淮小麦三钱　鲜石斛四钱　抱木茯神四钱　辰砂染麦冬三钱　生藕肉四两　大红枣四枚　熟地露四碗(代水煎药)

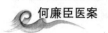 **案363　喉痹案**

许右,31岁,南寺。

三诊(三月四日)　喉腐减而不除,脘满不舒,便亦不畅,溺短热,舌淡红无苔,脉右微数,左弦小数。拟清喉除腐。

尿浸石膏三钱　瓜蒌仁五钱　京川贝三钱　天冬钱半　黄草四钱　北沙参四钱　粉重楼二钱　乌玄参三钱　石决明一两　雅梨肉二两

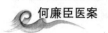 **案364　血虚湿溃头巅手足湿疮案**

钱右,31岁,漓渚。

初诊(三月十九日)　血虚生热,热蒸湿溃,头巅手足皆生湿疮,或痒或热痛,舌红苔薄白,脉浮滞沉数,经水三四月一行。先清皮肤之湿热以消疮毒。

白鲜皮钱半　绿豆皮二钱　紫荆皮钱半　浙苓皮四钱　冬瓜皮四钱　稽豆皮三钱　忍冬藤四钱　青连翘三钱　桑枝二尺　玉枢丹两颗

二诊(三月二十三日)　血分湿热,从头面排泄,故发现瘰瘤三四发,经已三月不来,舌淡红润,脉两尺浮数,关尺弦数。清化湿热从小便而泻。

焦山栀二钱　茵陈三钱　淡竹叶二钱　桑皮五钱　冬瓜子四钱　浙苓皮四钱　紫菀二钱　石苇三钱　茺蔚子三钱　青箬叶二张

案365　霉毒头面肢体外溃案

叶右,46岁,东街。

初诊(三月二十二日)　霉毒潜伏,初起阴中肿痛,继则注射六零六二针,毒从头面肢体外溃,现在头痛气塞,二便不利,显然内毒未净,舌红带紫,脉两关尺弦数。拟凉血解毒,从二便排泄为首要。

鲜生地八钱　玄参四钱　小枳实二钱　生大黄二钱　玄明粉三钱　炒黑丑钱半　仙遗粮四钱　汉木通一钱　生甘细梢七分　青盐陈皮一钱

外用土茯苓一两,陈茶叶一两,胡连三钱,煎汤熏洗。

二诊(三月二十三日)　大便三次,头痛气塞均减,胃口不健,溺亦欠利,舌红渐淡,脉弦数渐减。拟凉血解毒,参以养胃。

鲜生地八钱　生玳瑁三钱　牡丹皮钱半　紫花地丁四钱　仙遗粮三钱　冬葵子四钱　汉木通二钱　淡竹叶二钱　贯仲三钱　嫩桑枝二尺

三诊(三月二十五日)　便又不通,口干舌燥色绛,胃口不开,溺短微热,脉同前。仿前法注重养胃。

鲜生地八钱　鲜石斛三钱　生玳瑁三钱　知母四钱　玄参三钱　麦冬三钱　淡竹叶二钱　冬葵子四钱　佛手片钱半　鲜茅根八十支

按　本案系杨梅疮为患,属现代性病范畴,其症先有阴中肿痛,继而头面四肢外溃,头痛气塞,加之舌红带紫,脉两关尺弦数,一派热毒炽盛,蕴结不解之征,治以凉血解毒,通利二便,引体内邪毒经大小便排泄。首方急以大黄、玄明粉、黑丑、枳实等直入大肠,泻下通便,祛邪止暴,有拨乱反正之殊功。

第三编
妇科医案

案1　经期外感风热案

袁,19岁,观音弄。

寒热,头晕痛,胸闷呕酸,脘痛胃钝,经水适来,舌苔黄腻。治以轻清疏达。

滁菊花二钱　明天麻一钱　瓜蒌皮二钱　青连翘三钱　益母草五钱　佩兰叶二钱　灯心三帚　广郁金三钱(杵)　保和丸三钱拌辰砂一钱滑石四钱

> **按**　妇人行经之际,血海大开,肝血骤虚,易受邪气侵袭。症见胸闷呕酸,脘痛胃钝,舌苔黄腻,显系外邪夹食阻滞中宫之证。案中未述及经水之变化,少腹之痛满,恐病邪尚未久滞,当此之时,积极轻清疏达法尚可行,况于其中加入益母草、郁金清热活血调经之药,综合全方,正适经期外感之病理。

案2　妊娠春温夹食化燥案

戚右,谢家湾头。

初诊(补正月十六日)　吐泻后内热口燥,神昏手颤,小溲短热,妊娠五月,饮辄呕吐,舌苔黄腻,脉右沉数重按有力,左弦数。此春温夹食化燥,症势甚重,防变痉厥蒙闭之危候,且防胎堕。姑议急以轻清开达,略佐疏化。

瓜蒌皮二钱　青连翘三钱　焦栀皮三钱　生枳壳钱半　淡竹茹三钱　生鸡金(剂量缺)(杵)　新会皮钱半　广郁金三钱(杵)　万氏牛黄清心丸两颗(研细,药汤调下)　鲜竹叶三十片　灯心五小帚　桑枝两尺切寸

> **按**　《内经》云:"冬伤于寒,春必病温。""冬不藏精,春必病温。"此伏气温病之理论依据。本例发病正值妊娠五月,血聚于下,阳旺于上,遇春因新感诱发,内外相合,致春温夹食化燥而症势甚重,治以轻清开达为急务,俾表邪得解,有利于伏邪透达,其病易愈。方中牛黄清心丸、竹叶、灯心等味功在清心醒脑,是防治痉

厥神昏的良药。

案3　肝郁胆怯胸闷案

施右,23 岁,探花桥。

初诊　肝郁胆怯,胸闷,胃钝呕酸,舌红苔腻,经停三月,脉弦滞。调肝和胃。

淡竹茹三钱　新会白一钱　制香附二钱　苏叶嫩枝一钱　瓜蒌皮二钱　佩兰叶二钱　佛手片钱半　玳玳花十朵　左金丸八分拌海蛤粉三钱

复诊　胸脘尚闷,大便坚黑,夜寐不安,经停三月防孕,脉舌同前。仿前法加减。

制香附二钱　苏叶梗钱半　瓜蒌皮二钱　佩兰叶二钱　冬瓜子四钱　生枳壳钱半　佛手片钱半　冬桑叶二钱　白蔻末五分(冲)

复诊　胸脘气闷,苔腻胃钝,夜寐不安,便不畅,经停三月,脉右滞左弦数。治以宽胸调气。

制香附二钱　苏川梗钱半　瓜蒌皮二钱　生枳壳钱半　苦桔梗八分　佩兰叶二钱　冬瓜子八钱　佛手片钱半　青连翘三钱　白蔻末四分(冲)

复诊　肝郁不达,胃气不健,脘闷胃钝,苔厚腻,脉弦滞。疏肝和胃。

制香附二钱　木蝴蝶七寸　淡竹茹三钱　新会白钱半　瓜蒌皮二钱　生枳壳钱半　海蛤粉三钱　佛手花六分　左金丸八分拌越鞠丸三钱

案4　半产后经多鲜红案

严氏,24 岁,莲花桥。

初诊　半产后经水淋漓,色本淡,经因熬夜色鲜红而多,舌红,脉左寸数关尺弦。治以清血宁络。

淡竹茹三钱　女贞子三钱　生白芍三钱　东白薇三钱　珠儿参钱半(削去根皮)　参三七八分拌捣鲜生地六钱　血见愁四钱　十灰丸二钱(包)拌戊己丸三钱

复诊　经来减少,尚未尽除,头晕心摇,腰酸或痛,舌苔薄,脉弦数已减。仿前法参以熄风。

细生地三钱　生白芍三钱　淡竹茹三钱　血见愁四钱　制首乌三钱　女贞子三钱　东白薇三钱　春砂壳八分　桑麻丸三钱拌十灰丸二钱

复诊　重感风寒,身发冷,经来少而后多,色鲜红,舌苔同前,脉弦紧滑数。治以疏解兼止血法。

苏叶梗钱半　川柴胡五分　金银花炭二钱　生白芍三钱　东白薇三钱　安南子三枚　乌贼骨三钱　茜草根八分　十灰丸三钱拌牡蛎粉三钱(包)

复诊(补录)　经水淋漓已减少,而气血两亏,头晕耳鸣,时而发冷,舌淡红中心苔微黄,脉同前。治仿前法,注重调补。

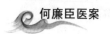

潞党参一钱　苏叶梗一钱　怀山药三钱(杵)　生白芍三钱　川黄草三钱　生谷芽钱半　左牡蛎四钱(杵)　金银花钱半　十灰丸二钱拌桑麻丸二钱(包)

后诸证已瘥,胃气亦健,惟有时头晕耳鸣,苔薄微黄,脉软微滞。治以养胃柔肝,以善其后。

北沙参二钱　原麦冬钱半　川黄草三钱　生玉竹钱半　新会白钱半　茯神木四钱　金橘脯三枚　生藕肉二两　石决明六钱(杵)　左牡蛎三钱(杵)

> **按**　此案为半产后经水淋漓,色本淡,复因熬夜症见血色鲜红而量多。然半产漏下多因冲任二脉受损所致,其症虚多实少,虽因血色鲜红量多药以清血宁络止血为先,治疗仍当扶正补虚为主。且其漏下因半产而来,乃半产后续发漏下,兼挟瘀血当属无疑,数诊所用血见愁、参三七、茜草根等活血散瘀之品,符合养中寓散,瘀去新生之理。

案5　经迟色淡腹痛案

周右,26岁,堪山。

初诊　经行趱迟,少腹微痛,色渐淡而少,胃亦不健,脉虚而涩。治以养血调经。

全当归钱半　细生地二钱　泽兰二钱　制香附二钱　苏丹参二钱　茺蔚子三钱　甘松七分　川黄草三钱　赤白芍钱半(各)　春砂壳五分(带壳杵)

> **按**　月经错后,其病因有寒有热,有实有虚,是案经迟量少色淡,脉虚而涩,乃血虚致血海不能按时满盈所致。然疏方当归、地黄、泽兰、芍药、茺蔚子等则以《医学心悟》调经,通血脉治经闭之泽兰汤为底,其效待验。

案6　血瘀停经腹胀案

沈右,18岁,皋埠。

初诊　室女停经已三月余,心泛胃钝,小腹胀满,舌中心苔腻,脉左弦涩右软滞。治以活血通经。

光桃仁十四粒　藏红花五分　茺蔚子三钱　地鳖虫三只(去头足)　生怀牛膝三钱　紫葳花三钱　甘松七分　生赤芍三钱　夜明砂二钱拌滑石四钱(包)

复诊　血瘀停经,小腹胀痛,心泛胃钝,舌苔退薄,脉同前。仿前法加减。

光桃仁十四粒　生延胡索钱半(打)　杜红花八分　地鳖虫三只　生怀牛膝四钱　生明乳香六分　归须二钱　泽兰三钱　夜明砂二钱拌飞滑石四钱(包)

复诊　经水虽通,尚不多,少腹仍痛,胀满已减,心泛,舌红润,脉左流利。仍乘机利导。

归须钱半　生延胡索钱半(打)　络石藤三钱　泽兰三钱　茺蔚子三钱　生明乳香六分　川续断二钱　甘松七分　夜明砂一钱拌飞滑石四钱(包)

按　闭经以血亏、血滞分虚实，虚则补而通之，实则泻而通之，虚实夹杂则补而兼通，攻而夹养。本案室女停经三月，小腹胀痛，其脉涩滞，究其病机不外经脉不调，气血运行不畅，不通则痛，故经闭腹痛俱见耳。药以活血调经止痛，使血自活而经自转。此室女经闭虽血结为主，然后续若经量仍少，亦当考虑血结不散又兼阴血不足可能，当养血活血，相兼久服。

案7　血虚痛经胃不和案

孙右，26岁，小家埠。

初诊　素因痛经，现虽按月而来，腹仍痛，其色先黄后红，腰亦痛，口淡胃钝，舌淡红，脉左弦滞。养血调经，佐以健胃。

制香附二钱　苏丹参二钱　生明乳香六分　赤苓三钱　芜蔚子三钱　络石藤三钱　酒炒延胡索钱半　广皮一钱　全当归钱半　生东芍二钱

按　《景岳全书·妇人规》尝谓："经行腹痛，证有虚实……实痛者，多痛于未行之前，经通而痛自减；虚痛者，于既行之后，血去而痛未止，或血去而痛益甚。"本例痛经，经水行后仍作痛，虑其气血虚也，治拟养血调经，然疏方祛瘀之药多过养血，似不符"养血调经"之法，此辨证与用药不熨帖处。《傅青主女科·调经》有云："妇人有少腹疼于行经之后者，人以为气血之虚也，谁知是肾气之涸乎！"提出肝肾亏损为常见之虚痛病因，"盖肾水一虚，则水不能生木，而肝木必克脾土，木土相争，则气必逆，故尔作疼。"此血虚痛经并见腰痛、胃不和诸症，傅氏所用调肝汤（山药、阿胶、当归、白芍、山萸肉、巴戟天、甘草）其法其治，可资借鉴。

案8　肝冲络瘀腹块案

郑氏，27岁，诸暨。

初诊（六月十三日）　四月间吐狂血后经闭两月，腹中有块，头晕心跳，腰膝间痛，出冷汗，夜少寐，胃钝，苔薄腻，脉弦涩，治以镇冲通络，佐以健胃。

石决明八钱（打）　生怀牛膝二钱　益母草三钱　代赭石三钱　生延胡索钱半（打）　抱木茯神四钱　明天麻钱半　新会白一钱　瓦楞子六钱　紫葳花二钱

案9　吸受暑热热入血室案

吴女，19岁，青台桥。

初诊（六月十五日）　吸受暑热，热入血室，身热口腻，胃钝胸闷，经行七日不止，色红而紫，少腹急滞，苔腻微黄，脉右滑数，左弦滞。治以清热通络。

鲜生地五钱　粉丹皮钱半　广郁金三钱（杵）　泽兰二钱　紫葳花三钱　苏丹参二钱　瓜蒌仁四钱（杵）　益母草三钱　灯心五帚　青蒿子一钱拌辰砂一钱

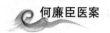

滑石四钱(包)

按 此为经期感受暑邪,属中医"热入血室"范畴,故而症见经行不止,色红而紫,少腹急滞,左脉弦滞。由身热口腻,胃钝胸闭,苔腻微黄,脉右滑数,知为里热内盛,治以生地、粉丹皮清热凉血;郁金、泽兰、紫葳花、丹参、益母草行血祛瘀兼以清热;滑石清解暑热,配灯心清热利水,引热从小便出;瓜蒌仁开郁结气闭,通肺中郁热;青蒿子一味,味甘性凉入肝肾,《本草拾遗》言其"主妇人血气腹内满",诸药合之,共奏清热通络之功效。

案10 经来身热体痛案

寿氏,23岁,东坡弄。

初诊(六月十三日) 身热心跳,经水适来,体痛,小腹亦痛,舌红,脉左弦滑,右洪数,防热入血室。治以轻清开达。

苏薄荷钱半 青蒿脑钱半 冬桑叶二钱 粉丹皮钱半 益母草三钱 东白薇三钱 灯心三帚 连芽桑梗二尺 辰砂一钱拌滑石四钱

二诊 热退经净,惟头晕耳鸣,心跳身痛,舌苔退薄,脉左浮弦右浮虚。治以柔肝熄风,和中开胃。

滁菊花二钱 明天麻钱半 淡竹茹二钱 新会皮白一钱 生薏苡仁四钱 嫩桑芽二个 金橘脯二枚 络石藤三钱 桑麻丸三钱拌磁朱丸四钱

按 妇人以血为本,月经乃血所化,本患月经正行,身热体痛下腹亦痛,此外邪(以方测证,当为暑邪)乘虚所伤。观其热状,身热心跳,舌红,脉弦滑洪数,当非虚非瘀,乃血热内盛之征。故初诊治以轻清开达,退热凉血,药用粉丹皮、青蒿、白薇清热泻火;薄荷、桑叶轻清疏散,长于凉散风热,桑叶更有凉血益阴之功,配灯心、桑梗、辰砂伴滑石行水泄热,使热除而阴不伤;益母草苦泄辛散,善入血分,兼具凉血调经,利水清热之效。二诊已热退经净,予对症处理善后调养。

案11 血瘀气郁腹痛案

许右,21岁,南寺。

初诊(六月十三日) 腹中缓痛已有一月,经来时痛少急,舌润无苔,胃气渐减。治以温经止痛。

生明乳香六分 全当归钱半 苏丹参二钱 赤苓三钱 生净没药六分 新会皮钱半 制香附二钱 甘松七分 蜜炙延胡索钱半 生谷芽二钱

案12 子宫积瘀痛经案

李右,19岁,鲍家桥。

初诊(六月十三日) 子宫积瘀,酿成痛经,来时少腹更痛,经缓亦痛,少腹连腰均痛,色紫红,舌苔黄腻,脉右弦滞,左弦涩。化湿退热、活血止痛。

瓜蒌仁四钱 光桃仁十粒 东白薇三钱 泽兰三钱 川楝子钱半 青蒿脑钱半 甘松七分 滑石六钱 生延胡索钱半(打) 越鞠丸三钱拌辰砂一钱

按 本患气血俱实,素有积瘀损伤冲任,乘行经之虚,内蕴湿热直伤胞脉,扰动血海,血为热灼,故症见经色紫红,腹痛连腰,舌苔黄腻,脉见弦涩,此皆湿热蕴结之象。药以桃仁、泽兰、延胡索活血祛瘀,甘松、川楝子、延胡索行气止痛,白薇、青蒿、滑石清热除湿,越鞠丸、瓜蒌仁理气解郁散结,诸药合用共奏化湿退热、活血止痛之功。此处瓜蒌仁一味用有深意,《重庆堂随笔》有言:"瓜蒌实,润燥开结,荡热涤痰,夫人知之;而不知其舒肝郁,润肝燥,平肝逆,缓肝急之功有独擅也。"方中越鞠丸用之甚妙,因其能开气、血、痰、湿、食之郁结也。

🍃案13 瘀血夹肝阳上亢案

徐氏,22岁,秋官地。

经行腹痛连腰,气冲心跳,头晕耳鸣,呕酸吐苦,舌红苔腻,脉左关尺弦滑数,右浮弦搏。治以柔肝通络。

石决明一两 络石藤三钱 冬桑叶二钱 明天麻钱半 广郁金三钱 益母草三钱 紫葳花三钱 甘松七分 辰砂一钱拌滑石四钱

🍃案14 气滞湿热痛经案

孙氏,39岁,小家埠。

初诊(六月二十八日) 素因痛经,现受湿热,寒少热多,腹时痛,二便均热,下滞作痛,舌苔白腻,脉弦滞。治以芳淡疏利。

制香附二钱 苏叶梗钱半 瓜蒌皮二钱 小青皮一钱 冬葵子四钱 丝通草一钱 保和丸三钱拌飞滑石四钱

先用鲜冬瓜皮子三两,灯心五帚,二味煎汤代水。

按 以方测证,本例痛经,当属气滞兼夹湿热为患,用药丝丝入扣,效验可期。

🍃案15 气血相搏腹痛有块案

谢右,23岁,拜王桥。

初诊(六月三十日) 气血相搏成块,腹痛有形,小腹胀急,经水适来,脉弦涩,苔白滑。治以疏肝行瘀。

制香附三钱 苏丹参三钱 归须二钱 赤芍二钱 川郁金三钱 芫蔚子三钱 泽兰三钱 绛通一钱 小青皮一钱 瓦楞子四钱拌蔻末四分

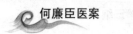

按 此案病属癥积，推其发病之因，必首因肝气郁结所致。盖气为血帅，气行则血行，气滞则血瘀，留滞日积，凝结成块。治当调气为先，疏肝行瘀之法用之得宜。

案16 子宫积瘀经黑腰痛案

某室，约20岁。

经汁未净，随尔交接，因之子宫积瘀，经汁少而紫黑，腰腹坠痛，便时更甚，脉右关尺弦涩。统属络瘀郁热、痛则不通之候，最防酿变血蛊。治以通络逐瘀，活血止痛。

苏丹参三钱　粉丹皮钱半　川楝子钱半　益母草三钱　真绛通一钱　冬葵子三钱　紫葳花三钱　甘松八分　生明乳香六分　蜜炙延胡索钱半

二诊　据云经汁色如常，腹痛依然，与前方去冬葵子加枣儿槟榔肉三钱，川楝子三钱。

三诊(无案)　蜜炙延胡索钱半　制香附二钱　苏丹参四钱　宽筋草三钱　生明乳香七分　络石藤三钱　川楝子二钱　木蝴蝶七对　木香槟榔丸二钱拌䗪虫丸。

据云痛仍未止。

案17 血瘀少腹块痛案

徐氏，41岁，西埠。

初诊　经水已转紫兼淡红，少腹有块攻痛下坠，舌红苔薄，脉左弦搏。拟活血通络。

生延胡索钱半(打)　当归尾钱半　益母草四钱　泽兰三钱　生明乳香六分　光桃仁十粒　藏红花五分　甘松七分　生怀牛膝二钱　京三棱钱半

二诊　少腹块虽未除，攻痛已减，现因郁怒胸闷，气逆胃钝，苔白腻，脉弦滞。治以调气疏肝。

生延胡索钱半(打)　制香附二钱　广郁金三钱　薄川朴钱半　生明乳香七分　藏红花六分　京三棱钱半　光桃仁十粒　泽兰二钱　甘松七分

三诊　血块已落，咳嗽自汗，胸闷心跳，口渴溺少，舌苔薄腻，脉右浮滞左弦小数。治以清上宽中。

冬桑叶二钱　淡竹茹二钱　瓜蒌仁四钱　玳玳花十朵（冲）　益母草三钱　紫葳花三钱　广郁金三钱　灯心三小帚　辰砂八分拌滑石四钱

四诊　干咳音嘶，咯痰不出，喉痒气逆，苔薄，脉右浮滑，左仍弦数。治以清肺开音。

瓜蒌仁四钱　牛蒡子钱半　杜兜铃钱半　丝通草钱半　青连翘三钱　佛耳

草三钱　安南子三枚　紫菀三钱

先用西瓜翠衣二两,鲜竹叶四十片,灯心五帚,煎汤代水。

五诊　干咳无痰,形痛喉阻,心泛干呕,苔腻微黄,脉右浮数,左弦数。治以宣上疏中。

生枳壳钱半　瓜蒌皮一钱　广郁金三钱　白前二钱　青连翘三钱　杜兜铃钱半　牛蒡子钱半　紫菀三钱　苏薄荷钱半　桔梗一钱

案18　湿热肝风胃钝头晕案

张氏,43 岁,八字桥。

初诊　经水淋漓迁延月余,今虽少而不止,色黄带黑,此属子宫络瘀,现因湿热阻中,胃钝腹满,溺短少,间或头晕,舌苔白腻,脉右滞,左弦涩。治以化湿健胃,调肝熄风。

佩兰叶二钱　生薏苡仁三钱　大腹皮三钱　新会白一钱　明天麻钱半　滁菊花二钱　金银花炭一钱　玫瑰花十朵　抱木茯神三钱　辰砂八分拌飞滑石四钱

二诊　经水色淡,淋漓不止,此由湿热下注冲脉,故肢懈胃钝腹满,苔腻退薄,脉同前。治以化湿健胃,调气宁络。

佩兰叶二钱　新会白一钱　生薏苡仁四钱　抱木茯神三钱　金银花炭钱半　春砂壳八分　玫瑰花十朵　紫葳花三钱　海蛤粉三钱拌滑石四钱

案19　伏热内陷恶血冲心案

杨氏,杨港。

产前伏暑,暑盛化火,火旺动风,陡成子痫,用处制法遂即小产,产后神昏不语,无端妄笑,即偶然语亦无伦次,按其脐间冲任脉动,少腹右边更有硬块,脉左数于右,舌红苔黄。此由伏热内陷,恶血冲心,病势甚危,议以急急通瘀,清心纳冲消块,力图救济。

苏丹参三钱　光桃仁九粒　藏红花八分　归尾三钱　益母草五钱　紫葳花三钱　广郁金三钱　泽兰三钱　连翘心一钱　绛通钱半　白薇五钱　鲜石菖蒲汁两匙　清童便两酒盅

案20　络瘀经闭腹痛案

陈氏,26 岁,郑家岭下。

络瘀经闭,左少腹痛,腹大而满,舌淡红苔薄,脉左弦滞。治以活血通经以消块胀。

制香附二钱　苏丹参三钱　广郁金三钱　泽兰二钱　广桃仁十粒　京三棱

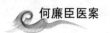

钱半　青木香八分　归须二钱　杜红花八分　甘松七分

案21　肺热子嗽案

茹氏,31岁,清苔桥。

初诊　子嗽咳痰白黏,气逆胸闷,溺短热,苔腻微黄,脉右寸关滑,左关尺亦滑。治以清肺化痰。

冬桑叶二钱　广杏仁三钱　淡竹茹二钱　紫菀三钱　马兜铃钱半　生款冬二钱　生桑皮四钱　白前二钱

先用冬瓜皮子三两,连芽桑梗一两,煎汤代水。

二诊　肺热子嗽,日轻夜重,胸闷渐宽,溺尚热,心跳头晕,脉舌同前。治以止嗽安胎。

冬桑叶二钱　苏叶梗钱半　光杏仁三钱　杜兜铃钱半　生款冬三钱　滁菊花二钱　明天麻钱半　鲜葱白四个　鲜竹叶三十片　桑梗二尺

三诊　孕妇子嗽,日轻夜重,痰多白黏,溺尚短热,头晕耳鸣,舌苔白腻,脉右寸独滑,左关尺亦滑。治以肃肺止嗽。

冬桑叶二钱　光杏仁三钱　佛耳草三钱　紫菀三钱　浙茯苓三钱　明天麻钱半　安南子三枚　白前二钱　款冬花二钱　青盐陈皮钱半

> **按**　子嗽即妊娠咳嗽的病症。其病机多因阴血聚养胎元,不能上承润肺,或痰饮上逆,或外邪犯肺等而致,本案里热内蕴,肺失清肃,治当清肺化痰,润肺止咳为主。其治疗与一般咳嗽相似,但需时时照顾胎妊,发表不宜太过,以免劫液伤津,慎用豁痰滑利之品,以防伤胎。观其处方用药,堪称平稳。

案22　腹中癥积经少案

俞氏,24岁,昌安门。

初诊　腹中积癥,时或上攻气如塞,食后尤甚,经来渐少,腰腹均痛,苔白滑,脉迟涩。治以活血消癥。

全当归钱半　光桃仁十粒　藏红花五分　瓦楞子六钱　京三棱钱半　生鸡金五钱　净楂肉三钱　制香附二钱　白芷一钱　甘松七分

二诊　经来渐少,带下成淋,肢懈胃钝,舌淡红润,溺热或痛,脉同前。仿前法加肃清湿热药。

光桃仁十粒　藏红花五分　瓦楞子六钱　京三棱钱半　焦山栀三钱　西茵陈三钱　泽兰叶三钱　甘松七分　越鞠丸三钱拌海蛤壳粉四钱

> **按**　癥属血病,乃有形可征,表现为痛有定处,触之有块,正虚血瘀是其主要病机。女性因有经带胎产的生理过程,更易出现气血失常而罹患此病。本案年方二十四,身形尚实,故治以活血消癥祛邪为主,临证治疗时当据患者体质禀

赋之强弱,采取辨体与辨证结合的治疗方法。值得一提的是,前贤有"养正积自除"的名言,足资借鉴。

案23　胎热上冲子嗽案

姚氏,35岁,香桥头。

胎热上冲,子嗽气急,口淡胃钝,舌红苔黄,脉滑数。治以清润通降。

瓜蒌皮三钱　淡竹茹二钱　青子芩钱半　冬桑叶二钱　生枳壳钱半　马兜铃钱半　海蛤壳八钱　东白薇三钱

先用西瓜翠衣二两,鲜冬瓜皮子四两,煎汤代水。

按　妊娠期间,阴血聚养胎元,不能上承润肺,胎热上冲而致子嗽气急,治以清润通降,止咳安胎为主。若病情进展迅速且易耗气伤精,甚则坠胎漏产,临证当予重视,治疗用药应"不拘泥身孕,不忘乎身孕"。

案24　产后郁怒腹中结瘕案

吴氏,34岁,黄河间。

初诊　产后郁怒,停经已六月有余,腹中结瘕渐大如孕,块向上塞,脉左弦涩,右弦滞。治以活血通络。

蜜炙延胡索钱半　瓦楞子八钱　甘松七分　生鸡金二钱(打)　生明乳香六分　京三棱钱半　泽兰三钱　藏红花五分　䗪虫丸钱半拌越鞠丸三钱

二诊(七月初一日)　腹瘕上攻较减,胃气渐动,舌苔薄腻,脉同前。治以通经消瘕。

蜜炙延胡索钱半　瓦楞子八钱　京三棱钱半　白薇三钱　生明乳香六分　生鳖甲三钱　藏红花六分　泽兰二钱　䗪虫丸钱半拌海蛤粉三钱

三诊　腹瘕渐化,但有时上攻,食后更甚,苔薄腻,脉弦滑,右甚于左。仿前法进一筹。

蜜炙延胡索钱半　瓦楞子八分　生鳖甲四钱　京三棱钱半　生明乳香六分　川楝子钱半　生鸡金二钱　娑婆子三钱　䗪虫丸钱半拌木香槟榔丸三钱

四诊　便通腹胀稍软,块如前,经仍不行,脉舌同前。仿前法加减。

蜜炙延胡索钱半　瓦楞子八钱　生鳖甲四钱　制香附二钱　生明乳香六分　生鸡金二钱　广郁金三钱　娑婆子三钱　䗪虫丸二钱拌木香槟榔丸二钱

五诊　腹瘕上塞且痛,肚仍胀,痰从下降,苔腻,脉弦滞。仿前法进一筹。

沉香片五分　广郁金三钱　生鸡金二钱　蜜炙延胡索钱半　瓦楞子八钱　生鳖甲四钱　娑婆子三钱　川楝子钱半　䗪虫丸三钱拌滚痰丸三钱

六诊　瘕攻胸闷,腹胀胃钝,五心烦热,便不畅,溺短热,苔腻薄黄,脉右弦实,左弦坚。治以导气化瘕。

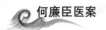

制香附二钱　广郁金三钱　鳖甲煎丸钱半拌木香槟榔丸三钱　生橘核三钱　川楝子钱半　莱菔子三钱拌捣春砂仁六分　代赭石八钱　瓦楞子八钱

按　产后多虚是言其常，此案虽发于产后，然病起郁怒，气机阻滞瘀血凝聚，症见停经，腹中结癥渐大如孕，块向上塞，脉左弦涩右弦滞，纯属瘀阻所致，所谓有是症即用是药，故予以活血通络消癥攻逐之剂能收其功。

案25　伏热伤营少腹癥痛案

王氏，27岁，作揖坊。

肝肾伏热，内伤营分，经停年余，少腹癥聚攻痛，口干，舌绛且干，脉左细弦数，右弦数。病势久而且重，议急急清营透热，柔肝活络。

鲜生地六钱　鲜石斛三钱　紫葳花三钱　青蒿脑一钱　生鳖甲四钱　生橘核二钱　生白芍三钱　东白薇三钱　去皮节生藕肉二两　茅根五支

案26　肝火冲目案

王氏，28岁，太平弄。

初诊（六月二十八日）　肝火生风，上冲两目，目白眼睑些红，背寒头晕，夜不能寐，苔腻微黄，脉左弦数，右浮弦。治以清肝熄风。

冬桑叶二钱　滁菊花二钱　谷精草二钱　川羌活七分　杜红花五分　夏枯草二钱　青葙子三钱　石决明一两　鲜大青五钱　苏薄荷（剂量缺）

二诊（七月一日）　形寒头晕，夜不能寐，目白眼睑仍红，舌红有细刺，脉同前。仿前法加减。

池菊花二钱　明天麻钱半　冬桑叶二钱　夏枯草二钱　鲜大青五钱　杜红花五分　鲜葱白三个　淡香豉　安神丸三钱拌飞滑石三钱

三诊（七月三日）　形寒头晕均除，目赤亦退，惟经来色淡且少，腰腹均痛，舌仍红，脉左关尺弦滑。治以调经止痛。

白归身钱半　细生地三钱　生白芍三钱　益母草三钱　紫葳花三钱　藏红花三钱　络石藤三钱　丝瓜络三钱　川黄草三钱　甘松七分

四诊（七月五日）　腰腹痛除，经水仍行，目痛睑红，左甚于右，脉舌同前。治以清肝泄热。

冬桑叶二钱　滁菊花二钱　谷精草二钱　藏红花五分　益母草二钱　广郁金三钱　鲜大青三钱　鲜生地五钱　夏枯草二钱　泽兰二钱

五诊（七月九日）　经行已止，目痛睑红已减，惟夜畏灯光，咳嗽黏痰，舌红苔薄黄，脉右滑，左弦数。治以清肝肃肺。

冬桑叶五钱　滁菊花二钱　青葙子二钱　夏枯草二钱　瓜蒌仁四钱　鱼腥草五钱　杜兜铃钱半　海蛤壳六钱　西茵陈三钱　川黄草三钱

案27　风热咳血痰嗽案

许氏,33 岁,南池。

初诊　风热伤肺,寒热咳血,痰嗽胃钝,舌苔白滑,脉右滑数,左弦数。拟轻清疏解。

冬桑叶二钱　光杏仁三钱　焦山枝三钱　白前二钱　滁菊花二钱　苏叶梗钱半　淡香豉三钱　紫菀三钱　十灰丸三钱拌滑石四钱

二诊　寒热已除,咳血已减,惟痰多带红,腰痛带下,脉舌同前。仿前法加减。

冬桑叶二钱　瓜蒌仁三钱　鱼腥草三钱　白薇三钱　广郁金三钱　血见愁三钱　淡竹茹二钱　紫菀二钱　十灰丸二钱拌节斋化痰丸三钱

三诊　咳血腰痛除,惟痰嗽尚多,带下不止,苔薄,脉右尚滑,左关尺弦软微数。拟除痰止嗽。

冬桑叶二钱　甜杏仁三钱　瓜蒌仁四钱　白薇三钱　山百合钱半　款冬花三钱　鱼腥草四钱　紫菀三钱　节斋化痰丸四钱拌海蛤壳三钱

四诊　痰嗽带下如前,胃气渐佳,舌红苔薄,脉同前。仿前法加减。

野百合钱半　款冬花二钱　瓜蒌仁四钱　鱼腥草五钱　南芡实四钱　川黄草三钱　制月石五分　真柿霜钱半　节斋化痰丸四钱拌海蛤粉三钱

五诊(七月十二日)　带下已减,痰嗽依然,脉舌如前。拟润肺除痰。

冬桑叶二钱　甜杏仁三钱　瓜蒌仁四钱　白前二钱　制月石五分　真柿霜钱半　鱼腥草五钱　紫菀三钱　节斋化痰丸四钱拌海蛤粉三钱

六诊(七月十四日)　久咳稠痰,日间虽减,晨咳为甚,胃口如前,舌红润,脉右滑数,左弦小数。此肺劳初期也,拟清肝保肺。

山百合三钱　款冬花三钱　冬虫夏草二钱　瓜蒌仁四钱　制月石五分　真柿霜一钱　青盐陈皮钱半　鱼腥草五钱　节斋化痰丸三钱拌青蛤散三钱

七诊(七月十八日)　晨咳稠痰如前,舌甚红润,手心热,脉同前。仿前法加减。

瓜蒌仁四钱　鱼腥草五钱　马兜铃钱半　冬虫夏草二钱　川黄草三钱　制月石五分　真柿霜钱半　款冬花二钱　节斋化痰丸三钱拌青蛤散三钱

八诊(七月二十一日)　喉痒晨咳,咯痰稠多稀少,五心烦热,自汗,舌淡红,脉右软滑,左虚弦。拟柔肝保肺,肃清痰热。

山百合二钱　款冬花三钱　马兜铃钱半　冬虫夏草二钱　鲜石斛三钱　制月石五分　真柿霜钱半　鱼腥草五钱　节斋化痰丸四钱拌青蛤散三钱

案28　产后虚损案

朱氏,32 岁,中正弄。

初诊(七月六日) 头晕耳鸣,心虚胆怯,腰酸带下,胃虽动而不健,苔薄白滑,脉右软弱,左虚弦尺滑。皆属产症,拟柔肝养胃,安神止带。

辰茯神三钱　南芡实三钱　络石藤三钱　生白芍三钱　东白薇三钱　生玉竹钱半　川黄草三钱　生谷芽三钱　生藕节二两　小京枣两枚

二诊(七月八日) 晕鸣带下等症均减,苔薄滑白,脉气虽弱,按之有神。正宜滋补以复其元。

陈阿胶一钱　生白芍三钱　辰茯神四钱　南芡实四钱　生玉竹二钱　络石藤三钱　夜交藤三钱　川黄草三钱　生藕肉二两　小京枣二枚

按 产后头晕、耳鸣、胆怯、腰酸、带下,一派虚损之征象,自当"滋补以复其元"为治。但用药似嫌平淡,恐难克奏肤功。鄙意用大补元煎化裁为宜。

案29 血瘀月经趱迟色黑案

潘氏,27 岁,袍渎。

初诊(七月十五日) 经行按月趱迟,来时色黑而少,小腹胀滞,舌红带紫,脉右滑搏,左弦涩。拟活血调经。

生白芍三钱　东白薇三钱　茺蔚子三钱　甘松七分　茜草根钱半　紫降香一钱　益母草三钱　泽兰二钱　左金丸六钱拌磁朱丸四钱

二诊 前进活血调经,经来先紫后红,腰酸重不胀痛,舌红润,脉左关尺滑。据述经行颇畅,前方已中病机,仿前法加养血药。

全当归钱半　细生地二钱　生白芍三钱　泽兰二钱　茺蔚子三钱　生玉竹钱半　苏丹参二钱　甘松五分　川黄草三钱　玫瑰瓣三朵

按 此案经黑腹滞,舌红带紫,乃有热有瘀之象,初治活血调经已中病机,二诊参入四物汤、丹参散,通补结合,其功益著。《妇人明理论》谓:"一味丹参散,功同四物汤",此乃妇科通调经水常用要药,临证以血热瘀滞者更为适宜。惟有方中左金丸拌磁朱丸,用意何在,不得而知,有望高明阐析。

案30 血虚经少身痛案

沈右,25 岁,小江下。

初诊(七月二十三日) 经行色淡黄后转淡红而少,遍身腰腹均痛,舌淡红润,干呕便溏,脉左弦小,右弦软。拟养血调经,活络止痛。

制香附三钱　苏丹参三钱　益母草三钱　络石藤三钱　丝瓜络三钱　紫葳花三钱　川黄草三钱　泽兰梗三钱　生藕肉二两　甘松七分

二诊(七月二十五日) 经行色淡极少,腰痛减,腹仍痛,便仍溏,恶心干呕,脉舌同前。仿前法加减。

蜜炙延胡索钱半　制香附二钱　泽兰二钱　带壳春砂八分　生明乳香七分

藏红花五分　甘松七分　苏丹参三钱　磁朱丸四钱拌海蛤粉三钱

三诊(八月一日)　经汁已净,腹仍痛,便泄而热,口腻胃钝,苔白腻,脉弦滞。拟芳淡宣化。

杜藿梗三钱　制香附二钱　净楂肉二钱　西茵陈三钱　生白芍三钱　东白薇三钱　春砂壳八分　甘松七分　香连丸七分拌益元散三钱

> **按**　《证治准绳·女科·调经门》有云:"经水涩少,为虚为涩,虚则补之,涩则濡之。"本案经少身痛,治以养血调经,活络止痛当属合理。无如一、二两诊处方用药,与法似不合拍,毕竟虚多实少,嫌其缺乏养血之品。

案31　肝郁忽哭忽笑案

田氏,26岁,河塘。

初诊(七月二十六日)　肝郁不舒,刺激神经,忽哭忽笑,状如癫痫,舌红苔黄,脉沉数。拟清心平肝。

淮小麦三钱　辰茯神四钱　柏子仁三钱　万氏牛黄丸两颗　清炙草五分小赤苓四个　淡竹茹二钱　青龙齿三钱　白金丸钱半拌磁朱丸六钱

> **按**　症见忽哭忽笑,状如癫痫,显系肝郁不舒,精神刺激所致,发病不离乎"紧张"二字,乃脏躁之证。《黄帝内经》有云"肝苦急,急食甘以缓之",治以甘缓柔润,清心平肝,养心安神,寓甘麦大枣汤之意,用心良苦。

案32　肝郁络瘀痘聚案

金氏,36岁,金家店。

初诊(九月二日)　川楝子钱半　小青皮四分　柴胡七分　生橘核、炒橘核各钱半　天葵子四钱　冬葵子四钱　赤苓二钱　蜜炙延胡索钱半　丝通一钱

二诊(九月四日)　经来色紫而少,痘聚收小,痛势亦减,舌同前,脉左弦滑。治以调气活络。

当归须钱半　藏红花五分　泽兰二钱　蜜炙延胡索钱半　生橘核二钱　茺蔚子三钱　甘松七分　生明乳香七分　制香附二钱　苏丹参三钱

三诊(九月六日)　块痛虽不发,血海络瘀未除,舌红润,脉弦小涩。拟调经消瘕。

蜜炙延胡索钱半　制香附二钱　当归须二钱　丹参三钱　生明乳香七分茺蔚子三钱　生橘核三钱　泽兰二钱　赤芍、白芍各钱半　甘松七分

案33　气滞血瘀背冷腰滞案

俞伯母,41岁,大路。

初诊(八月二十三日)　经停两月,背脊冷腰滞,胸腹胀闷,舌苔微黄而腻,脉

弦滞。拟调气通络。

　　制香附二钱　苏丹参三钱　当归尾二钱　赤芍二钱　生卷柏二钱　藏红花七分　苏叶梗钱半　泽兰三钱　酒炒䗪虫三只　甘松七分

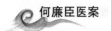 案34　气上逆胸热案

　　马氏,27岁,广宁桥。

　　初诊(九月十五日)　素因痛经,冲动上逆,胸间发热,兼连后背,舌淡红,经行趱迟居多,色淡红而紫,临经腰腹串痛,脉左弦数,右浮弦。治以镇肝纳冲。

　　石决明八钱　生白芍三钱　东白薇三钱　青龙齿三钱　左牡蛎四钱　生鳖甲四钱　制香附二钱　苏丹参三钱　玫瑰瓣三朵　茺蔚子四钱

　　二诊(九月二十日)　胸闷心跳,身腹皆热,口苦燥,胃不开,夜寐不安,舌红,脉左弦数,左甚于右。拟凉血清肝。

　　制香附二钱　苏丹参二钱　青蒿脑钱半　青盐陈皮一钱　青龙齿三钱　石决明八钱　紫薇花二钱　东白薇三钱　安神丸三钱拌滑石四钱

　　三诊(缺)

　　四诊(十月六日)　头晕心跳已除,胃亦尚佳,惟经来甚少,舌淡红胖嫩,脉左弦涩,右软滑。拟养血调经。

　　白归身二钱　细生地三钱　生白芍三钱　东白薇三钱　茺蔚子三钱　苏丹参三钱　川黄草三钱　新会白一钱　生藕肉二两　小京枣三枚

　　五诊(十月十四日)　冲任血虚,肝肾两亏,经行色淡而少,腰脊酸痛,舌淡红胖嫩,脉虚弱。拟调经补血,滋养肝肾。

　　大生地四钱　生白芍三钱　白归身二钱　陈阿胶一钱　络石藤三钱　茺蔚子三钱　川黄草三钱　生藕节三两　小京枣四个　川断二钱

　　六诊(十月十八日)　心肝血虚,筋惕肉瞤,心跳,腰痛带下,经来色淡而少,舌淡红润,脉虚软。拟用膏滋调补。

　　潞党参一斤　大熟地一斤　制首乌八两　大生地一两　熟玉竹一两　生白芍一两　怀山药八两　煅牡蛎四两　煅龙骨一两　川杜仲四两　络石藤四两　真阿胶二两　鳖甲胶二两　块冰糖一斤　大黑枣一斤　新会皮二两　龙眼肉四两　白归身六两

案35　肝阳湿热经水久延案

　　陈右,38岁,枫桥。

　　初诊(九月二十三日)　肝阳夹湿热,经水久延已将一月,腹痛腰酸,头晕耳聋,夜不安,脘满肢懈,苔腻微黄,脉软滞,左弦数。拟固经止痛,参以化湿开胃为治。

制香附二钱　墨鱼骨三钱　生白芍三钱　抱木茯神四钱　络石藤三钱　佩兰叶二钱　淡竹茹二钱　东白薇三钱　桑麻丸三钱拌磁朱丸四钱

二诊(九月二十七日)　夜眠渐安,惟腰酸痛腹不舒,经水久延更多,便溏鼻燥,舌干苔薄,脉左弦滑右软弦。仿前法加减。

墨鱼骨三钱　左牡蛎三钱　生白芍三钱　东白薇三钱　络石藤三钱　丝瓜络三钱　南芡实三钱　制香附二钱　戊己丸钱半拌三才封髓丹三钱

三诊(九月二十九日)　经水久延已少,腰痛亦减,惟心跳足冷,便仍溏,舌红苔薄,脉同前。仿前法加减。

青龙齿三钱　墨鱼骨三钱　生白芍三钱　东白薇三钱　络石藤三钱　丝瓜络三钱　南芡实四钱　春砂壳八分　戊己丸钱半拌牡蛎粉三钱

四诊(十月十一日)　胃已开而经未净,头晕心跳,眼眶痛,腰微疼,夜寐欠安,舌淡红,脉左小数,右弦软。拟柔肝固经,熄风止痛。

青龙齿四钱　左牡蛎五钱　细生地四钱　川黄草三钱　络石藤三钱　生白芍三钱　抱木茯神四钱　甘松七分　桑麻丸三钱拌磁朱丸六钱

按　诊中所用戊己丸最早见于宋代刘昉《幼幼新书》引《养生必用》(己遗)之方,其组成为吴茱萸、黄连、炒白芍,后又被记入宋代《太平惠民和剂局方》得以流传,主要用于肝火犯胃、肝脾不和所致的腹痛、泄泻、呕吐吞酸、胃脘灼热疼痛、口苦嘈杂等症。

案36　血虚肝热头晕目眩案

潘右,38 岁,曲屯。

初诊(九月十日)　血虚肝热,头晕目眩,耳鸣心悸,夜少寐,经早腰痛,带下,舌红苔白,脉左弦数,右弦滑。拟熄风养肝。

白池菊二钱　明天麻钱半　生薏苡仁三钱　茯神木四钱　川黄草二钱　生谷芽钱半　石决明三钱　桑芽五个　桑麻丸三钱拌磁朱丸四钱

二诊(九月十三日)　头晕、耳鸣、心悸均减,胃渐动,夜能寐,惟咳嗽喉痒,腰痛带下,舌苔薄腻,脉右浮滑,左弦数已减。拟清燥救肺。

瓜蒌仁四钱　牛蒡子钱半　马兜铃钱半　海蛤壳六钱　款冬花三钱　安南子三枚　鸭梨皮一枚　川黄草三钱　金橘脯二枚　桑叶二钱

三诊(九月十八日)　肺燥咳痰不爽,经行趱后,色淡而少,舌干无苔,脉浮滞左小数。拟清润救肺。

冬桑叶二钱　甜杏仁三钱　马兜铃钱半　海蛤壳八钱　款冬花三钱　瓜蒌仁四钱　安南子三枚　真柿霜钱半　金橘脯二枚　雅梨肉二两

四诊(九月二十二日)　咳痰已爽,势已减轻,胃纳亦健,舌已转润,脉右软弱,左弦软微数。拟养血调经,参以止嗽。

白归身二钱　细生地三钱　生白芍三钱　冬桑叶二钱　甜杏仁三钱　海蛤壳六钱　茺蔚子三钱　苏丹参三钱　安南子三枚　金橘脯二枚

五诊(十月一日)　咳痰已止,胃纳亦健,惟经行趱早,来时腰腹均痛,舌红嫩干,脉同前。拟养血清营调经。

细生地三钱　生白芍二钱　东白薇三钱　茺蔚子三钱　生玉竹钱半　络石藤三钱　原麦冬二钱　川黄草三钱　生藕肉二两　小京枣五枚

六诊(十月九日)　经来腹痛,趱前约三四日,胃纳如常,舌红无苔,脉弦数。拟清营调经。

细生地三钱　生白芍三钱　东白薇三钱　茺蔚子三钱　制香附二钱　苏丹参二钱　墨鱼骨二钱　茜草根一钱　生藕肉二两　小京枣三枚

七诊(十月十五日)　养血调经膏滋方

真阿胶二两　大生地十两　大熟地十两　熟玉竹八两　东白薇二两　益母草八两　制香附二两　新会皮二两　鸭梨肉四两　葡萄干四两　鳖甲胶二两龟板胶二两　生白芍四两　当归身二两　大黑枣一斤　块冰糖一斤

案37　血虚月经趱前案

孙右,42,小皋埠。

初诊(九月二十一日)　经来趱前色红,腰酸,舌红苔薄,脉左寸数余部虚数。拟养血调经。

制香附二钱　苏丹参三钱　当归身三钱　细生地二钱　生白芍三钱　清炙草五分　络石藤三钱　川杜仲三钱　川黄草三钱　春砂壳八分

案38　肾虚经少带多案

王右,30岁,北海桥。

初诊(十月九日)　经来甚少,前后无定,带下甚多,腰脊酸痛,舌红苔薄白,脉左关尺滑,右弦软。拟调经止带。

制香附二钱　苏丹参三钱　茺蔚子三钱　煅龙骨三钱　煅牡蛎四钱　南芡实四钱　川杜仲二钱　络石藤三钱　墨鱼骨三钱　茜草根一钱

二诊(十月十一日)　带多腰痛,心跳胸闷,耳鸣头重,冲脉动跃,舌淡红苔薄滑,脉左关尺弦滑,右浮软微弦。拟止带除痛,熄风镇心。

怀山药四钱　南芡实四钱　川杜仲三钱　络石藤三钱　化龙骨四钱　煅牡蛎四钱　生白芍三钱　东白薇三钱　广郁金三钱　桑麻丸三钱拌磁朱丸六钱

按　带下之治,不论病情新久、颜色、质地、气味异同,都宜截止,不能任其下注,芡实、龙骨、牡蛎等收敛之品乃治带常用。方中墨鱼骨、茜草根,即《内经》四乌鲗骨一芦茹丸,后世多用于血枯经闭。

案39　肝气络瘀下痢白积案

吴右,29岁,昌安。

初诊(十月十四日)　肝气络瘀,下痢白积,少腹痛热,带下,口淡胃钝,苔黄厚腻,脉弦滞,左甚于右。拟辛润通降。

蜜炙延胡索钱半　瓜蒌皮三钱　川楝子钱半　生白芍六钱　生明乳香七分　金银花炭钱半　净楂肉二钱　甘松七分　香连丸一钱拌辰砂一钱　滑石四钱

二诊(十月十七日)　腹痛下痢,白积渐减,夜少寐,带下,胃钝,脉舌同前。仿前法加减。

蜜炙延胡索钱半　条芩炭钱半　瓜蒌皮三钱　甘松七分　生明乳香七分　生白芍六钱　净楂肉二钱　赤苓三钱　香连丸七分拌辰砂八分　滑石四钱

三诊(十月十八日)　胃已动,夜寐安,惟睡醒后懊憹,腹痛,带下未除,苔黄薄腻,脉左关尺弦滑,右软滑。拟柔肝止带。

化龙骨四钱　左牡蛎五钱　生白芍三钱　蜜炙延胡索钱半　广郁金三钱　春砂壳八分　玫瑰瓣三朵　清炙草四分　二妙丸一钱拌海蛤粉三钱

四诊(十月二十五日)　肝火下迫,白带如淋,逆则少腹刺痛,苔腻微黄,脉左关尺弦数,右尺滑数。治以清肝止痛,蠲饮除带。

川楝子钱半　生白芍三钱　西茵陈三钱　盐水炒川柏八分　东白薇三钱　女贞子三钱　鲜茅根五十支　蜜炙延胡索钱半　左金丸七分拌青蛤散三钱

案40　气逆腹痛案

史右,45岁,圆通寺前。

初诊(十月十五日)　经水适来,闻气动肝经,经止腹痛,气逆吐血,色鲜红,舌苔后根微黄薄腻,脉右涩,左弦数。拟平肝通瘀。

蜜炙延胡索钱半　石决明一两　墨鱼骨三钱　淡竹茹二钱　生明乳香七分　苏丹参二钱　紫葳花三钱　甘松七分　左金丸六分拌辰砂一钱　滑石四钱

二诊(十月二十日)　咳血已止,惟少腹左边甚痛,经水郁而不来,舌淡红苔白滑,脉左弦搏数,右弦涩。拟通瘀止痛。

蜜炙延胡索钱半　石决明八钱　苏丹参三钱　甘松七分　生怀牛膝三钱　益母草四钱　川楝子钱半　泽兰三钱　生明乳香七分　生鳖甲三钱

按　经水适来,郁怒伤肝,气血失和,气滞血瘀为患,是以心腹疼痛,气逆吐血诸症所由来也。病既由肝气上逆引起,法应平肝开郁,通瘀止痛,肝舒则气自降,郁解则瘀自除,少腹疼痛而得消矣。

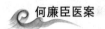案41　肝热带下阴肿案

姚右,24岁,富民坊。

初诊(十月二十三日)　肝热下迫,连日带下,热而不止,玉门肿痛,舌红苔薄白滑,脉左关尺弦数,右尺独滑。拟清肝止带,退肿除痛。

青蒿脑钱半　地骨皮五钱　青子芩八分　蜜炙槐米一钱　苦丁茶钱半　夏枯草三钱　生白芍五钱　四制香附钱半　左金丸七分拌二妙丸钱半

二诊(十月二十五日)　热迫带下,玉门肿痛均减,舌红无苔,六脉弦数滑均减。仿前法加减。

青蒿脑三钱　淡竹叶二钱　春砂壳八分　地骨皮五钱　蜜炙榆米八分　四制香附钱半　女贞子三钱　川黄草三钱　淡竹叶二钱　戊己丸钱半拌二妙丸钱半

> **按**　外阴为肝之经脉所过,其病变大多与肝有关;带下病乃带脉之伤,多由脾气之虚、肝气之郁、湿气之侵、热气之逼所致。本例罹患阴肿、带下两种病证,皆由肝热下迫所致,因此治疗以清肝止带,退肿除痛为法,药后诸症俱减。

案42　产后伏热少腹块疼案

吴右,43岁,中正弄。

初诊(一月八日)　产后伏热,始恶寒继则但热不寒,身痛少腹块疼,夜不安寐,舌苔黄厚而腻,脉右浮洪搏数,左弦搏数。最防热盛动风,拟清营泄热,通络止痛。

苏丹参二钱　益母草三钱　络石藤三钱　宽筋草三钱　东白薇三钱　生藕肉二两　玳玳花十朵　甘松七分　真琥珀五分拌辰砂八分　滑石四钱

二诊(一月九日)　面肿已退,身热筋痛及少腹痛均减,惟头晕刺痛,耳鸣心跳,夜虽寐而多梦,小便热,恶露仍行,舌苔退薄,脉右浮洪已退,尚兼弦数。拟潜肝止痛,安神镇心。

石决明一两　滁菊花二钱　苏丹参二钱　甘松七分　茺蔚子三钱　生藕肉二两　玳玳花十朵　灯心三帚　东白薇三钱　桑麻丸三钱拌辰砂八分滑石四钱

三诊(一月十日)　头晕刺痛,耳鸣心跳及少腹痛均已渐减,惟血火伏热未清,唇红而肿,上颚亦然,夜寐多梦,恶露未净,舌如前,脉左弦数,右浮弦数。仿前法加减。

石决明一两　池菊花二钱　生白芍三钱　抱木茯神三钱　生藕肉二两　玫瑰瓣三朵　东白薇三钱　甘松七分　桑麻丸三钱拌益元散三钱　辰砂染灯心二十支

案43　妊娠伏热肝阳上冲案

王右,27岁,柔遁弄。

初诊(一月八日)　妊娠伏热,肝阳上冲,善吐黏涎,夜不安寐,便闭两旬有余,溺短热,舌紫赤扪之干,脉左浮滑搏数,右浮滑数。拟清肝络以安冲,增胃液以润燥。

羚角片一钱　石决明八钱　珍珠母六钱　淡竹茹三钱　鲜铁斛三钱　东白薇三钱　青箬叶三钱　鸭梨肉二两

先用淡海蜇四两,大地栗四个,煎汤代水煎药。

二诊(一月十日)　肝阳上冲略减,呕吐亦渐少,大便仍闭,间有嗳气,夜尚少寐,舌边润中仍红燥,脉左弦滑搏数,右寸浮滑数。议仿前加减。

羚角片八分　石决明八钱　珍珠母八钱　鲜生地八钱　鲜石斛四钱　淡竹茹三钱　松子仁三钱　鸭梨肉二两　真狗宝二分

先用淡海蜇四两,大地栗四个,煎汤代水。

案44　肝阳犯胃冲脑案

王右,24岁,海宁。

初诊(一月十三日)　肝阳犯胃,脘痛吐水,冲脑则头晕而痛,下逼则白带淋漓,舌红苔无,脉右寸搏数关尺虚弱。惟经停四月防孕,拟柔肝平脑,育阴固带。

石决明一两　滁菊花二钱　牡蛎粉三钱　制香附二钱　乌贼骨三钱　生白芍三钱　东白薇三钱　淡竹茹三钱　甘松七分　桑麻丸三钱拌磁朱丸三钱

二诊(一月十八日)　头痛虽除,肝风未平,头目晕眩,四肢无力,胃气不健,带下仍流,舌嫩红无苔,脉弦软左尺滑。仿前法加减为治。

石决明八钱　黄甘菊二钱　茯神木四钱　生白芍三钱　淡竹茹三钱　新会皮钱半　川黄草三钱　金橘脯二枚　桑麻丸三钱(包)拌牡蛎粉三钱

案45　肝阳犯胃脘痛带下案

徐右,29岁,海宁。

初诊(一月十三日)　肝阳犯胃,脘痛时止时发,痛连腰,带下,胸闷胃钝,舌红苔薄,脉左关尺弦滑,右关尺弦搏。拟柔肝止痛,调胃固带。

蜜炙延胡索钱半　制香附二钱　乌贼骨三钱　盐水炒白果十一颗　生明乳香五分　生白芍三钱　川楝子钱半　络石藤三钱　越鞠丸二钱拌牡蛎粉三钱

二诊(一月二十七日)　据述耳鸣腰酸,胸中仍痞,依然带下,饮食如前,舌苔白腻,脉未详。拟柔肝滋补腰固带。

化龙骨三钱　煅牡蛎三钱　怀山药四钱　带壳春砂七分　制首乌四钱　女贞子三钱　川黄草三钱　南芡实四钱　盐水炒沙苑子三钱　盐水炒白果十一颗

案46　痰瘀寒凝停经案

罗右,26岁,皋埠。

初诊(二月三日)　片红花六分　光桃仁三钱　归须钱半　带壳春砂八分　青木香八分　新会皮钱半　泽兰三钱　地鳖虫三只　川桂枝五分拌益元散二钱

二诊　经停四月,手足均冷,咳嗽白痰甚多,间有白淋如珠,苔白而滑,脉弦数。拟温通经络,参以消痰。

全当归二钱　光桃仁三钱　地鳖虫三只　甘松七分　片红花五分　茺蔚子三钱　玫瑰瓣三朵　泽兰二钱　川桂枝五分拌益元散三钱

案47　肝郁血虚案

陈右,30岁,八字桥。

初诊(十二月二十日)　内伤肝郁,病已有年,血虚生热,血热生风,头晕干咳,心跳胁痛,胸闷胃钝,动则自汗,咳痰白黏而厚,经水血停伴带下常流,前日晕厥一次,舌淡红无华,苔薄滑,脉右浮弦滑搏,左弦小数。治以柔肝熄风,摄纳冲任。

珍珠母八钱　石决明六钱　龟甲心四钱　生白芍三钱　东白薇二钱　川黄草三钱　白池菊二钱　明天麻钱半　淡竹茹三钱　建兰叶三片　金橘脯九枚

案48　肝风痉厥案

周右,40岁,监狱署。

初诊(十二月八日)　肝风上翔,挟痰壅气冲激脑经,陡然痉厥,症因经水淋漓,腹痛胸闷,口噤不语,脉右浮滑,左沉弦涩。拟柔肝熄风,顺气开痰以急救之。

珍珠母一两钱　石决明一两　桑麻丸三钱拌磁朱丸五钱　真新绛钱半　东白薇三钱　鲜石菖蒲一钱　远志肉一钱　双钩藤四钱　老竺黄二钱　厥症返魂丹两颗

案49　肝络伏热经后受风案

杜右,31岁,下大路,如意衙口。

初诊(一月二日)　肝络先有伏热,继因经后受风,月经即少,右少腹痛甚,居中有块,便泄溺热,面赤舌红,苔中淡黄腻,脉左弦涩,右弦滞。拟通络止痛,清肝化瘀。

生玄胡钱半(打)　生明乳香五分　左金丸七分拌辰砂八分　滑石四钱　生赤芍二钱　川楝子钱半　藏红花四分　紫葳花二钱　生藕肉二两　紫降香一钱

案50　产后血虚案

王右,19岁,东咸欢河沿。

初诊(十二月九日)　产后血虚,尚未复原,心跳胆怯,神虚怕烦,夜尚少寐,舌淡红胖嫩,脉虚弱,左甚于右。拟养血镇心,安神调胃。

白归身钱半　炒生地三钱　生炒白芍各钱半　抱木茯神三钱　青龙齿三钱柏仁二钱　川黄草四钱　新会白八分　小津枣三枚　金橘脯两枚

按　本案产后尚未复原,症见心跳胆怯,神虚怕烦,夜尚少寐,此去血过多,血室空虚,心神失养之候。舌淡红,脉虚弱更为血少之征象。心为一身之主,得血则安,故以当归、白芍养血和血,生地、川黄草益阴生津,茯神、龙齿、柏仁宁心安神,小津枣、金橘脯扶正补虚,新会皮行气健脾,调中开胃,使全方补虚而无太滞之患,多服当宜。十味温胆汤亦可采用。

案51　血郁经停案

沈右,20岁,小皋埠。

初诊(十月二十五日,补录)　经停五月,小腹时或胀痛,胃口如常,苔腻微黄,脉右搏数,左弦涩。拟养血调经。

制香附二钱　苏丹参三钱　茺蔚子三钱　泽兰二钱　归须钱半　赤芍三钱广郁金三钱　紫葳花三钱　白芷一钱　甘松七分

案52　血瘀经迟案

何右,19岁,钟家湾。

初诊(十月一日)　经来按月趱迟,现来色红带紫且有块,少腹胀痛,带下,苔白腻,脉右弦滑,左弦滞。拟调经止痛。

制香附二钱　苏丹参三钱　当归须二钱　蜜炙延胡索钱半　生明乳香七分炒橘核三钱　藏红花五分　益母草三钱　泽兰二钱　甘松七分

案53　血瘀化风经停案

金女,20岁,乌闸。

初诊(十月二日)　室女经停五月,心跳头晕,舌红胖嫩,脉左浮弦数,右沉缓,此血瘀化风之候。拟活络通瘀,柔肝熄风。

香附二钱　丹参三钱　桑麻丸三钱拌磁朱丸五钱　石决明一两　生鳖甲四钱　墨鱼骨三钱　茜草根八分　泽兰二钱　白薇三钱

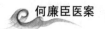

案54 子宫积瘀夹湿热经迟案

李右,21岁,圆通寺前。

初诊(十月三日) 子宫积瘀,经来延迟,色都紫,腹腰痛,现挟湿热,口淡胃钝,头痛胸闷,苔薄腻,脉弦涩。祛湿开胃为君,佐以化瘀。

佩兰叶二钱　淡竹叶二钱　越鞠丸三钱拌滑石四钱　查肉三钱　鸡金二钱　赤苓三钱　泽兰二钱　络石藤三钱　广郁金三钱　池菊二钱

案55 血虚肝旺经来甚少案

陈右,39岁,试弄。

初诊(十月八日) 血虚肝旺,经来甚少,色紫带黑,腰脊酸痛,口干,舌红嫩微干,脉左弦小数,右弦软。拟养血柔肝以滋冲任。

大生地一斤　生白芍八两　熟玉竹二两　制首乌八两　女贞子一两　黄甘菊三两　甘杞子二两　东白薇一两　络石藤四两　葡萄干四两　制香附二两　雅李肉八两　陈阿胶二两　龟板胶二两　块冰糖一斤　大黑枣一斤

案56 血虚肝风带多案

周右,42岁,城隍庙前。

初诊(三月一日) 血虚生热,肝风上翔,头目晕眩,夜不安寐,腰痛带多,胃钝腹痛,舌淡红,脉左浮弦,右软弱带滑。柔肝熄风,止痛固带。

石决明一两　天麻钱半　安神丸三钱拌牡蛎粉四钱　络石藤三钱　丝瓜络三钱　生薏苡仁三钱　新会白一钱　瓜蒌皮三钱　川楝子钱半

案57 肝气内郁脘满串胁案

赵右,29岁,香粉弄。

初诊(三月六日) 肝气内郁,脘满串胁,少腹刺痛,经行趱迟,舌淡红无苔,脉弦小而涩。拟调气疏肝,活络止痛。

香附二钱　苏叶梗钱半　郁金三钱　蜜炙延胡索钱半　生明乳香七分　青蒿脑钱半　丝瓜络三钱　络石藤三钱　泽兰二钱　甘松七分

案58 冲任虚热经行色紫趱前案

徐右,21岁,府直街。

初诊(三月四日) 经行色紫趱前,或腰腹串痛或不痛,舌淡红脱液,脉弦小兼数。此冲任虚热之候,拟养血调经,佐以清肝。

生地三钱　白芍二钱　当归身钱半　紫葳花二钱　桑叶二钱　牡丹皮钱半

香附二钱　丹参三钱　络石藤二钱　甘松七分

> **按**　此案月事趱前,经行色紫,舌红脱液,脉小兼数,皆冲任虚热之候,因相火过盛迫血妄行,周期未届而先至。治用养血调经为主,佐以清肝通络,方中主药牡丹皮凉血,治血中之火,生地滋阴,清骨中之热。《傅青主女科》之两地汤善治阴虚血热、月经先期,亦可仿其意而用之。

案59　血热血崩案

某右。

血崩因于血热者,此方主之。

鲜生地一两拌捣广郁金三钱　侧柏叶炭二钱　白头翁三钱　醋炒大黄五分醋炒川芎五分　地榆炭三钱　血见愁四钱　鲜茅根二两　血余炭五分　妇科黑神丸两颗约四分

> **按**　盖冲为血海,若血海热盛,势必迫血妄行而成崩。《丹溪心法附余》提出治崩三法"初用止血以塞其流,中用清热凉血以澄其源,末用补血以复其旧",本案即属塞流止崩为治。方中大黄、川芎寓动于静,使止血而不留瘀。

案60　肝亢血虚头晕耳鸣案

余右,17岁,南门头。

初诊(二月十四日)　头晕耳鸣,背寒心跳,腹痛经行过期,舌淡红,脉右浮弦,左弦涩。拟养血熄风,柔肝宁心。

归身二钱　白芍三钱　桑麻丸三钱拌磁朱丸五钱　络石藤三钱　川断二钱辰茯神四钱　柏子仁三钱　制香附二钱　苏叶梗钱半

二诊(二月十六日)　头晕心跳均减,惟形寒身热,头痛胸闷,胃钝腰痛,舌红燥,脉左浮数,右浮弦。仿前法加减。

桑叶二钱　菊花二钱　左金丸七分拌辰砂八分　滑石四钱　郁金三钱　蒌皮二钱　络石藤三钱　淡竹茹三钱　焦山栀三钱　淡豆豉三钱

案61　经行斗气心腹痛案

朱右,21岁,中正弄。

初诊(三月二十一日)　经行斗气,即心腹痛,带下,粪前便血,苔黄薄腻,脉弦涩。拟达郁调经,宁络止痛。

香附二钱　丹参三钱　脏连丸八分拌越鞠丸三钱　川芎炭七分　金银花炭二钱　络石藤三钱　川楝子钱半　血见愁四钱　煅牡蛎四钱

二诊(三月二十三日)　带下已减,腹仍痛,粪前便血依然,舌苔退薄转红,脉

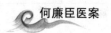

弦软,左兼数。仿前法注重除痛止血。

荆芥炭钱半　金银花炭二钱　脏连丸八分拌越鞠丸三钱　生明乳香七分　紫降香一钱　生白芍三钱　清炙草五分　血见愁四钱　茜草根钱半

案62　经血内阻少腹连腰胀满案

王右,38岁,水澄桥。

初诊(四月六日)　经血内阻,少腹连腰胀满不舒,胸闷善呕,苔腻白厚,脉弦滞,左关尺尤甚。拟宣中导下,顺气宽膨。

小枳实钱半　薄川朴一钱　苏叶梗钱半　制香附二钱　广郁金三钱　络石藤三钱　泽兰二钱　甘松七分　藏红花三分　姜炒竹茹钱半　竹沥半夏钱半　瓜蒌皮三钱

二诊(四月七日)　头痛胸闷,少腹连腰胀满,大便仍闭,心泛发摇,苔尚厚腻,脉左弦滞。仿前法注重开降。

苏薄荷四钱　白池菊二钱　左金丸八分拌木香槟榔丸三钱　小枳实钱半　青泻叶五分　制香附二钱　广郁金三钱　泽兰二钱　甘松七分

案63　产后两旬陡然瘀血大行案

许右,35岁,南池。

初诊(四月四日)　产后两旬有块,陡然瘀血大行,以致腰腿筋脉拘痛,现因湿热阻中,口淡胃钝,舌苔薄腻,脉右弦滞,左弱。治以养血通络,化湿泄热。

全当归钱半　络石藤三钱　越鞠丸二钱拌飞滑石四钱　淡竹茹三钱　丝瓜络三钱　广橘络一钱　汉防己钱半　蜜炙甘松七分　生明乳香七分

二诊(四月十三日)　产后将近满月,恶露下行多而色紫,冲任伏热未净,或夜间发热,或日间亦发热,少腹连腰滞痛,带下,溺热,便溏不畅,苔薄腻微黄,脉左关尺弦数,右弦滞。拟清透伏热,活络止痛。

东蒿脑钱半　东白薇四钱　脾约丸三钱拌碧玉散三钱　紫葳花三钱　益母草四钱　真新绛钱半　归须一钱　络石藤三钱　甘松七分

案64　痉瘛厥醒后一身筋脉酸痛案

周右,40岁,古贡院门。

初诊(十二月九日)　痉瘛厥醒之后,尚觉头晕心跳,一身筋脉酸痛,两腰亦然,下部走红如前,舌苔微黄而滑,脉左弦数,右软滑。仍防小产之兆,拟柔肝熄风,止痛宁络为君,佐以化痰。

珍珠母一两　青龙齿三钱　石决明一两　生白芍三钱　东白薇三钱　淡竹茹三钱　络石藤三钱　宽筋草三钱　丝瓜络三钱　桑叶二钱　甘松七分

案65　血虚生热经行趱前案

何右,42岁,八士桥。

初诊(三月二十三日)　血虚生热,肝风上翔,头目晕眩,经行趱前,舌淡红无苔,脉左弦大,右虚弦。拟柔肝熄风。

左牡蛎四钱　池菊花二钱　明天麻钱半　细生地三钱　生白芍三钱　石决明一两　珍珠母六钱　东白薇四钱　桑麻丸三钱　川黄草三钱

案66　气虚下陷阴挺案

陈右,54岁,余姚周巷。

初诊(四月二十日)　气虚下陷,每于乏力时辄有阴挺,发现溺带血水,色红兼紫,口淡或咸,舌淡红,脉软微弦。治以提补收敛,兼清瘀热。

老东参一钱　毛西参一钱　生黄芪一钱　新会白一钱　升麻五分　白薇钱半　败酱草三钱　带壳春砂八分　棉花根二两　鲜茅根二两

案67　经将来时心泛干呕案

潘右,39岁,秋潭。

初诊(三月二十三日)　经行对月,惟来时腰腹疼痛较前减少,将来时心泛干呕,舌淡红润,脉弦软。疏肝调经以除痛。

制香附二钱　苏丹参二钱　生白芍三钱　细生地三钱　清炙草四分　粉丹皮钱半　紫葳花二钱　茺蔚子三钱　络石藤三钱　甘松七分

案68　子宫积瘀少腹下坠案

高右,40岁,西郭。

初诊(三月十九日)　子宫积瘀,经行色紫有块,腰痛,少腹下坠,苔黄薄腻,脉两关尺弦滑。拟活血调经。

全当归二钱　生白芍三钱　苏丹参三钱　制香附二钱　丝瓜络三钱　络石藤三钱　川柴胡八分　茺蔚子二钱　赤芍三钱　甘松七分

案69　少腹结瘕冲动气冲案

孙右,29岁,王衙弄。

初诊(六月十三日)　少腹结瘕,冲动气冲,心跳胃钝,坐起头晕,腹中灼热,舌绛。两①脉皆弦数,左关尺按之涩,此仲景所谓血痹虚劳也。拟潜镇泄化,平

---

① 两:原作"起",按文义改。

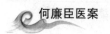

肝阳以通积瘀。

石决明一两　珍珠母一两　广郁金三钱拌捣鲜生地一两　生赤白芍各三钱　东白薇三钱　紫葳花四钱　真猩绛二钱

先用鲜茅根二两,生藕肉二两,路路通七个,煎汤代水。

二诊(六月十五日)　诊症如前,舌仍绛,中心干,芒刺减少,眼眶陷,视物模糊,遗溺不知,溺短热,脉仍弦数。前法进一筹。

珍珠母一两　石决明一两　广郁金三钱拌捣鲜生地一两　鲜石斛四钱　毛西参钱半　东白薇三钱　肥知母四钱

先用鲜茅根二两,西瓜翠衣二两,生藕肉二两,煎代水。

三诊(六月十九日)　冲脉积瘀,愈积愈多,直至胃部中脘以上,便秘旬余,但用扬汤止沸,不若釜底抽薪,犹可希望侥幸于什一,舌绛稍润,中后起黄腻苔,脉弦数而涩,沉部亦然。急急通瘀下降为君,参以顾护阴液,仿前攻补兼施之法。

生鳖甲五钱　光桃仁十粒　玄明粉一钱拌炒地鳖虫三只　荆三棱钱半拌捣鲜生地八钱　夜明砂二钱　生怀牛膝五钱　真毛西参二钱　生白芍一两　蜜炙延胡索钱半　紫降香八分

四诊(六月二十一日)　冲脉积瘀约减半,寸跳动之势亦减,血瘕依然,溺仍短热,惟舌绛转红,扪之润,苔腻渐退,脉仍弦数,搏指涩象已减,仿前法加减。

荆三棱钱半拌捣鲜生地一两　夜明砂三钱拌天花粉三钱　玄明粉钱半拌炒地鳖虫三只　生鳖甲五钱　光桃仁十粒　藏红花八分

先用鲜茅根二两,西瓜翠衣三两,生藕肉三两,煎汤代水。

五诊(六月二十四日)　冲动又复,夜间仍呕黏涎,口苦而干,便秘三四日,头痛脘疼,溺短热或自流,舌色又绛而干,脉两关尺又转弦数,左甚于右。仿前法进一筹。

瓜蒌仁六钱　代赭石六钱　大黄䗪虫丸三钱拌鳖甲煎丸钱半　海蛤壳一两　石决明一两　鲜生地四两(拌汁)　广郁金七枚(拌汁)

先用杜牛膝二两,生怀牛膝八钱,金戒指二个,煎汤代水。

六诊(六月二十六日)　冲动如前,脘痛呕涎,血瘕仍硬,惟较前略短,耳鸣似聋,或头痛,舌绛边润,中心带紫,脉两关尺仍弦数。仿前法加减。

代赭石六钱　生鳖甲五钱　大黄䗪虫丸三钱拌磁朱丸六钱　京三棱钱半　东白薇三钱　鲜生地汁四瓢羹　广郁金二小瓢

先用杜牛膝二两,生怀牛膝八钱,金戒指二个,煎汤代水。

七诊(六月二十八日)　冲仍动而胀大,少腹瘕结渐转狭长,腹中不舒,仍呕黏涎,便黑甚少,溺短黄热,舌绛渐淡,中起白腻苔,脉仍弦数,按之搏指。瘀血渐有动机,乘势而利导之,仿桃仁承气汤加减。

光桃仁十五粒　生大黄钱半　玄明粉二钱拌炒地鳖虫五只　代赭石六钱

鸡金二钱　鲜生地汁四瓢　紫降香汁二小瓢

先用紫石英二两，杜牛膝二两，生怀牛膝二两，煎汤代水。

八诊(七月三日)　瘀血化火，头身脘腹皆热，冲脉及癥按之灼手，大便终闭，下脘不通，必反乎上，此呕绿水，胆汁之源流也。舌绛而燥，脉仍弦数。病势已达极点，勉拟两方以救之。

鲜生地汁半汤碗(重汤炖温，趁热和入金汁水一两)　鸡子白二枚　玄明粉三钱(开水冲烊顿服)

案70　肝阳头晕心跳案

吴右，35岁，樊江。

初诊(四月二十五日)　原病案缺。

左牡蛎四钱　青龙齿三钱　桑麻丸三钱拌磁朱丸四钱　生白芍三钱　东白薇三钱　广郁金三钱　生鸡金二钱　宣木瓜一钱　连芽桑枝二尺

二诊(四月二十九日)　头晕已减，惟心跳耳鸣，胃不甚健，舌苔薄腻，经水复来，脉左弦滑，右浮大。拟潜镇摄纳。

左牡蛎四钱　青龙齿三钱　孔圣枕中丹四钱拌磁朱丸五钱　苏丹参三钱　紫葳花二钱　柏子仁三钱　紫石英四钱　茯神木四钱　辰砂染灯心二十支

三诊(五月四日)　经水已净，带亦不来，心跳耳鸣较前略减，夜眠欠安，或有乱梦，胃气不健，苔白薄腻，脉右浮弦带滞，左浮转虚数。潜镇熄化。

左牡蛎四钱　青龙齿三钱　孔圣枕中丹四钱拌磁朱丸六钱　珍珠母八钱　石决明六钱　生薏苡仁四钱　生鸡金二钱　络石藤三钱　广橘白络各七分

四诊(五月七日)　胃气少健，夜寐略安，惟心跳耳鸣如前，肢懈无力，苔薄淡黄，脉同前。仿前法加减。

左牡蛎四钱　青龙齿三钱　孔圣枕中丹四钱拌磁朱丸六钱　珍珠母八钱　墨鱼骨三钱　辰茯神四钱　柏子仁三钱　川黄草三钱　生鸡金二钱

案71　热结血室午后身热案

陈右，33岁，雷王殿内。

初诊(六月二十一日)　(其初二在时症后五六页)热结血室，病已两月有余，下午身热，至天明稍减，少腹仍然灼热，溺极短热数，便秘两日，舌红苔白腻微黄，脉仍弦数，按之涩而沉实，最防血液逼干，陡然风动。

光桃仁十粒　生大黄一钱(酒炒)　生大黄一钱(醋炒)　东白薇三钱　青蒿脑钱半　鲜生地六钱　夜明砂三钱拌辰砂一钱　滑石六钱

先用鲜茅根二两，生藕肉二两，灯心五帚，煎汤代水。

二诊(六月二十一日)　大便先溏后泻，皆热，溺亦渐利，热势大减，腹中冲动

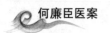

渐缓,胃亦渐动,舌苔后根白腻,六脉弦数均减。惟肝络瘀热未净,清肝通瘀为治。

当归须一钱　真新绛钱半　旋覆花二钱拌辰砂八分　滑石四钱　冬桑叶二钱　粉丹皮钱半　净楂肉三钱　泽兰二钱

先用鲜茅根二两,生藕肉二两,灯心五帚,煎汤代水。

三诊(六月二十三日)　胸脘热退,惟血室之中尚有络热未清,头部微热,溺亦仍热,舌淡红润,脉右软弱,左尚弦数。仿前法注重通络。

桑叶二钱　粉丹皮钱半　真琥珀四分拌研飞滑石四钱　真新绛钱半　鲜生地四钱　归须一钱　丝瓜络三钱

先用鲜茅根二两,生藕肉二两,灯心五帚,煎汤代水。

四诊(六月二十四日)　交下午头部少腹尚欲发热,余时皆凉,冲脉已静,溺尚短热,脉舌同前。仿前法进一筹。

羚角片八分　桑叶二钱　辰砂七分拌飞滑石四钱　生地五钱　新绛钱半　藏红花三分拌丝瓜络三钱　粉丹皮钱半

仍如前三味,煎汤代水。

五诊(六月二十五日)　肝络瘀热较前轻减,惟溺尚短热,头部少腹亦微热,舌淡红润,脉两关尺弦数均减。拟肃清血室以安心神。

羚角八分　桑叶二钱　鲜生地五钱　牡丹皮钱半　新绛钱半　益元散三钱　藏红花三分拌丝瓜络三钱　北沙参三钱

仍如前三味,煎汤代水。

六诊(六月二十六日)　血室已清,头部、少腹热势已净,溺亦不热,胃能纳粥一碗,惟气虚无力,舌苔淡红薄白,脉软细无力。治以圣愈汤加减,滋养气血以善其后。

人参须七分　提麦冬一钱　北沙参三钱　白归身一钱　细生地三钱　生白芍三钱　川黄草三钱　抱木茯神三钱

仍如前三味,煎汤代水。

七诊(六月二十八日)　补养虽投而肝脾不和,脾失健运,故便涩满不舒,左少腹微痛,脉弦软,舌淡红润。仿前法参以调和脾肝。

人参须一钱　生白芍四钱　辰茯神四钱　当归须一钱　细生地二钱　生鸡金二钱　鲜荷叶一钱拌炒谷芽钱半　香附二钱　带壳春砂八分

八诊(七月一日)　胃气虽动,脾失健运,气机不畅,腹胀不舒,嗳气不出,舌淡红,后根起白水泡苔,六脉软细无力,按之略滞。拟温补脾胃,宣气宽中。

广木香六分　带壳春砂八分　姜半夏钱半　炒广皮一钱　浙苓三钱　卷朴一钱　鲜荷叶一钱拌炒谷芽钱半　腹皮钱半　玫瑰瓣三朵

九诊(七月九日)　冲任失调,带脉不和,皆属病后应有之事,舌淡红润,脉软弱而缓,左弦软。拟调理冲任兼固带。

归身钱半　白芍二钱　清炙草四分　广橘络白各七分　杜仲二钱　川断二钱　制香附二钱　带壳春砂七分　川黄草三钱　玫瑰瓣三朵

十诊(七月二十八日)　肝络伏热,冲肺则喉痒痰嗽,下逼则腹灼走白,舌红润,苔微黄,脉左关、尺弦数右寸、关滑。清肝保肺,参以止带。

桑叶二钱　粉丹皮钱半　戊己丸钱半拌海蛤粉三钱　白头翁三钱　白薇四钱　安南子三枚　真柿霜钱半

先用鲜茅根二两,生藕肉二两,丝瓜皮二两,灯心五帚,煎汤代水。

按　大黄苦能泻火,寒能清热,性善行走而入血分,始载于《神农本草经》,《千金方》称其为锦纹(大黄)。《本草纲目》云:"大黄,乃足太阴、手足阳明、手足厥阴五经血分之药,凡病在五经血分者,宜用之。"可见其厥功专于血分矣。该案初诊热之结于血中,阳邪伏于阴中,留而不去,故病已两月余,午后身热仍甚,遂以酒炒、醋炒大黄同用以逐之,药证相对,热势大减。

案72　血虚肝旺经期或停或后案

孙右,柯桥。

初诊(十月十五日)　血虚肝旺,经期或停或后,喉痒干咳,腰酸痛,舌淡白,苔薄腻,脉软弱。拟养血柔肝,潜阳纳冲。

陈阿胶一钱　生白芍三钱　清炙草五分　石决明六钱　白归身钱半　茺蔚子三钱　络石藤三钱　杜仲二钱　紫石英四钱　带壳砂仁六分

二诊(十月十八日)　血虚肝旺,阴络积瘀,经来时觉腰腹串痛,现在冲气上冲,咽痒干咳,脉舌同前。仿前法加减。

沙苑子三钱　玄参三钱　海蛤壳六钱　石决明一两　生白芍三钱　炙草八分　陈阿胶一钱　鸡子白一枚　蜜枣二枚　真柿霜钱半

案73　暑湿夹食经停三月防孕案

某。

暑湿夹食,咳血已止,痰嗽未除,身微热,口苦,苔厚,脉右寸关滑数,左关尺亦滑。经停三月防孕,治以轻清消化。

冬桑叶二钱　淡竹茹二钱　新会皮钱半　小川连六分　苏叶梗一钱　杜藿梗二钱　佩兰叶二钱　淡竹叶二钱

先用鲜冬瓜皮子四两,桑梗三两,二味煎汤代水。

案74　胎漏案

杜右。

经停四月,胎漏紫红,两腰微觉酸痛,舌淡红,苔薄白,左关尺弦滑。凭脉断

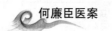

证,梦熊有兆①,防胎不稳。治以宁络止红,以安胎气。

　　毛西参一钱　淡竹茹二钱　血见愁四钱　陈阿胶一钱(另烊炖冲)　生白芍三钱　丝瓜络三钱　川黄草三钱　宜男草②三钱　新会白一钱　春砂壳八分

案75　产后卫虚自汗案

　　陈右,43岁,上虞。

　　产后血液两亏,虚寒虚热,筋脉痉挛,卫虚自汗,舌色淡红苔微黄,六脉软弱左微弦,此由血不养筋,肝风内动,营卫不和之虚症也,治以小建中汤参以青蒿鳖甲。

　　桂枝木五分　白归身钱半　生白芍三钱　清炙草四分　青蒿脑一钱　炙鳖甲三钱　制首乌三钱　生芪皮八分　嫩□姜八分　小京枣三钱　饴糖三钱　新会白一钱

　　按　产后自汗多因分娩时耗气伤阴,卫阳不固所致。是患更兼血不养筋,肝风内动,见筋脉痉挛等症。治用小建中汤益阴和阳,参以青蒿、鳖甲滋阴潜阳,首乌、生芪补气养血,新会白理气健胃。然小建中汤的使用禁忌,实热、阴虚火旺及痰湿内盛者则非所宜,临证之际,自当留意。

案76　产后便血案

　　平安姑娘,20岁,本所。

　　产后粪前便血,腹微痛,约三日便一次,溺微热,舌淡红,拟坚肠止痛。

　　白头翁钱半　川楝子钱半　脏连六味丸四钱拌血余炭八分　生白芍四钱地榆炭二钱　炒槐米钱半　白僵蚕钱半　乌梅炭三分　甘松七分

　　按　本例产后便血,大便约三日一次,当是因肛裂或痔疮所致,中医治之多以清热除湿,凉血止血为主要原则,且不失为快速有效的止血方法,必要时还可配合中医坐浴以增强疗效。

案77　湿热阻中兼经行即止案

　　徐右,41岁,西埠徐。

　　初诊　湿热阻中,经水适来,因冷即止,小腹胀满,苔白腻,脉右滞,左弦涩。治以芳淡疏利。

　　杜藿梗三钱　卷川朴一钱　归须二钱　光桃仁十四粒　藏红花六分　地鳖虫三只　泽兰三钱　生延胡索钱半(打)　夜明砂二钱拌飞滑石四钱

---

① 　梦熊有兆:古人以梦中见熊罴为生男的征兆,后以"梦熊"作生男的颂语。这里指患者已有身孕。
② 　宜男草:萱草(忘忧草)的别名。

按　此案原为湿热阻中,适值经期,突感寒邪,引起寒湿内蕴、瘀血内滞,予芳香化湿、行气活血。

案78　身孕夹湿热案

周右,28岁,府桥。

身孕夹湿热,口燥,舌红苔灰,肢懈溺热,脉左滑搏,右浮滞沉数。治以苦辛淡法。

焦山栀二钱　西茵陈二钱　冬桑叶二钱　苏叶梗一钱　冬瓜皮三钱　青子芩钱半　淡竹叶钱半　淡竹茹二钱　佛手片二钱　滁菊花二钱

案79　孕妇湿热化泻案

宗右,25岁,酒务桥。

孕妇湿热化泻,热而不畅,溺短热,肢懈,胃钝恶心,苔腻,脉右滞,左弦。治以芳淡清化。

杜藿梗二钱　苏叶梗钱半　西茵陈三钱　扁豆衣二钱　春砂壳八分　淡竹茹二钱　丝瓜络三钱　新会白一钱　香连丸八分拌海蛤粉二钱

案80　暑湿肝风经水适来案

韩右,20岁,新河弄。

初诊　暑湿兼肝风,下午热重寒轻,头晕耳鸣,经水适来,胸闷气滞,脉右滞,左浮弦。治以芳淡清熄。

冬桑叶二浅　滁菊花二钱　广郁金三钱　益母草三钱　明天麻钱半　淡竹叶二钱　玫瑰花十朵　滑石四钱　荷花露一两(冲)　青蒿子一钱拌辰砂一钱

二诊　寒热轻减,头晕耳鸣亦除,惟肢懈胃钝,经水仍行,神烦胸闷,苔黄薄腻,脉同前。治以轻清芳淡。

广郁金三钱　益母草三钱　紫葳花三钱　玫瑰花十朵(冲)　佩兰叶二钱　淡竹叶二钱　东白薇三钱　荷花露一两(冲)　左金丸六分拌辰砂一钱滑石四钱

三诊　肝火冲肺,喉痒气咳,咯痰白黏,口燥胃钝,肢懈,经水紫赤,淋漓不止,脉右浮滑,左弦数,舌红起刺,苔微白。治以清肝止嗽。

冬桑叶二钱　滁菊花二钱　鲜大青三钱　瓜蒌皮二钱　甜杏仁三钱　川贝母钱半　益母草三钱　真绛通一钱　苏子钱半拌捣海蛤壳八钱

按　《随息居饮食谱》记载,荷花露有"清心涤暑凉营"之效。

案81　血枯经闭案

凌右。

肝肾两亏，经闭两年，腰痛带下，脉弦小微数，舌苔薄滑。此血枯经闭也。治以养血通经，滋肾固带。

白归身钱半　细生地三钱　生白芍三钱　墨鱼骨三钱　茜草根一钱　生鳖甲三钱（杵）　左牡蛎四钱（打）　川黄草三钱　南芡实四钱　甘松七分

按　该案虽仅存首诊，未知后效，但方中四乌鲗骨一藘茹丸用意较为亮眼。此方乃《黄帝内经》十三方之一，出《素问·腹中论》，用治女子血枯，经水不利，是史上记载最早的一首妇科方剂，沿用至今。方中主药乌鲗骨（即乌贼骨、海螵蛸、墨鱼骨）与藘茹（即茜草）均非传统意义上的补血之药。《本草纲目》谓："乌贼骨，厥阴血分药也，其味咸而走血也，故血枯、血瘕、经闭、崩带、下痢、疳疾，厥阴之本病也……厥阴属肝，肝主血，故诸血病皆治之。""茜根，气温行滞，味酸入肝而咸走血，专于行血活血。"配合他药，共奏调补肝肾，养血通经之功。

案82　气虚血热挟湿胎漏案

汪右，断河头。

据述胎漏或止或见，腰微痛，溺急热，舌红苔白，脉未详。此气虚血热挟湿，拟益气安胎，略佐化湿清热。

原别直一钱　毛西参钱半　淡竹茹四钱　青子芩钱半　生于术钱半　地榆炭三钱　莲蓬壳炭三钱　丝瓜络四钱　侧柏叶炭三钱　络石藤三钱

第四编
儿科医案

案1 风火喉痛案

张孩,7岁,峨嵋弄。

初诊 风火喉痛,身热唇红,舌苔黄腻,脉左弦数。治以疏风清喉。

冬桑叶二钱 苏薄荷一钱 滁菊花二钱 瓜蒌皮二钱 金银花钱半 青连翘三钱 粉重楼钱半 安南子三个 鲜万年青根钱半 竹叶二十片

复诊(四月初九) 喉痛减,身尚热,胃渐动,舌红苔薄,脉同前。仿前法加减。

冬桑叶钱半 金银花钱半 青连翘二钱 瓜蒌皮钱半 滁菊花一钱 焦山栀二钱 粉重楼钱半 鲜竹叶四片 生莱菔一两

案2 顿咳气逆案

高右孩,5岁,宣化坊。

初诊 连声顿咳,咯吐白痰,气逆鼻衄,脉①右滑数,左弦数。治以润肺降痰。

牛蒡子(杵)一钱 蜜炙苏子八分 莱菔子一钱 枳椇子三钱 冬瓜子三钱 川楝子八分 紫菀一钱 白前钱半 安南子一枚 淡竹茹二钱

案3 痰多气急案

许左孩,3岁,峨嵋山。

初诊 痰多气急,身热,舌苔白滑,脉滑数,指纹隐隐,治以顺气豁痰。

牛蒡子(杵)七分 苏子六分 莱菔子八分 冬瓜子钱半 车前子钱半 瓜

---

① 脉:原作"润",据文义改。

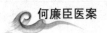

蒌皮一钱　前胡八分　白前一钱　冬桑叶一钱　蜜炙橘红五分

复诊(四月初九)　身热,咳嗽气急,便为红酱,挟有痰浊,苔腻微黄,脉浮滑数,防变痉惊。治以轻清开降。

冬桑叶一钱　光杏仁一钱　黄连丸五分拌飞滑石三钱　牛蒡子(拌)一钱　苏子八分　莱菔子一钱　瓜蒌仁(拌)二钱　橘红(盐水)三分　丝通草八分

案4　湿热夹食案

金孩,5岁,宣化坊。

初诊(四月九日)　湿热夹食,头痛身热,胃钝善呕,腹中热疼,舌红苔黄,脉弦滞。治以芳淡清化。

冬桑叶钱半　苏薄荷八分　生枳壳八分　生鸡金(杵)二钱　焦山栀二钱　西茵陈二钱　生楂肉钱半　佛手片一钱　生延胡索八分(打)　川楝子八分

案5　善食便泻案

高孩,3岁,井巷。

初诊(四月九日)　善食便泻,咳嗽烦啼,溺如米泔,身热腹硬,舌红,脉弦数。治以去积杀虫。

生鸡金(杵)一钱　净楂肉一钱　香连丸五分拌碧玉散二钱　乌梅炭三分　白僵蚕一钱　赤苓钱半　猪苓钱半　生谷芽钱半　生桑枝二尺

复诊(四月十日)　身热旬余,脘腹犹灼,弄舌,发窜,脉数舌红,防转风痉。拟泻火清热。

冬桑叶一钱　滁菊花一钱　鲜生地二钱　细木通五分　辰砂五分拌滑石二钱　淡竹叶一钱　灯心三支　桑芽二个　金银花露一两(冲)

复诊(四月十一日)　身热退,夜啼减,惟咳嗽气逆,便泄热秽,溺灼热,舌红无苔,脉右浮滑沉弱,左软弱。治以清上疏下。

桑叶二钱　杜兜铃八分　香连丸五分拌碧玉散一钱　乌梅炭二分　白僵蚕八分　白头翁钱半　生鸡金(杵)一钱　旋覆露、枇杷露各一两冲

复诊(十二日)　头热,遍发红疹且发水痘,身热大减,擎喘已止,舌淡,脉尚小数。治以清余热而消肺痰。

瓜蒌仁二钱(杵)　金银花一钱　鲜竹地①二钱　粉丹皮八分　辰砂三分拌滑石二钱(包)　淡竹地②一钱　嫩桑芽二个　青盐陈皮八分　灯心二十支

---

① 地:疑为"叶"。
② 地:疑为"叶"。

案6　连声痰嗽案

高孩,宣化坊。

初诊(四月十四日)　连声痰嗽,面赤,自大便夹痰,指纹隐隐,苔白滑,脉右小滑。治以豁痰降气。

光杏仁三粒　新会皮五分　淡竹茹八分　冬桑叶八分　白前七分　紫菀八分　滚痰丸三分拌青蛤散八分(包)

案7　暑湿化火案

沈孩,2岁,斜桥。

初诊(五月六日)　暑湿化火,身热口渴,便泄,舌苔白腻,脉数,指纹青,防变热痉。拟芳凉清透。

青蒿脑五分　青连翘钱半　冬桑叶钱半　滁菊花一钱　香连丸五分拌辰砂三分滑石二钱(包)　鲜竹叶十片　丝瓜络一支　灯心三支　嫩桑芽一个

复诊　泻已减,身仍热,口渴,夜啼,苔白腻,溺赤热,发窜,脉纹同青。仿前法加减。

青连翘钱半　青蒿脑五分　冬桑叶一钱　青子芩六分　安神丸六分拌飞滑石六钱　细木通五分　灯心三支　鲜竹叶十片　嫩桑芽一个

案8　热剧生风案

邱女,2岁,大埠头。

初诊(五月九日)　热剧生风,身热口燥,胸闷,腹灼热,手足瘛疭,角弓反张,啼叫不出,环口皆青,弄舌,脉左弦,右数,舌燥。姑拟清热熄风镇痉。

羚角片五分(先煎)　生玳瑁一钱(碎)　双钩藤钱半　冬桑叶钱半　焦山栀三钱　青子芩钱半　淡竹茹钱半　嫩桑芽一个　辰砂四分拌滑石二钱(包)　鲜竹叶十支　灯心二小帚

复诊(五月十一日)　积热动风冲脑,目瞪,手足挚瘛,面浮足冷,气逆鼻煽,舌红苔黄,脉纹俱陷。病势十分危险,姑与清脑导滞,熄风镇痉。

羚角片五分(先煎)　双钩藤钱半　明天麻钱半　辰茯神二钱　青龙齿二钱　蜣螂一对(去足翅)　鲜竹叶十片　嫩桑芽二个　生莱菔汁一瓢分冲　紫雪丹二分(药汤调下)

案9　暑湿兼风案

俞幼,3岁,大路。

初诊(五月二十四日)　暑湿兼风,身热,气急夹食,胃钝,大便极臭,溺黄热,舌红,指纹尚隐,脉滑数,防变热痉。治以轻清开泄。

冬桑叶五钱　滁菊花八分　瓜蒌皮一钱　广郁金三钱　蔻末一分拌辰砂三分滑石二钱　青连翘一钱　白前一钱　莱菔子钱半　金银花露一瓢

二诊(五月二十五日)　湿暑夹食,身热气急,胃钝,溺黄,胸腹灼热,便泄,色红黑,脉数,左指纹窜至气关。治仿前法进一筹。

冬桑叶八分　滁菊花一钱　生枳壳七分　莱菔子一钱　香连丸五分拌辰砂三分滑石二钱　全青蒿七分　青连翘一钱　枇杷露一两　金银花露一两(冲)

案10　风热夹食案

钱幼,2岁,漓渚。

初诊(五月二十六日)　风热夹食,鼻流浊涕,身腹均热,咳嗽,指纹尚在气关尺,舌苔薄腻,脉右滑,左数。治以轻清消化。

冬桑叶五钱　滁菊花五钱　保和丸钱半拌辰砂三分滑石二钱　薄荷梗七分夏枯草花一钱　瓜蒌皮一钱　青连翘一钱

先用鲜冬瓜皮二两,连芽桑枝一两半,煎汤。

案11　暑热化湿案

王孩,2岁,千金弄。

初诊(六月四日)　暑热化湿,头腹微热,溺短少,舌苔薄腻,腹微痛,脉弦。治以芳淡疏利。

佩兰叶五分　淡竹叶八分　香连丸四分拌益元散一钱　煨香使子肉二枚乌梅炭二分　净楂肉七分　炒车前钱半　扁豆花十朵　嫩桑枝五寸

案12　暑湿腹痛案

周孩,2岁,横街。

初诊(六月六日)　暑湿腹痛,下痢吐乳,腹热苔腻,脉弦数。治以苦辛通降。

淡竹茹八分　新会皮五分　枳实导滞丸钱半拌滑石二钱　青子芩六分　生鸡金八分　生莱菔汁一满钟　净白蜜一小匙

案13　久泻脱肛案

朱幼,6岁,塔子桥。

初诊(六月十一日)　久泻脱肛,大便带红,小溲短少,舌红苔薄,脉两尺虚陷,余部微数。治以升气宁络。

生葛根八分　系升麻四分　苦桔梗八分　白头翁钱半　金银花炭一钱　生

地榆钱半　扁笋尖三支　春砂壳六分　生麦芽八分　扁豆花十朵

二诊(六月十三日)　便泄脱肛,溺尚短少,脉舌同前。仿前法加减。

生于术一钱　生白芍钱半　煨防风八分　生葛根八分　川芎五分　升麻四分　白头翁钱半　苦桔梗七分　炒车前三钱　春砂壳七分

外用甲鱼头煅灰或大烟灰絮裹塞肛门。

三诊(六月十八日)　水泻一日两三次,泻即脱肛,小便渐利,苔薄滑,脉同前。治以健中升气。

老东参七分　生芪尖六分　生于术一钱　煨葛根八分　诃子炭八分　绿升麻五分　川芎五分　广木香四分　桔梗七分　扁豆衣四十朵

案14　身热便泻案

陆幼,4岁,塔子桥。

初诊(六月十四日)　身热,便或溏或泻,胃钝,舌红苔薄,脉右滞,左弦数。治以清化芳淡。

冬桑叶一钱　滁菊花一钱　保和丸三钱拌辰砂四分滑石三钱　焦山栀钱半　青连翘三钱　全青蒿钱半　佛手片六分

先用西瓜翠衣一两,竹叶二十片,煎汤代水。

二诊(六月十六日)　身热十减七八,胃气渐动,舌红转淡,脉数亦减。治以肃清余热,参以开胃。

冬桑叶一钱　滁菊花二钱　保和丸钱半拌飞滑石二钱　青连翘钱半　金银花一钱　佛手片一钱　丝通草六分　西瓜翠衣二两　鲜竹叶三十片

案15　口干身热案

刘孩,3岁,拜王桥。

口干身热,舌起糜点,便如红酱带血,脉弦数,病防转重。治以清热消疳。

金银花一钱　青连翘二钱　当归龙荟丸一钱拌碧玉散钱半　冬桑叶钱半　滁菊花钱半　瓜蒌仁四钱　制月石三分

先用碎羚角八分,西瓜翠衣一两,鲜竹叶四十片,煎汤代水。

案16　咳嗽午后热甚案

严幼,半岁,大善桥。

乳孩叠次咳嗽,身热,下午胜甚,便赤甚臭,先燥后溏,溺短少而红,舌红苔薄,指纹青紫,尚在风关,脉数。治以芳淡清透。

冬桑叶七分　滁菊花五分　青蒿子三分拌辰砂二分滑石一钱　焦山栀六分

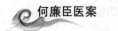

淡香豉四分　鲜竹叶十片　灯心十支　丝瓜翠衣五钱　桑梗五寸

二诊（六月二十一日）　热退咳减，溺亦渐利，便少或溏，苔退，指根隐。治以轻清和中。

冬桑叶六分　滁菊花四分　辰砂一分拌滑石一钱　淡竹茹七分　新会白五分　鲜竹叶二十片　灯心十支

案17　身热顿咳案

钱孩，5岁，漓渚。

初诊（六月二十四日）　身热顿咳，咳甚则呕吐白痰而黏，病已一月有余，舌苔白腻，脉右浮滑搏数，左弦数。仿叶氏治顿咳法。

光杏仁三钱　生薏苡仁四钱　瓜蒌仁四钱　牛蒡子一钱　葶苈子一钱　小京枣二枚

先用活水芦笋一两，鲜冬瓜皮子二两，煎汤代。

案18　暑湿夹食案

骆幼，6岁，塔子桥。

暑湿夹食，身热腹痛，便泄溺热，舌苔白腻而厚，脉右滞，左弦软。治以芳淡清化。

杜藿梗二钱　青蒿脑钱半　越鞠丸钱半拌飞滑石三钱　青连翘三钱　西茵陈三钱　生枳壳一钱　苦桔梗七分　鲜竹叶二十片　桑枝一尺

案19　暑湿兼风案

宗孩，4岁，鲤鱼楼。

初诊（七月三日）　暑湿兼风，身热痰嗽，口渴引饮，气急，间有谵语，舌苔嫩黄而滑，脉右滑数，左弦数，防变痰惊。拟宣肺降痰，清暑解热。

冬桑叶三钱　滁菊花三钱　礞石滚痰丸钱半拌辰砂五分滑石四钱　瓜蒌仁三钱　生枳壳八分　牛蒡子一钱　青连翘三钱　橘红四分　知母二钱

二诊（七月五日）　身热已减，惟痰尚多，舌苔中后黄腻，右寸独滑。拟宣肺消痰。

瓜蒌仁三钱　生枳壳八分　滚痰丸一钱拌飞滑石三钱　牛蒡子八分　广皮红四分　前胡二钱　白前一钱　安南子三枚　旋覆花露一两

三诊（七月八日）　咳痰尚多，脉舌同前。仿前法加减。

光杏仁钱半　新会皮八分　瓜蒌仁三钱　生枳壳八分　远志五分　生甘草三分　前胡二钱　桔梗六分　淡竹茹一钱　佛手片一钱

四诊（七月十一日）　痰嗽减而未除，咽间尚有痰声，苔白滑，脉右浮滑。拟除痰止嗽。

　　光杏仁钱半　　新会皮七分　　生薏苡仁二钱　　竹沥半夏一钱　　瓜蒌仁二钱
生枳壳七分　　前胡八分　　射干五分　　远志五分　　生甘草三钱

案20　颐下起核案

　　余孩，3岁，本坊。

　　初诊(七月二十六日)　颐下起核，日夜多哭，腹中痛，欲便不便，脉弦涩。拟
调胃润肠。

　　生枳壳七分　　桔梗五分　　木香槟榔丸八分拌辰砂四分滑石二钱　　肥知
母一钱　　青连翘一钱　　川楝子七分　　蜜炙延胡索七分　　炒车前钱半　　佛手
片二分

案21　积热化泻案

　　程幼，2岁，宣化坊。

　　初诊(五月六日)　积热化泻，肛门红肿，泻出片片不化，苔白微黄，指纹隐
隐。拟消积清热，利溺止泻。

　　生鸡金五分　　净楂肉五分　　香连丸三分拌益元散一钱　　丝通草五分　　炒车
前一钱　　新会皮五分　　淡竹叶五分

　　二诊(五月十二日)　泻渐减，便出片片已腐，头微热，舌苔指纹同前。仿前
法加减。

　　冬桑叶五分　　淡竹叶六分　　香连丸三分拌益元散八分　　净楂肉一钱　　炒车
前一钱　　新会皮五分

案22　脾疳案

　　俞幼，4岁，大路。

　　脾疳形瘦，腹大而坚，消化不良，肠鸣便泄，色白不化，溺短。食后抽□，舌润
无苔，脉弦数。拟健脾消疳。

　　乌梅炭二分　　胡连三分　　香连丸五分拌消疳肥儿丸钱半　　大腹皮一钱，生
鸡金二钱　　煨香使君子肉三枚　　枣儿槟榔肉钱半

案23　口疳舌烂案

　　许幼，2岁，南池。

　　口疳舌烂，便燥溺短，脉数。拟清疳止烂。

　　鲜生地四钱　　鲜石斛二钱　　淡天冬一钱　　原麦冬一钱　　胡连四分　　尿浸石
膏二钱　　制月石二钱　　真柿霜八分　　熟地露二两　　陈金汁一两半

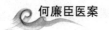

案24 头身胸腹皆热案

陶幼，3岁，静瓶庵前。

头身胸腹皆热，伤筋之处微见红肿，脉数舌红。拟轻清解热。

冬桑叶八分　池菊花五分　苏薄荷五分　青连翘一钱　金银花七分　焦山栀一钱　青葙子四钱拌滑石二钱　片黄芩六分　佛手片钱半

案25 湿疟后脾虚化胀案

俞幼，5岁，瓦窑头。

初诊(十月七日)　湿疟后脾虚化胀，腹大且硬，口渴便溏，溺黄短热，苔腻微黄，脉软滞。治以消滞退肿。

大腹皮二钱　生鸡金钱半　香连丸六分拌越鞠丸三钱　炒车前三钱　地骷髅三钱　赤芍三钱　猪苓二钱　乌梅炭肉三分　杜赤豆四钱

二诊(十月九日)　服药后大便三次，泻出姜片大虫一支，且有小虫，腹胀顿宽，寒热亦除，胃气已动，溺尚赤热，苔白腻，脉弦而滞。仿前法加减。

炒车前三钱　地骷髅三钱　香连丸四分拌滑石三钱　枣儿槟榔肉钱半　乌梅丸三分　赤苓二钱　猪苓钱半　西茵陈二钱　佛手片一钱

三诊(十月十一日)　小便渐利，腹大按之略硬，大便或溏或泻，兼或溺白，苔淡红，脉软滞。治以健脾胃兼去虫。

大腹皮钱半　地骷髅三钱　乌梅丸三分拌六一散钱半　炒车前三钱　绵茵陈钱半　干荷叶七分拌炒生谷芽钱半　生鸡金钱半(打)　甘松九分

四诊(十月十三日)　腹大或硬或软，溺赤便溏少，胃动，苔薄滑，脉软滞。治以健运脾胃佐以杀虫。

生于术一钱拌乌梅丸十五粒　扁豆花二十朵　浙茯苓二钱　新会白六分　大腹皮一钱　绵茵陈一钱　青木香五分　春砂壳七分　生鸡金二钱　杜赤豆三钱

五诊(十月十五日)　腹大减小，硬转软，小便亦利，惟大便仍溏，苔同前，脉渐流利。拟健运脾胃。

浙茯苓二钱　新会白八分　枳术丸钱半拌捣乌梅丸三分　大腹皮二钱　杜藿梗二钱　青木香五分　春砂壳七分　生鸡金二钱　杜赤豆三钱

六诊(十月十七日)　大便或溏或燥，大腹软而减小，胃口小，便如常，舌润苔薄，脉同前。仿前法加减。

杜藿梗二钱　新会白八分　枳术丸钱半拌乌梅丸三分　生薏苡仁三钱　大腹皮二钱　广木香八分　带壳春砂三分　生鸡金钱半　煨香使君子肉三枚

七诊(十月二十一日)　脾胃中气已复，大便转燥，胃气已健，小便亦利，舌淡红,脉右缓滑尤甚,左同前。调补养后。

潞党参一钱　左于术一钱　浙茯苓钱半　清炙草三钱　新会白六钱　川黄草钱半　生鸡金一钱　煨香使君子肉三枚　小京枣三枚　金橘脯九枚

八诊(十月二十五日)　脾阳不健,便溏肠鸣,腹软而大,舌苔无苔,脉软细。拟补中益气。

米炒党参一钱　炒于术一钱　浙茯苓三钱　煨肉果八分　煨木香五分　带壳春砂六分　生鸡内金钱半(打)　清炙草四分　乌梅炭二分　白僵蚕一钱

案26　面浮手足皆肿案

宗孩,3岁,酒务桥。

初诊(十月十五日)　面浮手足皆肿,咳嗽,二便清利,苔白滑,脉浮滑数。拟肃肺退肿。

光杏仁三钱　苏叶梗钱半　新会皮八分　生桑皮二钱　汉防己八分　杜赤豆二钱　冬瓜皮二钱　地骷髅二钱　紫菀三钱　六路通五个

二诊(十月十七日)　咳嗽痰壅较前渐减,胃口二便无常,舌苔薄滑,脉右浮滑,左缓。拟肃肺除痰。

冬桑叶一钱　光杏仁二钱　淡竹茹钱半　新会皮一钱　瓜蒌仁三钱　生款冬一钱　安南子二枚　金橘脯三枚　紫菀二钱　白前二钱

三诊(十月二十日)　痰嗽渐减,夜尚少寐,舌苔薄滑,脉右浮数,左浮滑。拟止嗽安神。

冬桑叶八分　甜杏仁钱半　淡竹茹一钱　辰茯神钱半　瓜蒌仁二钱　生款冬钱半　紫菀三钱　白前二钱　安南子九枚　雅李肉四片

四诊(十月二十二日)　嗽痰不出,状如顿咳,舌红苔薄滑,脉同前。仿前法加减。

甜杏仁钱半　瓜蒌仁二钱　生薏苡仁钱半　冬瓜子三钱　辰茯神二钱　新会白六分　紫菀三钱　白前二钱　生莱菔四片　雅李肉四片

案27　外感风湿案

马孩,4岁,府山后。

初诊(十月十九日)　外感风湿,形寒身热,口腻胃钝,苔薄腻,脉浮弦滞。拟辛淡疏解。

冬桑叶一钱　苏薄荷七分　苏桑枝一钱　白池菊一钱　瓜蒌皮钱半　青连翘钱半　鲜薤白两枚　鲜竹叶十片　冬瓜子二钱　佛手片八分

二诊(十月二十日)　热退身凉,口臭胃钝,大便宿垢,舌苔黄腻,脉浮滞沉数。拟清中开胃。

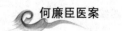

淡竹茹一钱　新会白七分　绿豆衣一钱　瓜蒌皮一钱　冬瓜子二钱　西茵陈一钱　佩兰叶五分　淡竹叶八分　嫩桑枝九尺　雅李皮二十枚

三诊(十月二十二日)　口仍臭,胃尚钝,舌起泡,便尚宿垢,脉右洪数。拟清中开胃。

肥知母钱半　金银花一钱　淡竹茹一钱　冬桑叶钱半　白池菊一钱　青连翘二钱　鲜竹叶十片　大地栗二枝　雅李皮九枚　金橘皮两颗

案28　肝疳案

姚幼,3岁,县东门。

初诊(十月二十日)　肝疳,左眼羞明,便溏而泄,舌红,脉右沉滞,左弦数。拟清肝明目,利溺止泻。

冬桑叶一钱　池菊花一钱　香连丸五分拌碧玉散钱半　炒车前二钱　绵茵陈钱半　乌梅肉二分　胡连二分　夏枯草一钱　佛手片八分

二诊(十月二十二日)　疳眼渐轻,便仍溏薄,粪色红白不一,舌红,脉沉数。仿前法加减。

冬桑叶八分　白池菊八分　香连丸四分拌碧玉散八分　天葵子二钱　夏枯草一钱　胡连二分　乌梅炭九分　生鸡金一钱(打)　净楂肉一钱

案29　久泻伤脾案

许孩,4岁,水沟营。

初诊(十月二十二日)　久泻伤脾,脾虚肠滑,便溏溺短,舌苔白滑,脉沉弱。仿钱仲阳七味白术散法。

米炒党参一钱　炒于术一钱　浙茯苓二钱　清炙草四分　煨葛根八分　煨木香五分　乌梅炭二分　白僵蚕一钱　炒六曲钱半　带壳春砂四分

二诊(十月二十六日)　便溏次数渐减,溺黄而短,胃口如常,舌色渐转红滑,脉右渐起。仿前法加减。

米炒党参一钱　炒于术一钱　浙茯苓二钱　生炒白芍各六分　清炙草三分　煨葛根八分　乌梅炭三分　炒车前二钱　川芎五分　生麦芽七分

案30　冬温化燥案

俞孩,3岁,大路。

初诊(十月二十七日)　冬温化燥,目干有眵,口渴舌干,便如红酱,溺短,脉数,右滑。润燥清肺。

冬桑叶二钱　白池菊二分　瓜蒌皮一钱　济银花八分　青连翘一钱　肥知母钱半　生莱菔一两半　李肉一两半

案31　痰壅气喘案

施幼,4 岁,塔子桥。

初诊(十月二十四日)　痰壅气喘,喉中漉漉有声,苔滑脉沉。病势颇危,急急消痰定喘,希其万一。

九制胆星五分,京川贝一钱,真猴枣二分,三味共研细末,生莱菔汁调下。

案32　瘄后余毒未净案

徐孩,4 岁,泰清里。

初诊(十二月十七日)　瘄后余毒未净,内热未清,咳痰善呕,胃钝,嘈杂,虽思食而不欲食,寐时发齄,便闭溺利。舌尖红,苔黄腻,脉右浮滑沉数,左浮滑数。拟宣气泄热,肃清余毒。

冬桑叶一钱　瓜蒌皮钱半　青连翘钱半　淡竹茹钱半　金银花一钱　绿豆衣一钱　鲜竹叶二十片　大地栗三枚　雅李皮九个　灯心二十支

二诊(十二月十八日)　表热虽解,里热未净,咳嗽痰多,胃口不开,便仍闭,溺亦少,舌红润,苔退薄,脉右滑数,左弦数。拟清肺止嗽,化痰开胃。

冬桑叶一钱　甜杏仁钱半　瓜蒌皮钱半　淡竹茹一钱　京川贝钱半　新会白七分　紫菀三钱　白前一钱　雅李肉半枚　金橘脯九枚　灯心二十支

三诊(十二月十九日)　肺燥干咳,头微热,精神疲倦,便闭溺利,舌红无苔,脉右浮数,左弦小数。拟清燥救肺,参以开胃。

冬桑叶二钱　甜杏仁二钱　瓜蒌仁三钱　松子仁二十粒　海蛤壳四钱　安南子三枚　雅李肉一两半　生莱菔一两半　金橘脯一枚　辰砂染灯心二十支

四诊(十二月二十日)　干咳渐转痰嗽,大便昨今两次,胃气渐动,精神仍倦,舌红润,脉右滑数,左小数。治以清肺止咳参以健胃。

冬桑叶二钱　甜杏仁钱半　淡竹茹钱半　杜兜铃五钱　海蛤壳三钱　蜜炙橘红五分　雅李肉一两半　生莱菔一两　甘蔗三节　金橘脯二枚

五诊(十二月二十一日)　干咳与痰嗽相兼,胃气渐动,二便亦利,舌红渐淡,舌有细刺,脉右浮滑,左微数。仿前法加减。

冬桑叶一钱　甜杏仁钱半　蜜炙橘红五分　瓜蒌仁二钱　京川贝一钱　杜兜铃五分　安南子九枚　金橘脯二枚　生莱菔一两　雅李肉一两

六诊(十二月二十三日)　嗽减大半,尚有干咳,胃气已动,二便均利,脉右浮滑,左数已减。拟润肺化痰,开胃复原。

冬桑叶一钱　甜杏仁钱半　蜜炙橘红五分　瓜蒌仁二钱　京川贝钱半　款冬花钱半　紫菀二钱　金橘脯九枚　生萝卜一两　雅李肉一两　甘蔗两节

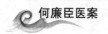

案33　发痦案

徐官官,3岁,泰清里。

初诊(一月二日)　发痦约有三日,渐透渐回,身热气急,便泄而热,口干溺少,舌红,脉两寸滑数,余部小数。拟轻清开透,泻热化痰。

苏薄荷五分　青连翘一钱　牛蒡子七分　丝通草八分　瓜蒌皮八分　京川贝八分　枇杷叶露一两半　金银花露一两半　青笋叶尖三个　前胡七分

二诊(一月三日)　痦毒虽透,血热尚重,眼睑甚红,交寅卯时发热,神烦气急,舌红苔黄,脉左弦数,右弦滑。拟清肝透热,解毒宣气。

羚角片五分　鲜大青钱半　滁菊花一钱　牛蒡子八分　忍冬藤一钱　青连翘一钱　瓜蒌皮八分　京川贝一钱　青笋尖三个　灯心十支

三诊(一月四日)　大便色黑,痰从呕出,身热渐减,眼睑红色渐退,舌红亦减,脉右滑数渐退。拟肃清解热,化痰开胃。

冬桑叶八分　白池菊八分　淡竹茹一钱　前胡八分　桔梗六分　新会白八分　生萝卜一两　雅李肉一两半　金橘脯两枚　灯心十支

四诊(一月五日)　头微热,眼睑尚红,咳嗽有痰,溲仍溺白,苔淡红,脉右浮滑,左关尺弦数。拟肃肺除痰,清肝消痦。

羚角片四分　鲜大青钱半　冬桑叶一钱　白池菊一钱　瓜蒌皮一钱　京川贝一钱　生莱菔一两　雅李肉一两　大荸荠三个　金橘脯一枚

五诊(一月六日)　头热渐退,胃气已动,眼睑尚红,便红而臭夹水夹粪,溺白渐清,舌色如前,脉尚数。仿前法加减。

羚角片四分　冬桑叶八分　白池菊一钱　炒车前一钱　淡竹叶一钱　石决明三钱　碧玉散一钱　雅李肉一两　金橘脯一枚　灯心十支

六诊(一月八日)　诸诊就痊,尚有咳嗽,舌色淡红,胃气已健,脉数已除,右微滑。拟肃肺除痰,养胃和中。

冬桑叶八分　甜杏仁钱半　淡竹茹一钱　京川贝一钱　白池菊二钱　夏枯草一钱　川黄草三钱　紫菀二钱　雅李肉一两　金橘脯一枚

案34　冬温时痦案

许右,9岁,小善提弄。

初诊(十二月十四日)　冬温时痦,胸背虽已透出,而头面顶足尚未透齐,气逆咳喘,二便尚利,舌鲜红起刺,夜间口渴,昏言,脉左滑数,右弦小数。此营热大盛,肺气不畅,因痰食郁于上中二焦,治以清透营热、宣畅肺机为首要。

犀角片八分　鲜大青四钱　西紫草二钱　牛蒡子二钱　青连翘三钱　瓜蒌皮二钱　冬笋尖一钱　桑枝尖一两　淡竹油二瓢

先用活水芦笋二两,鲜茅根二两,生莱菔四两,煎汤代水。

二诊(十二月十五日)　血热蕴毒甚重,心胸前后虽已透发,头面腿足隐约不透,神昏谵语,夜甚于昼,气急喉痛,舌色紫绛且干,脉左弦数,右弦滑数。病势十分危险,急急心胃两清,透解血毒以挽救之。

犀角尖一钱　羚角片钱半　鲜生地一两　鲜大青六钱　生石膏八钱　肥知母四钱　西紫草三钱　淡竹沥两瓢　紫雪丹五分(药汤调下)

先用活水芦笋二两半,鲜茅根二两半,两味煎汤代水。

🦋 案35　胃肠积热案

宗孩,1岁,酒务桥。

初诊(十二月一日)　胃肠积热,上壅肺气,先便血继下乳积,腹痛,溺如米泔而臭,舌红起刺,口气热,脉右滑数,左弦数。最防气逆痰闭。拟宣气开上,导滞泄热,力图救济。

生枳壳六分　苦桔梗三分　瓜蒌皮八分　淡竹茹一钱　金银花炭七分　炒黄枇杷叶一钱　紫金片一分(开水烊冲)　香连丸三分拌保和丸一钱

二诊(十二月二日)　大便仍积,夹血渐减,舌上红刺略淡,两目有时上视,腹痛未除,小便尚利,脉左弦数已减,右尚滑数。仿前法加清肝熄风药。

冬桑叶七分　淡竹茹八分　十灰丸三分拌益元散八分　夏枯草六分　滁菊花五分　炒黄枇杷叶一钱　灯心十支

🦋 案36　瘄后伏热未清案

孙幼,4岁,老浒楼。

初诊(二月十七日)　时瘄后伏热未清,肝火冲肺,气升痰涌,两鼻孔煽,目无泪,口干舌燥,两太阳筋脉跳动,发夜热,脘腹按之灼手,大便或红或白或黑,小便极少,脉左关尺弦数,右寸独滑。最防液涸动风,骤变痉厥,急急清肝熄风,润燥降痰,以图救济。

羚羊片八分　石决明六钱　珍珠母六钱　海蛤壳五钱　京川贝二钱　老竺黄一钱　雅李肉汁两瓢冲　甘蔗汁一瓢　地骨皮露一两　金银花露一两　笛膜一分

二诊(二月十八日)　肝阳伏热未清,上烁肺金,搏液为痰,口唇齿根均燥,喉有痰声,便溏溺少,色黄微红,舌红微干,脉左弦数略减,右寸滑数。仍仿前法加减。

羚角片四分　珍珠母五钱　左牡蛎三钱　北沙参二钱　淡竹茹三钱　京川贝二钱　雅李汁两瓢　甘蔗汁一瓢　地骨皮露一两　枇杷叶露一两　淡秋石五分

三诊（二月二十日） 痰喘渐平，鼻孔不煽，交后半夜发热，热则气涌痰□，脐旁冲脉按之动跃振手，脉右虚弱微滑，左关尺弦数渐减。最防冲气上逆，由厥转脱，急急潜肝[①]摄纳，保护元气。

青龙齿二钱　左牡蛎三钱　东白薇钱半　生白芍三钱　北沙参三钱　珍珠母四钱　净坎气五寸　冬虫夏草一钱　雅李汁二瓢　甘蔗汁一瓢

四诊（二月二十一日） 津液虽复，肝冲未平，交寅卯时仍发热，痰涌，鼻煽，便黑溺仍少，冲脉按之仍动，舌淡润，脉同前。仿前法加减。

珍珠母四钱　左牡蛎四钱　海蛤壳四钱　龟甲心三钱　生白芍三钱东白薇三钱　净坎气五寸　北沙参四钱　雅李肉两瓢　珍珠粉九分（药汤调下）

五诊（二月二十二日） 胃肾阴亏，口舌糜腐，冲动减低，交寅卯时热冲痰升，大便溏薄，饮食不化，右浮滑弦数，左关尺弦小数。拟救阴去腐，潜肝纳冲。

鲜生地四钱　鲜石斛三钱　原麦冬钱半　淡天冬钱半　左牡蛎三钱　龟甲心三钱　陈金汁一两　熟地露一两　建兰叶三片　真猴枣一分　真柿[②]霜四分

六诊（二月二十三日） 后半夜潮渐热已减，冲动渐平，便多溺少，口糜满舌连咽，饮即欲呕，脉同前。仿前法注重泄浊。

左牡蛎四钱　珍珠母四钱　晚蚕沙三钱拌海蛤粉三钱　淡竹茹二钱　京川贝二钱　熟地露一两　陈金汁一两　制月石二分　真柿霜八分　建兰叶三片

七诊（二月二十四日） 口糜满喉，面色无神，胃肠腐败，症属不治绝症。挽虽天机，措药聊尽人事，仿甘露饮加减。

提麦冬五钱　淡天冬五钱　大生熟地各六钱　生甘草钱半　霍石斛三钱鲜枇杷叶一两　雅梨肉二两　金橘脯二枚煎露代茶　建兰叶六片

案37　瘄发而未全案

高女，4岁，柔遁弄。

初诊（十二月二十八日） 时瘄虽有三四日，尚未催齐，咳嗽气逆，身热不扬，舌红，脉浮数。拟轻清开达。

牛蒡子一钱　光杏仁钱半　青连翘钱半　瓜蒌皮一钱　前胡一钱　桔梗八分　青笋尖三个　西紫草一钱

案38　天痘内陷案

郎女，16岁，张马桥。

---

① 肝：原无，按文义加。

② 柿：原作肺，据文义改。

初诊（一月九日）　血热毒壅，天痘内陷，人昏不语，唇舌齿燥，口难下咽，脉细数。病已不治，勉拟凉血解毒，润燥透邪，希望挽回于什一。

生玳瑁三钱　鲜生地一两　老紫草二钱　瓜蒌仁五钱　肥知母四钱　玄参心五钱　雅梨汁两瓢　淡竹沥两瓢　紫雪丹五分（药汤调下）

案39　热退咳嗽痰多、胃气不健案

宗孩，5岁，鲤鱼桥。

初诊（二月二十三日）　身热已退，咳嗽痰多，胃气不健，舌苔白滑，脉右滑搏。拟顺气开痰。

光杏仁三钱　苏子一钱　新会皮一钱　竹沥半夏二钱　浙茯苓钱半　瓜蒌仁三钱　前胡钱半　桔梗八分　生薏苡仁三钱　佛手片八分

案40　冬温夹食身热咳嗽案

萧女，4岁，小坊口。

初诊（一月二十日）　冬温夹糯米食，身热咳嗽，嗳气胸闷，舌苔黄滑，脉左浮数，右浮滑。防出时痦，拟开达兼消。

广杏仁二钱　广皮红二分　薄荷七分　牛蒡子一钱　蝉衣六只　青连翘一钱　前胡一钱　桔梗六分　煨灰粽子尖一个　青蒿尖三个

案41　气咳无痰胃纳不健案

金幼，6岁，南门头。

初诊（二月二日）　气咳无痰，胃纳不健，舌苔白腻，溺如米泔，脉右浮滑，左弦数。拟宣肺利溺。

光杏仁三钱　牛蒡子钱半　瓜蒌皮钱半　鸡金一钱　竹茹钱半　新会皮一钱　前胡八分　桔梗七分　炒车前二钱　淡竹叶钱半

案42　蛔虫肠鸣水泻案

劳女，5岁，覆盆桥。

初诊（二月十五日）　素因扁虫，肠鸣水泻，每日四五次，口渴喜饮，面足浮肿，胸腹胀满，舌红苔黄，脉弦涩按之数。拟健脾坚肠，兼以安蛔。

生于术一钱　生白芍钱半　新会白七分　生鸡金钱半　胡黄连七分　粉甘草三分　乌梅安蛔丸十五粒　碧玉散钱半　广木香三分拌炒小川连四分

案43　胃肠伏热案

余幼，6岁，瓦窑头。

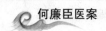
二诊（三月十一日）　泻虽大减，而胃肠伏热已从外达头身，脘腹背热，时流眼泪，胸闷嗳气，便红热臭，神烦要哭，溺长或短，舌绛红，苔滑微黄，脉左弦洪搏数，甚于右手。面上已现红点，防发时疹，乘机清透为旨要。

桑叶二钱　菊花钱半　淡竹茹钱半　前胡钱半　桔梗一钱　青连翘二钱　淡竹叶二钱　丝通一钱　鲜茅根二十支　桑枝两尺　灯心三吊

三诊（三月十二日）　时疹虽已发现，尚未透足，眼白仍红，流泪，咳嗽干呕，便红热臭或□或溏，溺①或长或短，舌红润，脉仍弦洪搏数，左甚于右。仿前法清透法以催足之。

净蝉衣三分　连翘二钱　桑叶钱半　荆芥穗钱半　前胡钱半　桔梗一钱　竹茹钱半　丝通钱半　鲜芦根二十支　桑枝二尺　灯心三吊

四诊（三月十三日）　疹已透足，头脘腹热均减，眼白尚红，眵多，心泛呕涎，口秽喷人，舌红苔白腻，便虽难而不多，溺尚利，脉浮数渐减。仿前法，参以开胃。

桑叶钱半　菊花钱半　竹茹钱半　新会白一钱　佩兰叶一钱　鲜石斛钱半　薏苡仁三钱　丝通一钱　鲜芦根二十支　桑枝二尺　青箬叶一张

五诊（三月十四日）　疹已渐回，身热大减，惟气逆咳嗽，心泛欲呕，便转溏，溺亦利，胃气动而不欲食，苔腐全退，舌色鲜红，六脉数象均减。拟和中开胃且解余毒。

淡竹茹钱半　新会白八分　鲜石斛钱半　桑叶钱半　鲜生地三钱　扁豆衣钱半　绿豆衣一钱半　薏苡仁三钱　茅根二十支　枇杷叶露、金银花露各一两冲

六诊（三月十六日）　瘄后肺热未清，干咳无痰，目畏光而喜闭，间有鼻涕，大便先燥后溏，小便清利，舌红润，胃气已动，脉右寸滑数，左关尺弦数。拟清肺养胃，以退余热。

冬桑叶钱半　滁菊花钱半　淡竹茹钱半　扁豆衣钱半　北沙参二钱　鲜石斛二钱　紫菀钱半　川贝二钱　嫩桑枝二尺　金橘脯一枚　金银花露一两　枇杷叶露一两

七诊（三月十八日）　目能看视，咳嗽减而不除，胃纳渐增，便溏微红，溺清利，舌红润，脉数已减。拟清肺健胃，参以培中。

桑叶钱半　竹茹钱半　北沙参二钱　原麦冬钱半　扁豆衣二钱　鲜石斛二钱　薏苡仁三钱　怀山药三钱　炒车前钱半　紫菀钱半　川贝二钱　嫩桑枝二尺　金橘脯一枚　金银花露一两　枇杷叶露一两

八诊（三月二十日）　咳嗽已减，头或热，颧或赤，大便溏薄，或带青色，胃动，溺利，舌红润，脉右微数，左小而软。拟清养法以善其后。

---

① 溺：原无，据文义补。

桑叶钱半　竹茹钱半　北沙参三钱　原麦冬钱半　川黄草三钱　怀山药三钱　扁豆花三十朵　薏苡仁三钱　小京枣三枚　金橘脯二枚

九诊(三月二十五日)　咳嗽大减,胃口亦开,惟脾弱消化力薄,腹大,便溏,睡后眼封,舌苔薄滑,脉软弱。拟调中健脾,佐以清肝。

生于术钱半　生白芍钱半　新会白八分　生鸡金钱半　扁豆花二十朵　怀山药三钱　白池菊钱半　夏枯草钱半　春砂壳六分　金橘脯三枚

案44　久泻腹痛案

娄幼,8岁,鲍渎。

三月七日　久泻腹痛,呕吐片虫,舌红润无苔,脉沉弦。拟调中安胃。

生于术钱半　生白芍钱半　新会皮钱半　乌梅炭三分　炒川椒五颗　煨香使君子肉四枚　赤苓钱半　猪苓钱半　山药三钱　鸡金二钱

案45　身热发痧案

余官,4岁,瓦窑头。

初诊(三月二十三日)　身热发痧尚未透足,胃纳如常,便通溺黄,舌红润,脉浮数。拟熄热透痧。

净蝉衣七分　连翘三钱　牛蒡子钱半　荆芥穗钱半　青防风八分　西紫草钱半　冬桑叶二钱　粉丹皮钱半　青箬叶二片　鲜茅根二两

二诊(三月二十七日)　痧已渐回,热已渐退,胃尚不开,溺黄便溏,舌红,脉微数。拟肃清余热,参开胃药。

桑叶二钱　池菊钱半　竹茹钱半　丝通草一钱　绿豆皮钱半　焦栀子钱半　鲜竹叶十四片　金橘脯一枚　佛手片五分　嫩桑枝二尺

案46　时痧尚未透足案

俞女,9岁,瓦窑头。

时痧尚未透足,身热面红,夜有谵语,舌鲜红,脉浮数。拟轻清开透。

净蝉衣八分　牛蒡钱半　连翘二钱　金银花钱半　前胡钱半　桔梗一钱　桑叶钱半　粉丹皮钱半　青箬叶两片　桑枝二尺

案47　痧后余毒未净案

王幼,5岁,徐山。

痧虽回,毒未净,头尚热,口腭烂,咳嗽,夜叫,舌红,脉尚数。拟肃清余热以解毒。

桑叶二钱　菊花钱半　金银花一钱　瓜蒌皮钱半　绿豆皮二钱　冬瓜皮三

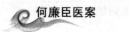

钱　鲜大青三钱　淡竹茹三钱　鲜竹叶二十四片　灯草心三帚

案48　慢脾风重症案

陈孩。

吐止泻减,惟睛露,自汗,抽搦,肢冷,身微热,脉右虚数,左仍陷,舌红转淡。此慢脾风重症也,宗庄在田先生法,理中地黄加减。

潞党参一钱　生芪皮一钱　炒于术钱半　黑炮姜二分　炒白芍一钱　清炙草三分　煅龙骨二钱　煅牡蛎三钱　山萸肉一钱　熟地炭二钱半

附　录

附录一　《同善局医方汇编》录何廉臣医案

张左　年十六岁

病名：赤白痢。

病状：先泻后痢，腹痛，里急后重。

治法：苦辛通降。

药方：生枳壳一钱半，佛手片一钱半，小青皮一钱，青子芩一钱半，蜜炙延胡索一钱半，贯仲三钱，炒查肉三钱，川楝子一钱半，木香槟榔丸三钱拌飞滑石六钱（包煎）。

张左　年二十八岁

病名：湿温夹食。

病状：胸脘烦满，寒轻热重，二便不利。

治法：苦辛通降。

药方：瓜蒌仁四钱，小枳实一钱半，郁李净仁三钱，焦山栀三钱，淡香豉二钱，小青皮一钱，青泻叶八分，紫金片四分（开水烊冲），陆氏润字丸四钱拌辰砂滑石四钱（包煎）。

张左　年三十三岁

病名：胸痹。

病状：胸闷气塞，病将一月。

治法：宽胸宣痹。

药方：瓜蒌仁四钱，干薤白一钱半，小枳实一钱半，苦桔梗一钱，制香附二

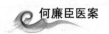

钱,生广郁金三钱(打),薄川朴一钱,小青皮一钱,蔻末四分冲,路路通六枚。

张左　年四十四岁

病名：湿温化火。

病状：内热自汗，口苦而燥，溺黄赤，便不畅。

治法：清化分消。

药方：新会皮一钱半，瓜蒌皮三钱，焦山栀三钱，知母三钱，片黄芩一钱半，青连翘三钱，清宁丸二钱拌飞滑石六钱(包煎)，鲜竹叶四十片，嫩桑枝二尺。

傅左　年三十二岁

病名：湿热夹食。

病状：胸腹痞满，口腻，胃钝，溺赤。

治法：辛淡清化。

药方：生枳壳一钱半，焦山栀三钱，广皮红一钱，西茵陈三钱，薄川朴一钱，生广郁金三钱(打)，小青皮一钱，飞滑石六钱(包)，鸡内金二张，紫金片四分(开水烊冲)。

陈右　年三十岁

病名：湿热兼风。

病状：头胀烦热，口淡而腻，肢懈，胃钝，溺短赤热。

治法：芳淡疏解。

药方：杜藿香三钱，苏薄荷一钱，冬桑叶一钱半，佩兰叶二钱，新会皮一钱半，生薏苡仁四钱，滁菊花一钱，白蔻末四分拌飞滑石四钱(包煎)，嫩桑枝二尺。

洪左　年二十五岁

病名：湿火。

病状：便艰，溺赤，腹旁有块。

治法：辛淡清降。

药方：生广郁金一钱半(打)，赤苓三钱，冬瓜子四钱，延胡索一钱半，蜜炙小青皮一钱，丝瓜络一钱半，川楝子一钱半，枳实导滞丸三钱拌飞滑石四钱(包煎)。

魏左　年三十二岁

病名：暑湿疟。

病状：寒热身痛，口淡，胃钝，肢懈，溺短热。

治法：苦辛和解。

药方：杜藿香三钱，川柴胡八分，草果仁四分，知母三钱，全青蒿二钱，片黄芩一钱半，焦山栀三钱，薄荷一钱半，小青皮一钱半，淡豆豉三钱。

李右　年二十三岁
病名：热霍乱。

病状：吐泻腹痛，小便短热。

治法：苦辛芳淡。

药方：杜藿香三钱，茯苓二钱，新会皮一钱半，泽泻二钱，香连丸一钱拌滑石四钱（包煎），贯仲三钱，甘松六分，佩兰叶二钱，春砂壳八分。

邵左　年二十七岁
病名：暑瘵。

病状：咳血咳痰，脘满，胃钝，溺短赤热。

治法：清金保肺。

药方：冬桑叶三钱，甜杏仁二钱，瓜蒌皮三钱，淡天冬一钱半，生广郁金三钱（打），焦山栀三钱，紫菀三钱，白前二钱，杜兜铃一钱半，生海蛤壳八钱（打）。

俞左　年二十五岁
病名：暑热内陷。

病状：舌焦黄，口渴引饮，身热，便闭，神昏。

治法：清暑泄热。

药方：鲜生地八钱拌捣淡豆豉一钱半，带心连翘三钱，鲜大青叶四钱，瓜蒌仁三钱，焦山栀三钱，天花粉二钱，生大黄二钱，白薇三钱，玄明粉一钱半，玄参五钱，鲜芦根二两。

包左　年四十一岁
病名：伏暑兼寒。

病状：寒热咳嗽，胃钝，溺赤热。

治法：芳淡兼疏。

药方：光杏仁三钱，广皮红一钱半，苏薄荷一钱半，瓜蒌皮三钱，焦山栀三钱，淡香豉三钱，全青蒿二钱，青连翘三钱，鲜葱白三枚，嫩桑枝二尺。

祝左　年四十五岁
病名：伏暑夹痰。

病状：寒热头痛，胃钝，肢懈，咳嗽痰多。

237

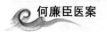

治法：清暑化痰。

药方：生枳壳一钱半，焦山栀三钱，青连翘三钱，瓜蒌仁四钱，广皮红一钱半，生广郁金三钱（打），前胡二钱，苏子二钱，片黄芩一钱半，嫩桑枝二尺。

李左　年三十七岁

病名：伏暑内陷。

病状：内热，胸闷，胃钝，夜间神昏，防厥。

治法：清透。

药方：焦山栀三钱，青连翘三钱，生广郁金三钱（打），细木通一钱，生玳瑁一钱半（剪碎），佛手片一钱半，瓜蒌皮三钱，生鸡内金一钱半（打），青蒿脑二钱，辰砂八分拌滑石四钱（包煎），鲜竹叶三十片。

沈左　年四十九岁

病名：秋燥。

病状：喉干，气逆，咳痰白黏。

治法：润肺化痰。

药方：冬桑叶二钱，光杏仁三钱，瓜蒌皮二钱，紫菀三钱，白前二钱，款冬花三钱，石苇三钱，前胡二钱，生广郁金三钱（打），安南子三枚。

韩右　年五十四岁

病名：络瘀。

病状：腰腹脐痛，胃钝，口淡。

治法：通络定痛。

药方：制香附二钱，酒炒延胡索二钱，丝瓜络三钱，甘松六分，乌药一钱，明乳香五分，苏丹参三钱，络石藤三钱，真新绛二钱，紫金片四分（烊冲）。

马左　年四十六岁

病名：肺燥。

病状：咽干，咳吐黏痰，胸痞。

治法：清润。

药方：甜杏仁三钱（杵），冬桑叶二钱，杜兜铃一钱半，瓜蒌皮一钱半，蜜炙枳壳一钱半，生广郁金三钱（打），冬瓜子四钱，紫菀三钱，白前二钱。

俞左　年二十三岁

病名：风咳。

病状：咳嗽痰多，喉痒，胁痛。

治法：宣肺除痰。

药方：光杏仁三钱，苏薄荷八分，广皮红八分，杜兜铃一钱半，紫菀三钱，白前二钱，前胡二钱，瓜蒌皮二钱，生海蛤壳六钱(打)。

陶右　年三十九岁

病名：肝风。

病状：头晕而痛，心泛，胃钝，四肢微痉。

治法：清肝熄风。

药方：冬桑叶二钱，滁菊花二钱，明天麻一钱，双钩藤三钱，辰茯神三钱，生石决明六钱(打)，焦山栀三钱，宽筋草三钱，生广郁金一钱半(打)，嫩桑枝二尺。

王左　年十九岁

病名：伏暑夹食。

病状：下午热盛，胸闷，胃钝，溺赤热。

治法：清化兼消。

药方：生枳壳一钱半，全青蒿二钱，佛手片一钱半，生鸡内金一钱半(打)，焦山栀三钱，青连翘三钱，青子芩一钱半，木香槟榔丸三钱拌滑石四钱(包煎)，嫩桑枝二尺。

屠右　年二十八岁

病名：肝郁络瘀。

病状：左少腹及左肩、四肢俱痛。

治法：疏肝通络。

药方：川柴胡五分，生白芍二钱，络石藤三钱，明乳香六分，小青皮八分，左秦艽二钱，桂枝木八分，广橘络八分，全当归一钱半，宽筋草三钱，小茴香二分。

金左　年二十五岁

病名：肾热遗精。

病状：睡发惊悸，精滑自遗，溺热除沥。

治法：清热滋肾。

药方：细生地四钱，淡竹叶一钱半，海蛤粉三钱，生川柏五分，生甘细稍八分，南芡实四钱，春砂壳八分，青盐陈皮一钱，生左牡蛎四钱(打)，莲子心三十支(冲)。

刘左　年十岁

病名：筋疝。

病状：小腹睾丸上下筋串而痛。

治法：舒筋通络。

药方：络石藤三钱，宽筋草三钱，小青皮八分，小茴香六分，炒橘核三钱，川柴胡八分，广橘络一钱半，明乳香八分，海藻二钱，昆布二钱。

朱右　年二十五岁

病名：冲任伏热。

病状：经乱带多，来时前后无定。

治法：清肝滋阴。

药方：焦山栀三钱，粉丹皮一钱半，生白芍三钱，东白薇三钱，海蛤粉三钱，盐水炒川柏五分，春砂壳八分，川柴胡五分，生甘稍八分，青盐陈皮七分。

谢右　年二十二岁

病名：血虚肝热。

病状：头晕心悸，带多，腰痛。

治法：养血清肝。

药方：细生地三钱，生白芍三钱，东白薇三钱，川断二钱，桑寄生三钱，络石藤三钱，生石决明六钱(打)，明乳香五分，海蛤粉三钱，生广郁金三钱(打)。

谢右　年三十岁

病名：肝肾阴亏。

病状：带多，腰痛，经淡而少。

治法：柔肝滋肾。

药方：化龙骨三钱，煅牡蛎三钱，海蛤粉三钱，川断二钱，络石藤三钱，桑寄生三钱，白归身二钱，生白芍五钱，细生地三钱，春砂壳八分。

谢右　年四十七岁

病名：肺痨初期。

病状：咳血嗽痰，气逆，胸胁及遍身筋骨皆痛。

治法：清金保肺。

药方：冬桑叶二钱，甜杏仁三钱杵，苏百合二钱，款冬花三钱，淡竹茹三钱，生海蛤壳六钱(打)，北沙参三钱，生薏苡仁四钱，紫菀三钱，白前二钱。

鲁右　年三十八岁

病名：气虚下陷。

病状：子宫下坠，时流稠水。

治法：补中升气。

药方：潞党参一钱半，生黄芪三钱，生晒术一钱半，清炙草五分，全当归一钱，新会皮八分，蜜炙升麻五分，川柴胡五分。

棉花根一两，杜赤豆八钱，煎汤代水。

胡右　年二十五岁

病名：胞阻。

病状：经停四月，腹痛而动脉滑，属孕。

治法：调气和血。

药方：嫩苏梗一钱半，制香附二钱，新会皮一钱半，明乳香五分，甘松六分，带壳春砂一钱(杵)，广木香六分，鲜葱白二枚。

徐右　年三十五岁

病名：胁痈。

病状：左胁肿痛而热，便如红酱。

治法：清消。

药方：青连翘三钱，金银花一钱半，生广郁金三钱(打)，生枳壳一钱半，蒲公英三钱，夏枯草三钱，紫花地丁三钱，鲜大青三钱，紫金片五分(开水烊冲)。

附录二　医案中应用丸散丹名录

（按丸散丹名称笔画排序）

二妙丸(出自《丹溪心法》二妙散)

功效：燥湿清热。

主治：湿热下注，足膝红肿热痛，下肢丹毒，白带，阴囊湿痒。

组成：苍术(炒)、黄柏(炒)。

十灰丸(出自《十药神书》)

功效：凉血止血。

主治：血热妄行之上部出血证。呕血、吐血、咯血、咳血、衄血等，血色鲜红，来势急暴，舌红，脉数。

组成：大蓟炭、小蓟炭、荷叶炭、侧柏炭、茅根炭、茜草炭、焦栀子、大黄炭、丹皮炭、棕榈炭。

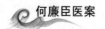

七厘散(出自《中国药典》2015 年版)

功效:化瘀消肿,止痛止血。

主治:用于跌扑损伤,血瘀疼痛,外伤出血。

组成:血竭、乳香(制)、没药(制)、红花、儿茶、冰片、人工麝香、朱砂。

三才封髓丹(出自《医学发明》卷七)

功效:①《医学发明》:降心火,益肾水。②《卫生宝鉴》:滋阴养血,润补下燥。

主治:①《症因脉治》:肾虚舌音不清。肾经咳嗽,真阴涸竭。②《医方论》:梦遗走泄。

组成:天门冬、熟地黄、人参、黄柏、缩砂仁、甘草。

大黄䗪虫丸(出自《金匮要略》)

功效:活血破瘀,通经消癥。

主治:瘀血内停所致的癥瘕、闭经,症见腹部肿块、肌肤甲错、面色暗黑、潮热羸瘦、经闭不行。

组成:熟大黄、土鳖虫(炒)、水蛭(制)、虻虫(去翅足,炒)、蛴螬(炒)、干漆(煅)、桃仁、炒苦杏仁、黄芩、地黄、白芍、甘草。

万氏牛黄清心丸(出自《疫喉浅论》卷下)

功效:清热解毒,镇惊安神。

主治:用于热入心包、热盛动风证,证见高热烦躁、神昏谵语及小儿高热惊厥。

组成:牛黄、朱砂、黄连、栀子、郁金、黄芩。

小温中丸(出自《丹溪心法》卷三·疸三十七)

主治:黄疸,食积。

组成:苍术、川芎、香附、神曲、针砂(醋炒红)。

加减:春,加川芎;夏,加苦参或黄连;冬,加吴茱萸或干姜。

天王补心丹(出自《摄生秘剖》)

功效:滋阴养血,补心安神。

主治:阴虚血少,神志不安证。心悸怔忡,虚烦失眠,神疲健忘,或梦遗,手足心热,口舌生疮,大便干结,舌红少苔,脉细数。

组成:酸枣仁、柏子仁、当归身、天门冬、麦门冬、生地黄、人参、丹参、玄参、白茯苓、五味子、远志、桔梗、朱砂。

木香槟榔丸(出自《儒门事亲》)

功效：行气导滞,泻热通便。

主治：湿热内停,赤白痢疾,里急后重,胃肠积滞,脘腹胀痛,大便不通。

组成：木香、槟榔、枳壳(炒)、陈皮、青皮(醋炒)、香附(醋制)、醋三棱、莪术(醋炙)、黄连、黄柏(酒炒)、大黄、炒牵牛子、芒硝。

六味地黄丸(原名地黄丸,出自《小儿药证直诀》)

功效：滋阴补肾。

主治：肾阴亏损,头晕耳鸣,腰膝酸软,骨蒸潮热,盗汗遗精,消渴。

组成：熟生地、酒萸肉、牡丹皮、山药、茯苓、泽泻。

孔圣枕中丹(原名孔子大圣知枕中方,出自《备急千金要方》)

功效：补肾宁心,益智安神。

主治：心肾不交之健忘失眠、心神不安或头目眩晕,舌红苔薄白,脉细弦。

组成：龟甲、龙骨、远志、石菖蒲。

玉枢丹(出自《医钞类编》卷十八)

主治：热渴发搐,痰涎壅盛,危急之症。

组成：天南星、大半夏、天花粉、玄明粉、硼砂、雄黄、麝香、生甘草。

节斋化痰丸(又名化痰丸,出自《明医杂著》)

功效：开郁降火,清润肺金,消凝结之痰。

主治：痰因火上,肺气不清,咳嗽时作,及老痰、郁痰结成黏块,凝滞喉间。

组成：天门冬、黄芩(酒炒)、蛤壳、橘红、桔梗、连翘、香附(杵碎,淡盐水浸炒)、青黛、芒硝、瓜蒌子(取肉另研)。

左金丸(出自《丹溪心法》卷一)

功效：泻火,疏肝,和胃,止痛。

主治：肝火犯胃,脘胁疼痛,口苦嘈杂,呕吐酸水,不喜热饮。

组成：黄连、吴茱萸。

戊己丸(出自《中国药典》2015年版)

功效：泻肝和胃,降逆止呕。

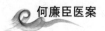

主治：肝火犯胃、肝胃不和所致的胃脘灼热疼痛、呕吐吞酸、口苦嘈杂、腹痛泄泻。

组成：黄连、吴茱萸（制）、白芍（炒）。

白金丸（出自《医方考》卷五引《本事》）

功效：祛郁痰。

主治：忧郁气结，痰涎上壅，癫痫痰多，口吐涎沫；并治喉风乳蛾。

组成：白矾、郁金。

半贝丸（出自《重订通俗伤寒论》）

功效：截疟。

主治：①《重订通俗伤寒论》：疟疾。②《饲鹤亭集方》：风痰暑湿疟疾，咳嗽多痰，饮食无味，痫眩。

组成：生半夏、生川贝。

至宝丹（出自《灵苑方》引郑感方，录自《苏沈良方》）

功效：清热开窍，化浊解毒。

主治：痰热内闭心包证。神昏谵语，身热烦躁，痰盛气粗，舌绛苔黄垢腻，脉滑数。亦治中风、中暑、小儿惊厥属于痰热内闭者。

组成：生乌犀（水牛角代）、生玳瑁、琥珀、朱砂、雄黄、牛黄、龙脑、麝香、安息香、金银箔。

朱砂安神丸（出自《内外伤辨惑论》）

功效：镇心安神，清热养血。

主治：心火亢盛，阴血不足证。心烦神乱，失眠多梦，惊悸怔忡，或胸中懊恼，舌尖红，脉细数。

组成：朱砂、甘草、黄连（去须净，酒洗）、当归、生地黄。

竹沥达痰丸（出自《摄生众妙方》）

功效：豁除顽痰，清火顺气。

主治：痰热上壅，顽痰胶结，咳喘痰多，大便干燥，烦闷癫狂。

组成：黄芩、半夏（制）、大黄（酒制）、橘红、甘草、沉香。

安神补心丸（出自《中药制剂手册》）

功效：养心安神。

主治：用于心血不足，虚火内扰所致的心悸失眠、头晕耳鸣。

组成：丹参、五味子、石菖蒲、安神膏。

导滞丸(出自《御药院方》卷三)

功效：和中顺气，消谷嗜食，逐饮渗湿。

主治：心腹痞满，胁肋刺痛，呕吐痰水，不思饮食。

组成：黑牵牛(微炒，取头末)、槟榔、青皮、木香、胡椒、三棱、丁香皮。

红灵散(出自《齐氏医案》卷六)

功效：祛暑，开窍，辟瘟，解毒。

主治：中暑昏厥，头晕胸闷，恶心呕吐，腹痛泄泻。

组成：人工麝香、雄黄、朱砂、硼砂、煅金礞石、硝石(精制)、冰片。

杞菊地黄丸(出自《麻疹全书》)

功效：滋肾养肝。

主治：肝肾阴亏，眩晕耳鸣，羞明畏光、迎风流泪、视物昏花。

组成：枸杞子、菊花、熟地黄、酒萸肉、牡丹皮、山药、茯苓、泽泻。

更衣丸(出自《先醒斋医学广笔记》卷一，名见《古今名医方论》卷四)

主治：大便不通。

组成：朱砂、芦荟。

陆氏润字丸(出自《三世医验》)

功效：开胸涤痰，润肠去积。

主治：湿热食积之胸满痰滞、腹痛便秘等证。

组成：大黄(酒制)、陈皮、前胡、山楂、天花粉、白术(炒)、半夏(制)、枳实、槟榔、六神曲(炒)。

青蛤散(出自《外科大成》卷三)

功效：清热解毒，燥湿杀虫。

主治：湿热毒邪浸淫肌肤所致的湿疮、黄水疮，症见皮肤红斑、丘疹、疱疹、糜烂湿润，或脓疱、脓痂。

组成：黄柏、青黛、蛤壳(煅)、石膏(煅)、轻粉。

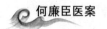

虎潜丸(出自《医学心悟》卷三)

主治：①《医学心悟》：痿。②《医学集成》：痿证属肝肾虚热者。

组成：龟板、杜仲、熟地黄、黄柏(炒)、知母、牛膝、白芍、虎骨(酒炙酥)、当归、陈皮、干姜、人参加减。

知柏地黄丸(又名六味地黄丸加黄柏知母方,出自《医方考》)

功效：滋阴降火。

主治：阴虚火旺,潮热盗汗,口干咽痛,耳鸣遗精,小便短赤。

组成：知母、黄柏、熟地黄、山茱萸(制)、牡丹皮、山药、茯苓、泽泻。

金刚四斤丸(出自赵晴初《存存斋医论》)

功效：祛风除湿,通络止痛。

主治：行痹,风多兼湿,痛不拘一处,游走作楚。

组成：肉苁蓉、虎骨、杜仲、天麻、附子、菟丝、牛膝、萆薢、木瓜,或加乳香、没药。

金箔镇心丸(出自《万病回春》卷四)

异名：金箔镇心丹《血证论》卷八。

主治：①《回春》：惊悸。②《东医宝鉴·内景篇》：癫痫,怔忡及一切痰火之疾。

组成：朱砂、琥珀、天竺黄、胆星、牛黄、雄黄、珍珠、麝香。

香连丸(出自《太平惠民和剂局方》)

功效：清热化湿,行气止痛。

主治：大肠湿热所致的痢疾,症见大便脓血、里急后重、发热腹痛;肠炎、细菌性痢疾见上述证候者。

组成：萸黄连、木香。

保和丸(出自《丹溪心法》)

功效：消食,导滞,和胃。

主治：食积停滞,脘腹胀满,嗳腐吞酸,不欲饮食。

组成：焦山楂、六神曲(炒)、半夏(制)、茯苓、陈皮、连翘、炒莱菔子、炒麦芽。

脏连丸(出自《北京市中药成方选集》)

功效：清肠止血。

主治：肠热便血，肛门灼热，痔疮肿痛。

组成：黄连、黄芩、地黄、赤芍、当归、槐角、槐花、荆芥穗、地榆炭、阿胶。

益元散（出自《奇效良方》）

功效：清暑利湿。

主治：感受暑湿，身热心烦，口渴喜饮，小便短赤。

组成：滑石、甘草、朱砂。

桑麻丸（出自《同寿录》卷尾）

功效：养血宽筋、温和血脉。

主治：肢体瘫痪挛痹。

组成：桑叶（炒为末）、黑芝麻、糯米、黑豆、黑枣（去核，煮熟）。

控涎丹（又名子龙丸、妙应丸，出自《三因极一病证方论》）

功效：涤痰逐饮。

主治：痰涎水饮停于胸膈，胸胁隐痛，咳喘痛甚，痰不易出，瘰疬，痰核。

组成：醋甘遂、红大戟、白芥子。

麻仁丸（又名脾约丸，出自《伤寒论》）

功效：润肠通便。

主治：肠热津亏所致的便秘，症见大便干结难下、腹部胀满不舒；习惯性便秘见上述症候者。组成：火麻仁、苦杏仁、大黄、枳实（炒）、姜厚朴、炒白芍。

清宁丸（出自《中国药典》2015年版）

功效：清热泻火，消肿通便。

主治：火毒内蕴所致的咽喉肿痛、口舌生疮、头晕耳鸣、目赤牙痛、腹中胀满、大便秘结。组成：大黄、绿豆、车前草、炒白术、黑豆、半夏（制）、醋香附、桑叶、桃枝、牛乳、姜厚朴、麦芽、陈皮、侧柏叶。

越鞠丸（出自《丹溪心法》卷三）

功效：理气解郁，宽中除满。

主治：胸脘痞闷，腹中胀满，饮食停滞，嗳气吞酸。

组成：醋香附、川芎、炒栀子、苍术（炒）、六神曲（炒）。

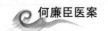

厥症返魂丹（出自《感证辑要》卷四）

主治：厥症。

组成：真麝香、生玳瑁、雄黄精、飞辰砂。

紫雪丹（出自《苏恭方》，录自《外台秘要》）

功效：清热开窍，止痉安神。

主治：热入心包、热动肝风证，症见高热烦躁、神昏谵语、惊风抽搐、斑疹吐衄、尿赤便秘。

组成：石膏、北寒水石、滑石、磁石、玄参、木香、沉香、升麻、甘草、丁香、芒硝（制）、硝石（精制）、水牛角浓缩粉、羚羊角、人工麝香、朱砂。

碧玉散（出自《黄帝素问宣明论方》）

功效：清暑利湿，凉肝解毒。

主治：暑湿证兼肝胆郁热，烦渴口苦，目赤咽痛。

组成：滑石、甘草、青黛。

磁朱丸（原名神曲丸，出自《备急千金要方》）

功效：重镇安神，交通心肾。

主治：心肾不交。视物昏花，耳鸣耳聋，心悸失眠。亦治癫痫。

组成：磁石、朱砂、神曲。

礞石滚痰丸（原名滚痰丸，出自《泰定养生主论》，录自《玉机微义》）

功效：逐痰降火。

主治：痰火扰心所致的癫狂惊悸，或喘咳痰稠、大便秘结。

组成：金礞石、沉香、黄芩、熟大黄。

鳖甲煎丸（出自《金匮要略》）

功效：软坚消癥，行气活血，祛湿化痰。

主治：疟疾日久不愈，胁下痞硬，结成疟母。以及癥块积于胁下，推之不移，腹痛，肌肉消瘦，饮食减少，时有寒热，女子经闭等。今常用于多种原因引起的肝脾肿大及瘀血经闭等证。

组成：鳖甲（炙）、射干、黄芩、鼠妇（熬）、干姜、大黄、桂枝、石韦、厚朴、紫葳、阿胶（炙）、柴胡、蜣螂（熬）、芍药、牡丹皮、地鳖虫（熬）、蜂房（炙）、硝石、桃仁、瞿麦、人参、半夏、葶苈子。